全国中医药行业高等教育"十三五"规划教材

全国高等中医药院校规划教材（第十版）

管理心理学

（新世纪第二版）

（供公共事业管理、工商管理、市场营销等专业用）

主　编

刘鲁蓉（成都中医药大学）

副主编（以姓氏笔画为序）

江陆平（甘肃中医药大学）

陈　捷（北京中医药大学）

曾　智（南京中医药大学）

编　委（以姓氏笔画为序）

李　娜（湖北中医药大学）

李力生（天津中医药大学）

张　林（山东中医药大学）

林　婧（成都中医药大学）

荆春燕（浙江中医药大学）

曹净植（黑龙江中医药大学）

潘　玲（河南中医药大学）

中国中医药出版社

·北　京·

图书在版编目（CIP）数据

管理心理学／刘鲁蓉主编. － 2 版. — 北京：中国中医药出版社，2017. 8（2019.7 重印）

全国中医药行业高等教育"十三五"规划教材

ISBN 978 – 7 – 5132 – 4262 – 2

Ⅰ. ①管… Ⅱ. ①刘… Ⅲ. ①管理心理学 – 中医药院校 – 教材 Ⅳ. ①C93 – 051

中国版本图书馆 CIP 数据核字（2017）第 121288 号

中国中医药出版社出版

北京经济技术开发区科创十三街 31 号院二区 8 号楼

邮政编码 100176

传真 010 64405750

廊坊市晶艺印务有限公司印刷

各地新华书店经销

开本 850 × 1168 1/16 印张 16 字数 399 千字

2017 年 8 月第 2 版 2019 年 7 月第 2 次印刷

书 号 ISBN 978 – 7 – 5132 – 4262 – 2

定价 45.00 元

网址 www.cptcm.com

社 长 热 线 010 – 64405720

购 书 热 线 010 – 89535836

维 权 打 假 010 – 64405753

微信服务号 zgzyycbs

微商城网址 https://kdt.im/LIdUGr

官 方 微 博 http://e.weibo.com/cptcm

天猫旗舰店网址 https://zgzyycbs.tmall.com

全国中医药行业高等教育"十三五"规划教材

全国高等中医药院校规划教材（第十版）

专家指导委员会

名誉主任委员

王国强（国家卫生计生委副主任　国家中医药管理局局长）

主 任 委 员

王志勇（国家中医药管理局副局长）

副 主 任 委 员

王永炎（中国中医科学院名誉院长　中国工程院院士）

张伯礼（教育部高等学校中医学类专业教学指导委员会主任委员
　　　　　天津中医药大学校长）

卢国慧（国家中医药管理局人事教育司司长）

委 　 员（以姓氏笔画为序）

王省良（广州中医药大学校长）

王振宇（国家中医药管理局中医师资格认证中心主任）

方剑乔（浙江中医药大学校长）

孔祥骊（河北中医学院院长）

石学敏（天津中医药大学教授　中国工程院院士）

卢国慧（全国中医药高等教育学会理事长）

匡海学（教育部高等学校中药学类专业教学指导委员会主任委员
　　　　　黑龙江中医药大学教授）

吕文亮（湖北中医药大学校长）

刘　力（陕西中医药大学校长）

刘振民（全国中医药高等教育学会顾问　北京中医药大学教授）

安冬青（新疆医科大学副校长）

许二平（河南中医药大学校长）

孙忠人（黑龙江中医药大学校长）

严世芸（上海中医药大学教授）

李灿东（福建中医药大学校长）

李青山（山西中医药大学校长）

李金田（甘肃中医药大学校长）

杨　柱（贵阳中医学院院长）

杨关林（辽宁中医药大学校长）

余曙光（成都中医药大学校长）

宋柏林（长春中医药大学校长）

张欣霞（国家中医药管理局人事教育司师承继教处处长）

陈可冀（中国中医科学院研究员　中国科学院院士　国医大师）

陈明人（江西中医药大学校长）

武继彪（山东中医药大学校长）

范吉平（中国中医药出版社社长）

周仲瑛（南京中医药大学教授　国医大师）

周景玉（国家中医药管理局人事教育司综合协调处处长）

胡　刚（南京中医药大学校长）

谭元生（湖南中医药大学校长）

徐安龙（北京中医药大学校长）

徐建光（上海中医药大学校长）

唐　农（广西中医药大学校长）

彭代银（安徽中医药大学校长）

路志正（中国中医科学院研究员　国医大师）

熊　磊（云南中医学院院长）

秘　书　长

王　键（安徽中医药大学教授）

卢国慧（国家中医药管理局人事教育司司长）

范吉平（中国中医药出版社社长）

办公室主任

周景玉（国家中医药管理局人事教育司综合协调处处长）

林超岱（中国中医药出版社副社长）

李秀明（中国中医药出版社副社长）

李占永（中国中医药出版社副总编辑）

全国中医药行业高等教育"十三五"规划教材

编审专家组

组　长

王国强（国家卫生计生委副主任　国家中医药管理局局长）

副组长

张伯礼（中国工程院院士　天津中医药大学教授）

王志勇（国家中医药管理局副局长）

组　员

卢国慧（国家中医药管理局人事教育司司长）

严世芸（上海中医药大学教授）

吴勉华（南京中医药大学教授）

王之虹（长春中医药大学教授）

匡海学（黑龙江中医药大学教授）

王　键（安徽中医药大学教授）

刘红宁（江西中医药大学教授）

翟双庆（北京中医药大学教授）

胡鸿毅（上海中医药大学教授）

余曙光（成都中医药大学教授）

周桂桐（天津中医药大学教授）

石　岩（辽宁中医药大学教授）

黄必胜（湖北中医药大学教授）

前 言

为落实《国家中长期教育改革和发展规划纲要（2010-2020 年）》《关于医教协同深化临床医学人才培养改革的意见》，适应新形势下我国中医药行业高等教育教学改革和中医药人才培养的需要，国家中医药管理局教材建设工作委员会办公室（以下简称"教材办"）、中国中医药出版社在国家中医药管理局领导下，在全国中医药行业高等教育规划教材专家指导委员会指导下，总结全国中医药行业历版教材特别是新世纪以来全国高等中医药院校规划教材建设的经验，制定了"'十三五'中医药教材改革工作方案"和"'十三五'中医药行业本科规划教材建设工作总体方案"，全面组织和规划了全国中医药行业高等教育"十三五"规划教材。鉴于由全国中医药行业主管部门主持编写的全国高等中医药院校规划教材目前已出版九版，为体现其系统性和传承性，本套教材在中国中医药教育史上称为第十版。

本套教材规划过程中，教材办认真听取了教育部中医学、中药学等专业教学指导委员会相关专家的意见，结合中医药教育教学一线教师的反馈意见，加强顶层设计和组织管理，在新世纪以来三版优秀教材的基础上，进一步明确了"正本清源，突出中医药特色，弘扬中医药优势，优化知识结构，做好基础课程和专业核心课程衔接"的建设目标，旨在适应新时期中医药教育事业发展和教学手段变革的需要，彰显现代中医药教育理念，在继承中创新，在发展中提高，打造符合中医药教育教学规律的经典教材。

本套教材建设过程中，教材办还聘请中医学、中药学、针灸推拿学三个专业德高望重的专家组成编审专家组，请他们参与主编确定，列席编写会议和定稿会议，对编写过程中遇到的问题提出指导性意见，参加教材间内容统筹、审读稿件等。

本套教材具有以下特点：

1. 加强顶层设计，强化中医经典地位

针对中医药人才成长的规律，正本清源，突出中医思维方式，体现中医药学科的人文特色和"读经典，做临床"的实践特点，突出中医理论在中医药教育教学和实践工作中的核心地位，与执业中医（药）师资格考试、中医住院医师规范化培训等工作对接，更具有针对性和实践性。

2. 精选编写队伍，汇集权威专家智慧

主编遴选严格按照程序进行，经过院校推荐、国家中医药管理局教材建设专家指导委员会专家评审、编审专家组认可后确定，确保公开、公平、公正。编委优先吸纳教学名师、学科带头人和一线优秀教师，集中了全国范围内各高等中医药院校的权威专家，确保了编写队伍的水平，体现了中医药行业规划教材的整体优势。

3. 突出精品意识，完善学科知识体系

结合教学实践环节的反馈意见，精心组织编写队伍进行编写大纲和样稿的讨论，要求每门教材立足专业需求，在保持内容稳定性、先进性、适用性的基础上，根据其在整个中医知识体系中的地位、学生知识结构和课程开设时间，突出本学科的教学重点，努力处理好继承与创新、理论与实践、基础与临床的关系。

4. 尝试形式创新，注重实践技能培养

为提升对学生实践技能的培养，配合高等中医药院校数字化教学的发展，更好地服务于中医药教学改革，本套教材在传承历版教材基本知识、基本理论、基本技能主体框架的基础上，将数字化作为重点建设目标，在中医药行业教育云平台的总体构架下，借助网络信息技术，为广大师生提供了丰富的教学资源和广阔的互动空间。

本套教材的建设，得到国家中医药管理局领导的指导与大力支持，凝聚了全国中医药行业高等教育工作者的集体智慧，体现了全国中医药行业齐心协力、求真务实的工作作风，代表了全国中医药行业为"十三五"期间中医药事业发展和人才培养所做的共同努力，谨向有关单位和个人致以衷心的感谢！希望本套教材的出版，能够对全国中医药行业高等教育教学的发展和中医药人才的培养产生积极的推动作用。

需要说明的是，尽管所有组织者与编写者竭尽心智，精益求精，本套教材仍有一定的提升空间，敬请各高等中医药院校广大师生提出宝贵意见和建议，以便今后修订和提高。

国家中医药管理局教材建设工作委员会办公室

中国中医药出版社

2016 年 6 月

编写说明

　　21 世纪，经济全球化的趋势和产业结构调整使企业普遍面临着生存与发展的挑战，人们越来越意识到组织持续发展的生命力并不完全体现在资金、设备、产品等有形资产上，而是组织中人的因素。管理心理学正是以组织中的人作为特定的研究对象，研究如何调动人的积极性、主动性与创造性的学问。在经济全球化的进程中，管理心理学的研究成果越来越广泛地被应用到组织管理中，凸显出它的学科魅力和应用价值。但同时管理心理学在这场变革中面临着新的机遇和挑战，并呈现出新的研究特点。学科研究要为时代发展服务，鉴于此，我们在从事多年管理心理学教学的基础上，结合管理实践，参考国内外最新的研究成果编写了本教材，以适应高等学校教学和企业实践发展应用的需要。

　　管理心理学是以研究组织管理活动中个体、群体、领导、组织的心理行为规律为主要内容，探索激励人的心理和行为的各种途径和技巧，以调动人的积极性、提高工作生活质量和管理效能为目的的一门应用学科，也是一门理论性与实践性较强的学科。本教材坚持学术性与实用性、理论与实际、传承与发展相结合的原则，体现了以下特点：第一，及时反映管理心理学学科的新进展，在把握管理心理学的基本知识、基本理论的前提下，拓展新内容，努力使管理心理学的内容体系更完整、更丰富，更具科学性；第二，贴近时代，力求反映新形势下组织管理实践活动中出现的新的管理心理学问题，尤其注重总结中国管理实践，特别是卫生管理实践的经验，使教材更具针对性；第三，充分汲取一线教师长期从事管理心理学教学的丰富经验，理论教育与案例讨论相结合，使教师教学更具可操作性，同时也能激发学生主动学习的兴趣。

　　本教材为全国中医药行业高等教育"十三五"规划教材，是全国高等医学院校公共事业管理、工商管理、市场营销等专业的主干课程教材，定位于本科教育为主，也可作为其他专业的选修课教材以及研究生教育、成人教育、卫生管理干部岗位培训参考书。广大管理工作者在实际工作中也可参考本书。

　　全书共 12 章，具体分工如下：第一章由刘鲁蓉编写；第二章由李力生编写；第三章由李娜编写；第四章由荆春燕编写；第五章由曾智编写；第六章由陈捷、林婧编写；第七章由曾智编写；第八章由江陆平编写；第九章由曹净植编写；第十章由潘玲编写；第十一章由张林编写；第十二章由陈捷编写。

　　本教材在编写过程中得到了成都中医药大学、中国中医药出版社及各编委所在院校的大力支持，参考了国内外许多专家学者的研究成果，在此一并致以诚挚的谢意！

　　由于我们的经验和时间有限，书中难免存在问题与疏漏，恳请同行专家及广大读者提出宝贵意见，以便再版时修订完善。

《管理心理学》编委会

2017 年 6 月

目 录

第一章　绪　　论

　　管理心理学是研究组织系统中人的心理及规律，以充分调动组织成员工作积极性、主动性与创造性的科学。管理心理学的研究内容主要包括个体心理、群体心理、组织心理和领导心理四个部分。20世纪50年代管理心理学发展成为一门独立学科，它的产生是与现代生产力、科学技术相联系的社会化大生产的需要分不开的，同时，科学的进步与发展也为管理心理学这一新的学科理论的形成提供了可能条件。20世纪80年代起，我国管理心理学有了较大的发展，但还需要构建本土化的管理心理学理论与方法。管理心理学中的人性假设属于管理心理学理论中深层次的问题，决定和表现在管理活动的各个方面。管理者在进行管理时，无论是管理思想的确立、管理制度的制定，还是管理方式的选择、管理方法的使用，背后都潜藏着一定的人性假设前提。

第一节　管理心理学概述

一、管理心理学的研究对象

（一）管理心理学的定义

　　管理心理学是心理学的一个分支学科，也是管理科学的重要组成部分。管理心理学是研究组织管理过程中人的心理活动规律，以调动组织成员工作积极性，提高工作生活质量与管理效能为目的的学科。

　　管理心理学从管理出发，将心理学的一般原理运用于组织管理过程中，因此管理心理学也称为组织心理学、组织行为学或组织管理心理学。

　　管理心理学是建立在心理学、社会学、社会心理学、人类学、政治学等学科基础之上，并运用这些学科的理论、方法研究管理中的心理现象的一门学科，因而也是一门跨自然科学、社会科学的边缘性学科，是一门应用心理学科。

（二）管理心理学的研究对象

　　组织管理的对象可以分作两个大的方面：一是对"物"的管理，即对组织运作的机器、设备、技术、资金及其运作过程的管理；二是对"人"的管理。前者主要涉及"人－机"关系研究，即探讨如何改进人的行为"适应机器的特点以及机器设备怎么适应人的身心特点"，属于这一类型的研究学科称之为工效学或工程心理学；后者则主要涉及"人－人"关系研究，管理心理学就是属于这一类型问题研究的学科。

　　管理心理学的研究对象是组织管理过程中个体、群体、组织与领导的心理现象及其规律。

NOTE

概括起来说，管理心理学最基本的研究对象是组织管理活动中的人。管理心理学之所以把组织中的人作为特定的研究对象，主要理由如下：

第一，人是组织最重要的资源。生产力的发展使组织发展由依靠资本的作用日益转变到依靠发挥人的作用。在现代管理中关于组织的资源有：三分说，即人力、资金、土地；四分说，即人力、资金、土地及管理；五分说，即人力、资金、原物料、机器设备和产销方法或技术；六分说，即人力、资金、原物料、机器设备、产销方法或技术、时间；七分说，即人力、资金、原物料、机器设备、产销方法或技术、时间和信息。不管哪种说法，人才是最重要的资源。研究人的心理，对充分运用人力资源具有重要作用。

第二，人是组织管理的主体，组织目标要靠人来实现。随着科技的发展，机器虽然可以代替工人，电脑也可以代替一部分人脑功能，但是设计和使用机器及电脑的仍然是人。即使在未来社会的现代化管理中，最主要的管理仍是对人的管理。研究组织中人的心理行为规律，调动人的积极性，应成为管理的主题。

第三，科学技术越发展，就越要重视人的因素。在信息化社会，不仅经营管理，而且生产操作中人的脑力劳动的比重也将越来越大。据统计，在机械化水平低的情况下，体力劳动和脑力劳动耗费的比例为9∶1；在中等机械化水平下是6∶4；在全盘自动化的情况下为1∶9。人类越是进入了普遍使用计算机、信息化管理的时代，越是要求职工具有更高级的智力劳动。由此可见，对脑力劳动者的管理仅仅采用强制和监督的办法显然是无效的。事实证明，对脑力劳动的最有效的管理方式就是调动脑力劳动者的积极性、创造性和主动精神。所以，科技越发达，管理中越要重视人的因素。

第四，它是管理科学发展的结果。管理活动自人类社会诞生以来就存在，管理成为一门独立的科学，是近代社会发展、人们长期管理实践的结果。在管理科学的发展过程中，随着研究的进展形成了各种管理理论流派，管理思想逐渐得以演变。从把人看作机器附属品的"经济人"的假设到重视员工士气的"社会人"的假设，重视人的主观能动性的"自我实现人"的假设到重视多维影响因素的"复杂人"的假设，管理思想发生了根本性的变化。在管理中"人"是最重要的因素，对人的管理在组织管理活动中日益重要，也正是管理思想的变化，才促成管理心理学的诞生。

二、管理心理学的研究内容

管理心理学把组织中的人作为研究对象，而人的一切活动都是在心理因素支配下进行的，因此对人的心理的研究就成为理解人的关键。组织中人的活动不是孤立进行的，而是由参与生产劳动的劳动者以某种关系组成一定的群体进行的，是有组织和有领导的劳动，因此，研究人的心理活动，就必须对管理过程中个体、群体、组织与领导的心理现象及其规律进行分析，在此基础上，管理者才能采取有效的管理方法，提高组织管理效能。

管理心理学特殊的研究对象，决定了它研究的具体内容。管理心理学的研究内容包括以下几个方面：

（一）个体心理

个体是组织系统最基本的构成要素，个体行为是组织行为的基本单位。也就是说，组织运作的效率和效益决定于组织中个体行为的效率。因此，能否调动个体工作和劳动的积极性、主动性和创造性，对于整个组织系统目标的实现、效率和效益的提高具有至关重要的影响。所以对于个体心理和行为的研究是管理心理学主要研究课题之一。个体心理与行为研究的核心是行为激励问题，即如何持续激发组织成员的工作热情和积极性。这涉及个体认知差异、人格特征、态度等问题。管理心理学要通过对个体心理和行为的研究，做到区别差异，掌握规律，最大程度地调动人的积极性，并在人才测评与选拔、职业管理中应用个体心理的知识，达到人适其事、事得其人、人尽其才、才尽其用的目的。

（二）群体心理

组织中的个体心理与行为不可能孤立存在，总要受到工作群体及其他成员心理和行为的影响。实际上，个体一旦由某一共同目标而集结为群体，便会出现群体特有的行为规范、行为模式和价值评价标准。这些规范、模式和标准是群体成员相互作用过程中形成的，反过来又规定和制约着成员的行为，从而使成员的个体行为表现出特定群体的特征。组织目标是工作群体协同活动的产物，基于群体对个体行为和组织目标的重要影响，研究群体的行为与心理现象和规律，显然是管理心理学不可或缺的内容之一。群体心理和行为研究的内容主要包含群体的构成、功能、群体动力、群体的沟通以及群体决策等。

（三）领导心理

领导是组织的灵魂，是影响组织、群体、个体行为，进而影响生产（或工作）效率与效益的关键因素。虽然领导者亦是组织中的一员，领导班子是组织中的工作群体，具有组织中其他个体或群体的一般特点和规律，但在管理活动中，由于他们的特殊地位、角色、职责与功能，决定了他们的特殊性和重要性。因此，领导心理也是管理心理学研究内容的重要组成部分。关于领导心理的研究内容主要包括领导的功能与影响力，领导理论以及领导者的素质等。

（四）组织心理

管理心理学研究的对象是组织成员的心理，因此，组织心理研究毫无疑问是管理心理学研究内容的组成部分之一。组织心理研究的核心问题是关于组织的变革与发展问题。组织作为动态的开放系统，同环境保持着密切的相互依存关系。环境的永恒变化性，使得组织必须经常性地进行自我调整和改造，以便与环境维持平衡。因此，管理心理学关于组织心理研究的核心课题是组织如何适应环境需要，探索组织文化，深化自身改革，促进组织的发展，以提高组织运作的效能。

三、管理心理学的任务

管理心理学是将心理学的基本原理与管理实践相结合而形成的一门应用学科，它的首要任务是提高组织的社会生产效率。结合我国的实际情况，充分借鉴国外先进的管理心理学理论与经验，批判地汲取我国古代管理心理学思想，研究我国各种组织中个体、群体、领导及组织的心理，为充分激发和调动组织成员工作和劳动的自觉性、积极性和创造性提供切实可行的理论与策略，促进管理的现代化，以不断提高整个社会的生产效率，是管理心理学的核心任务。

管理心理学的另一项重要任务是提高组织成员的心理素质，为精神文明建设服务。管理的科学化与现代化不仅表现为管理过程适应组织成员的心理规律，因势利导，提高其生产劳动的热情，还表现为管理行为着力于不断提高组织成员的心理素质和思想觉悟，从而达到提高整个社会精神文明的目的。组织一方面是为社会创造财富的机构，另一方面还是组织成员接受终身

NOTE

教育的熔炉。组织成员在工作和劳动过程中，不断接受组织中其他个体、群体以及组织运作的规则、规范的影响，自身的工作经验、技能技巧、思想态度、知识水平、能力、个性等因素都在不知不觉地发生着改变。管理必须正视这种变化的必然性，运用科学有效的方法，促使组织成员的思想觉悟、工作技能、知识水平不断得到提高，人际关系日益和谐，个性品质日臻完善。劳动者心理素质是精神文明的重要标志。

管理心理学的第三个任务是完善学科自身的理论体系。管理心理学从诞生至今不足百年，完善管理心理学的理论体系应广泛吸收社会科学、自然科学研究中的最新成果，提高预测、控制人类行为的能力。在我国，建立适合中国国情的、具有中国现代化建设特色的管理心理学体系，是当前亟待解决的任务。要建立我国自己的管理心理学理论体系，借鉴和吸收国外研究成果和科学管理经验是必要的，汲取我国古代优秀的管理心理思想亦是不可忽视的。同时管理心理学是一门应用性很强的理论科学，从事管理心理学的研究必须面向管理和生产一线，用已有的理论指导实践，从实践经验中获取理论，将理论与实践紧密结合起来，才能使管理心理学既具备科学性，又具有良好的实践指导作用。

第二节　管理心理学的产生与发展

一、管理心理学的产生

管理心理学是心理学、社会心理学、社会学、管理学等学科在管理实践中不断深化、相互结合的产物。作为完整的系统化学科，管理心理学产生于20世纪50年代的美国，但其研究可追溯到19世纪末或20世纪初，同当时的经济、社会的发展以及心理学和其他相关学科的发展有密切的关系。一方面，20世纪初，垄断资本主义成型，垄断资本为巩固垄断地位，同时也为了调节劳资矛盾，聘请大批心理学家研究生产的科学管理和人际关系、群体组织及领导行为，这些研究构成了后来管理心理学的基本内容。另一方面，科学心理学在20世纪初已具一定规模，形成了一系列科学化的研究手段、方法，各个分支逐渐形成，专业人员队伍也日益壮大。尤其是第一、二次世界大战期间及战后，以美国心理学家为主的研究人员开辟了心理学在工业企业中的应用领域。最初的应用研究涉及工作中个体能力、技能差异的测定以及作业法和任务定义等研究。这是以企业中的个体为研究对象，也就是"工业心理学"。从20年代开始，人们就已发现群体对工作绩效的重要影响。到了50年代，社会学、社会心理学参与到研究中来，揭示了群体对工作、对组织的重要性，管理的问题在工业中成了突出的问题。到了20世纪50年代后期，管理心理学经过了长期的探索和理论准备，产生的条件日趋成熟，管理心理学的基本理论框架也逐步形成。1958年，美国斯坦福大学教授里维特（Leavitt）出版了一本以管理心理学命名的专著，管理心理学成为一门独立的学科。1959年，美国心理学家海尔（Haire）在其论文中把工业心理学分为三个方面：人事心理学、人类工程学和工业社会心理学，这种划分得到学术界的普遍承认，工业社会心理学实际上就是组织管理心理学。1964年，里维特在美国心理学年鉴发表"组织心理学"的综述评论，强调群体对工作、组织的作用。其实，不论是工业社会心理学还是组织心理学以及我国的管理心理学，都只是同一学科的不同名称而已。在我国，组织这个词常与党组织、团组织等联在一起，用"组织心理学"这个名称，容易引起某种误解，所以心理学界多用"管理心理学"。

管理心理学对组织管理的科学化和现代化产生了巨大的影响，它改变了传统管理对人的错误认识，从忽视人的作用而变为重视人的作用，使现代管理由原来的以"事"为中心，发展为以"人"为中心；由原来对"纪律"的研究，发展到对人的"心理与行为"的研究；由原来的"监督"管理，发展到了"动机激发"的管理；由原来的"独裁式"管理，发展到"参与式"管理。管理心理学虽然产生较晚，但是这门学科理论的出现和发展，得到了经济界特别是企业界的重视，已被广泛地应用于企业的现代化管理之中。

二、管理心理学的理论基础

虽然管理心理学是在 20 世纪 50 年代正式产生于美国，但管理学和心理学两者结合的研究却很早就在进行，也就是说，在管理心理学形成独立的学科前的很长时间里，人们已经开始进行这方面的研究。

（一）工业心理学

在泰勒的科学管理理论提出之后，人们在管理工作中引入了对人的分析。管理人员、工程师、心理学家开始探讨如何提高人的效率，设法弄清人的动作规律以及疲劳是如何产生，应如何克服，管理人员应具备哪些素质等问题。

把心理学的知识最先开始应用于工业企业的是德国心理学家薛恩（Schein），他在 1903 年提出的"心理技术学"这一概念，实际上是劳动心理学开始发展时的名称。之后，最早进行心理技术学具体研究工作的是心理学创始人冯特（Wundt）的学生、心理学家闵斯特伯格（Muensterberg）。闵斯特伯格出生于德国，后来移居美国，受聘于哈佛大学，是工业心理学的主要创始人，被尊称为"工业心理学之父"。

闵斯特伯格认为，心理学应该为提高工人的适应能力与工作效率做出贡献，他希望能对工业生产中人的行为作进一步的科学研究。他研究的重点是：如何根据个人的素质以及心理特点把他们安置到最适合他们的工作岗位上；在什么样的心理条件下可以让工人发挥最大的干劲和积极性，从而能够从每个工人那里得到最大的、最令人满意的产量；怎样的情绪能使工人的工作产生最佳效果。1912 年，闵斯特伯格出版了《心理学与工业效率》一书，该书包括：最适合的人、最适合的工作、最理想的效果等三大部分内容。

闵斯特伯格开创了工业心理学领域——对工作中的个人进行科学研究以使其生产率和心理适应最大化。他的研究成果被广泛地应用于职业选择、劳动合理化以及改进工作方法、建立最佳工作条件等方向。选择适应于工人体力、心理特征的工作条件，在当时不仅是生产力增加的重要因素，也是减少工人同企业主之间矛盾冲突的重要条件。

闵斯特伯格的研究方向和路线，以及所采取的方法对后来的研究有很大启示，在管理心理学上也有诸多应用。他的研究对于我们今天的甄选技术、员工培训、工作设计和激励仍有重要的影响。但是，闵斯特伯格所考虑的面比较狭窄，仅限于个体心理的研究，缺乏社会心理学和人类学的观点和论据，所以，他的工业心理学在当时未能引起更为广泛的注意。

（二）人事心理学与工程心理学

在这一时期，相继有一些心理学者根据人的个性心理差异，对职工的选拔、使用和培训、

NOTE

考核等问题进行研究，逐步形成了"人事心理学"。还有一些心理学者从事设计适合于人的生理与心理实际需要的机器、工具设备和工作环境、工作程序的研究，以减轻人的疲劳程度，防止意外事故的发生，使劳动合理化以提高生产效率，从而形成了"工程心理学"（又称工效学）。人事心理学和工程心理学所研究的内容，为管理心理学的产生提供了理论来源和研究对象。

（三）霍桑实验及人群关系理论

工业心理学虽然把心理学引进了工业生产，成为管理心理学的先驱，对促进管理心理学的形成起了推动作用，但当时的研究只是从个人的心理出发，没有注意到工作的社会环境、人际关系、领导与被领导者的相互关系，以及组织机构本身所具有的社会性。一直到霍桑实验，才进一步把心理学、社会心理学、人类学等学科结合起来，对企业中人们的心理与行为进行综合探索、实验和解释，从而为后来的管理心理学开辟了道路。

霍桑实验于 1924～1932 年，在美国芝加哥郊外的西方电器公司霍桑工厂进行。该厂是一个制造电话交换机的工厂，具有较完善的娱乐设施、医疗制度和养老金制度，但工人们仍愤愤不平，生产成绩也不理想。为了探求原因，美国国家科学院的全国科学研究委员会组织了一个由心理学家等多方面专家参与的研究小组，在该厂开展实验研究。该实验研究的中心课题是生产效率与工作物质条件间的相互关系。为了开展这方面的研究，他们挑选了一批女工，分别编成两个小组，一组为控制组，另一组为实验组，前者生产条件始终不变，后者则作种种变化，然后比较两个组的实验结果，以便得出相应的结论。

霍桑实验包括以下四个方面的主要内容：

1. 照明实验

照明实验即研究照明条件的变化对生产效率的影响。这项实验分为两阶段：第一阶段持续了两年半的时间。在实验开始时，研究小组设想增加照明会使产量提高。结果，增加照明度后实验组的产量上去了，而控制组未增加照明度，产量也上去了。后来，他们又采取相反措施，降低照明度，甚至降到相当于月光的程度，但产量并没有显著下降。以上结果说明，照明强度等物质条件与生产效率之间，并不存在线性的因果关系。这使研究小组很茫然。

1927 年，梅奥（Mayo）等哈佛大学的心理学研究人员来到了霍桑工厂，重新组织了新的研究实验小组，开始了第二阶段的实验工作。经过对第一阶段实验的认真分析，并进行进一步深入实验，终于找到了整个实验过程中两组产量都有提高的原因：让工人们在特定条件下进行实验，参加人员认为这是管理当局对他们的格外重视；同时由于实验中人际关系的融洽，因而促使了实验中两组产量的提高。这表明，人们的心理状态与人际关系比照明条件更为重要，它们对生产效率影响甚大。要提高生产效率，就必须改善人们的心理状态，融洽人际关系。

2. 福利实验

福利实验即确定改善福利条件与工作时间等其他条件对生产的影响。梅奥挑出一些女工在单独的房间里从事装配继电器的工作。第一步，改善这些女工的福利条件，例如缩短工作日、延长休息时间、免费供应茶点；第二步，几个月后又取消了这些福利措施。研究原本以为，福利措施会刺激人们的生产积极性，如果取消这些福利措施，必然影响人们的生产积极性，导致产量下降。但实验的结果与研究者的设想相反，产量不仅没有下降，而是继续上升。经过深入研究发现，融洽的人群关系在调动积极性、提高产量方面起了重要作用，它是比福利措施更重要的一个因素。

3. 群体实验

梅奥等人挑出一些男工在单独的房间里从事绕线、焊接和检验工作，实行特殊的计件工资。研究者估计这些工人为了得到更多的报酬，一定会努力工作、使产量大幅度提高。但实验结果却出乎意料，产量只保持在中等水平上，每个工人的日产量相差不大，而且工人并不如实地报告产量。经调查研究发现，这个班组为了保护他们群体的利益，自发地形成了一些规范，即要从群体的利益出发，调控个人产量，既不应有太多的产量，突出自己，也不应该完成太少的产量，影响全组的产量。谁向管理当局告密，损害群体利益就会受到制裁。进一步调查发现，工人们之所以维持中等水平的产量，是担心产量提高后会使管理当局改变现行奖励制度，或裁减工人，或使干得慢的同伴受到惩罚。实验结果表明，工人为了维护班组内部的团结，在一定程度上可放弃个人利益。梅奥在这个实验的基础上提出了"非正式群体"的概念，并指出了它对企业成员行为的调控作用。

4. 谈话实验

梅奥等人组织了大规模的态度调查。他们先后花了三年多时间对两万名职工进行了访问交谈，以了解工人对工作和工作环境、对管理当局的看法和意见。调查人员耐心倾听工人对厂方的各种意见和不满，并做了详细记录。这项谈话实验使霍桑工厂的产量大幅度提高。这是由于工人对工厂的管理制度和方法有很多不满、无处发泄，一旦发泄出来，则使他们感到心情舒畅，从而大幅度提高了产量。

梅奥和他的同事总结实验成果，最后得出的结论是：

第一，生产条件并非增加生产的第一要素。生产条件的变化固然影响劳动者的生产热情，但生产条件与生产效率之间并不存在着直接的因果关系。

第二，经济刺激对激励工人和提高劳动生产效率并不是特别重要，而团队精神和工人的心理满足感非常关键。

第三，"参与管理""倾听职工意见""沟通人群关系"等领导风格对生产效率的提高意义重大。

第四，正式群体中还存在着非正式群体。这种无形的、非正规的群体有自己特殊的情感、规模和倾向，并影响成员的行为。

1933 年，梅奥出版了《工业文明中人的问题》一书，全面总结了霍桑实验的结果，提出了人群关系理论的许多重要观点，这些新的理论观点是：

第一，传统管理把人看成是"经济人"，认为一般人都是为经济利益而工作，金钱是刺激工人上进的唯一动力。霍桑实验表明，人是"社会人"，在提高生产量的刺激因素中，除金钱和物质条件以外，还有社会心理因素。相比较而言，社会心理因素比金钱和物质条件更重要。一个人是否全心全意地为一个群体服务，在很大程度上取决于他对自己的工作、同事和上级的感觉如何。金钱只能满足工人的一小部分需要，而不能满足他们进行社会交往、获得社会承认、归属于某一社会群体的强烈需要。可见在组织中，重视人群关系的融洽具有重要意义。

第二，传统管理认为生产效率主要取决于工作方法和工作条件，因而在管理上，它只强调实行工作方法的科学化、劳动组织的专业化、作业程序的标准化。而霍桑实验的结果表明，生产效率的上升或下降，主要取决于职工的情绪，即职工的"士气"，而士气取决于职工从家庭生活和社会生活中所形成的态度，以及企业内部的人群关系。

第三，传统管理注意组织机构、职权划分、规章制度等"正式组织"作用。而霍桑实验还注意到某种"非正式群体"的存在，这种无形的组织有其特殊的规范，影响群体成员的行为。

第四，提出了新型领导者的问题。这种新型领导者要能理解逻辑的和非逻辑的行为，通过善于倾听意见和信息交流的技能来理解工人的情感，培养一种在正式组织的经济需要和非正式群体的社会需要之间维持平衡的能力，使工人愿意为达到组织目标而协作和贡献力量。

梅奥在霍桑实验基础上总结出来的人群关系理论，在管理领域有着重要的意义与深远的影响。他第一次正式地把社会学、心理学引入到管理领域中来，因而有力地冲击了传统的管理理论。由于人群关系理论的出现，使得西方国家的企业管理开始注重人的因素的研究，使企业的管理手段，由原来的只重视机器的作用，逐步改变为更加重视人的作用。在西方心理学界，梅奥被公认为管理心理学的先驱。

（四）群体动力理论

群体动力理论是由德国心理学家勒温（Lewin）创立的。勒温借用物理学中"磁场"的概念，提出了"心理场"理论。该理论把人的过去和现在形成的内在需求看成是内在的心理力场，把外界环境因素看成是外在的心理力场。人的心理和行为取决于内在需要和周围环境相互作用影响的结果。根据"心理场"理论，他提出了著名的行为公式：

$$B=f（P \cdot E）$$

式中：B代表行为，P代表个人，E代表环境，f是函数。勒温的心理场理论最初只应用于研究个体行为，后来又把心理场理论用于研究群体行为，提出了"群体动力"的概念。所谓群体动力，是指群体活动的动向，而研究"群体动力"，就是要研究影响群体活动动向的诸因素。"群体动力"理论对于管理心理学中群体心理这部分的研究产生了很大的影响。勒温的学生对影响群体行为的诸因素（如群体规范等）进行了详细的研究，这些研究构成了管理心理学中群体心理部分的基本内容。

（五）社会测量学

莫雷诺（Moreno）是社会测量学的创始人，他从事社会心理学的研究并提出了社会测量学理论。莫雷诺认为，从理论上讲，整个社会是由许多小群体组成的，而小群体同整个社会有着相同的动态和结构。因此，只要对小群体进行分析，就可以推知整个社会的动态和结构。社会测量学的这种理论有许多值得讨论的问题，但作为一种测量技术现已得到广泛的运用。这种技术主要是采用填写问卷，让被试者根据好感或反感对伙伴进行选择，并把这种选择用图表示出来，这样可以使人们对群体中各成员之间的关系进行分析。社会测量技术广泛地运用于现代管理心理学中对人际关系的测量，莫雷诺创建的社会测量学为管理心理学研究提供了新的方法。

（六）需要层次理论

美国人本主义心理学家马斯洛（Maslow）于20世纪40年代提出了"需要层次理论"。这个理论对人的行为积极性产生的根源——人的需要进行了较为深入的分析和阐述，对管理心理学的形成产生了直接的促进作用。这一理论后来构成了管理心理学激励理论的主要内容，目前西方各国的管理学和管理心理学几乎都把这个理论作为重要的基础理论。

上述理论是对管理心理学发展有较大影响的几种理论，并不是全部理论。这些理论以及其他理论的形成和发展，为管理心理学的形成奠定了必要的理论基础。

三、管理心理学的研究概况和发展趋势

（一）管理心理学的研究概况

管理心理学的研究起初主要限于工业企业的组织管理，内容也多是围绕员工的士气对生产效率的影响等传统问题，而研究人员也局限于少数单一的心理学家。从 20 世纪 60 年代至今，由于科学技术迅猛发展，智力劳动在社会劳动结构中的比重迅速增加，客观上推动了管理心理学的迅速发展，因此，它研究的范围也由工业企业扩大到政府机关、军队、学校、医院和政治团体；课题由研究集体中的信息沟通、决策扩大到人际关系和组织结构的设计等；研究人员也由单一的心理学家扩大到社会学家、人类学家、经济学家、政治家以至数学家等，使管理心理学成为一门跨学科的综合性学科；在研究方法上也从单因素分析发展到多因素的综合分析，从过去传统的实验室的实验研究发展为现场实验、参与观察，以及进行大规模的问卷调查和数理统计分析；在理论上从静态观点发展为从系统观点和权变观点去考察管理工作中的各种心理学问题。

近十几年来，随着知识经济的来临、全球一体化进程加快以及企业的不断变革，组织变革、领导行为、激励机制和组织文化成为国内外管理心理学的研究热点，主要表现在：

1. 关于激励问题

激励、工作动机等都是管理心理学的核心问题，曾产生过内容学派、过程学派等诸多理论。进入 20 世纪 80 年代以后，很少有新的激励理论提出，而亚当斯（Adams）的公平理论出于对薪酬设计具有实际意义，故受到普遍重视。与工作激励有关的是工作满意度问题，自赫茨伯格提出双因素理论以来，人们围绕着满意感与工作绩效之间的关系展开了大量研究。由于它们之间的相关性与环境和组织形态有密切关系，研究者们不再把工作满意视为一种个体现象，而倾向于视为群体或整个组织的特征，作为评价组织行为的有效指标。近年来，还出现了大量的有关组织承诺的研究，主要从工作价值观、职业发展、工作责任心、组织认同和对社会的态度进行研究，并探讨了组织承诺对离职、工作满意感、工作安全感、人际关系的影响以及组织承诺的形成规律等。这些研究对于增强员工对组织的忠诚具有重要意义。此外，随着工作节奏的加快，工作压力及其对人的影响、职业发展、工作与家庭关系等越来越受到重视，成为激励问题研究的新课题。

2. 组织文化问题

研究主要集中在组织文化的特点、结构和运行机制上。组织文化是组织的个性，是组织的核心价值。传统的企业一般只重视规章制度建设，而新型管理还同时强调组织文化建设。每一个成功的企业必定有自己的企业精神，用一种共同的价值观来熏陶全体员工。在跨文化和本土化的组织文化中，全球经济化带来的组织管理中的人际交往和文化摩擦等问题，已引起学者的广泛注意。

3. 团队研究问题

团队研究主要关注团队的凝聚力、团队的构成、目标设定、团队决策以及团队关系、规范、角色、冲突等。对组织中群体的心理研究始于霍桑实验，并一直是管理心理学的重要组成部分。近些年的研究文献中，群体的概念往往被团队所取代，以往的"群体"既包含正式的

工作群体，也包含非正式群体，而团队意指正式的工作群体。多数心理学家认为团队比群体有着更多的内涵，因为它更强调群体成员之间承诺和合作性。对团队及其效能的研究体现出组织中对正式群体的重视，也是适应时代发展的需要。在当今高度信息化的时代，一个企业单靠个别人的力量已远远不能在多变的环境中生存和发展。事实表明，如果某种工作的完成需要多种技能、经验，那么由团队来完成效果通常比个体完成要好，因此，团队工作形式和团队管理成为现代企业管理的一个焦点，而如何提高团队绩效已成为必须解决的问题。另外，组织变革有利于增强团队工作效能。事实上，工作团队在西方国家的兴起，也正是组织变革的产物。

4. 领导理论问题

对于领导心理的研究在现阶段仍集中于领导者个人特质和能力上。尽管大量以领导特质为目的的研究成果尚没有获得公认，但在确定与领导绩效关系密切的特质方面，还是取得了令人瞩目的成果，它为选拔和培养领导者提供了一定的标准。因此客观地说，具备某些特质虽然确实可以促进领导的成功，但没有一种特质是成功的保证。20 世纪 70 年代受到权变管理理论的影响，在领导行为的研究领域出现了若干权变理论。进入 20 世纪 80 年代以后，对领导行为的研究受到认知心理学的影响，出现了"认知资源论""社会信息加工理论"以及学习型组织等。

（二）管理心理学的发展趋势

1. 从个体理论向整体组织理论扩展

20 世纪 80 年代前，管理心理学研究比较集中在个体理论的探讨，在激励理论、群体心理和领导心理理论的研究上取得了大量成果。80 年代后，随着经济全球化和经济结构的调整，对企业重组、战略管理、跨国公司或国际合资企业管理的研究已呈现强劲势头，文化因素成为这类研究的关注热点，宏观的决策行为研究更加受到重视。目前，由于管理环境研究的复杂程度增加，促使研究的注意力全面转向整个组织层面，因为如果不从整体角度来考察问题，无论是企业的结构调整、管理者的决策、员工的适应，还是跨国公司管理中的组织文化的建设、各种激励政策的制定，均无法达到预期的管理目标。

2. 强调对人力资源的系统开发

科技创新已成为企业拓展市场、在竞争中取胜的关键，而高素质的人力资源是技术创新和市场开拓的关键。因此，目前更加注意探索管理者决策、技术创新和员工适应必须具备的胜任素质，更加关注如何充分地利用和开发人力资源。科技进步和管理的复杂度对员工素质提出新的要求，使得人力资源管理成为研究的又一热点，研究由局部、分散转向整体系统。目前，有关胜任特征评价、个体对于组织的适应性和干预课题等人力资源管理问题的研究正向纵深发展。

3. 研究领域不断拓展

管理心理学把组织作为开放的社会 – 技术系统来看待和研究，研究领域方面已突破传统框架，涉及管理培训与发展、工作业绩评价、管理决策、组织气氛和组织文化、跨文化比较等新领域。目前的管理心理学不同于其他心理学分支的特征是，在拓展研究新领域时，不仅有大量商业咨询机构出于经济利益的考虑而进行投入和资助，而且各国政府出于国际竞争下的国家安全和市场利益考虑，也进行有计划的关于管理决策的行为科学研究，这使得管理心理学研究更加关注国家目标。

总之，全球竞争的社会经济结构调整，以及科技创新和跨国公司迅猛发展带来的全球化使得管理心理学研究不仅在国际视野中应用范围宽广，呈现出繁荣景象，也为它在中国本土的研究提供了机遇和挑战。经济全球化背景下的现代组织应是开放性组织，它越来越重视组织整体目标对社会进步所承载的责任。政府与现代各类组织关系中出现的社会心理问题、摩擦以及冲突等，为管理心理学研究提出了新的课题。与此同时，经济的全球化也给跨国组织中异国员工管理，个体、群体、领导跨文化差异与行为等研究带来了机遇和挑战。这些新课题居于经济社会这个复杂系统，相互联系，相互作用，需要跨学科研究。管理心理学在新型的社会经济条件下彰显出时代意义和应用价值。

（三）我国管理心理学的发展概况

1. 早期发展阶段

我国管理心理学是从翻译、引进早期西方著作开始的。1935 年，我国著名心理学家陈立出版了《工业心理学概观》一书，第一次从环境、疲劳、休息、工作方法、事故与效率及工业组织、激励与动机等重要方面，系统论述了中国工业心理学的基本问题。他指出，工业心理学的贡献是用计划来管理整个工业，组织是个体的集合并使之更有效地达到某种共同目的。《工业心理学概观》成为我国管理心理学理论发展的重要里程碑，对管理心理学的发展和演变产生了重要的影响。20 世纪 50 年代开始，我国日益注重劳动心理学方面的研究，1957 年，中国科学院心理研究所成立了劳动心理组，主要开展了技术培训与工作环境、电站设计、劳动竞赛和先进班组等研究。20 世纪 60 年代，人和机器之间的协调问题引起了各方面的注意，例如，怎样把机器设计得适合于操作工的技能和心理能力，在显示器和控制器的设计中如何考虑人的因素等。"文革"期间，管理心理学研究被中断。

2. 初步形成阶段

改革开放以后，我国开始了管理心理学的引进、培训和研究工作，逐步形成自己的理论与研究体系。20 世纪 80 年代，我国管理心理学界进行了以下工作：第一，翻译、撰写和出版了第一批管理心理学书籍。第二，开展了广泛的管理心理学培训，帮助各类企业管理干部掌握现代管理知识与方法。第三，成立有关管理心理学研究与应用的学术团体和机构。从 20 世纪 80 年代初开始，中国心理学会建立了工业心理学专业委员会，把管理心理学作为重点发展的学科分支。第四，高校开展管理心理学教学和研究。20 世纪 80 年代以来，许多高校的管理系、心理系开设管理心理学课程，培养这门学科的人才，并开展科研工作。第五，广泛开展应用研究。20 世纪 80 年代初，围绕当时急需提高员工工作积极性的问题，开展了一系列有关激励理论、奖金工资制度和奖励方式等研究。从 20 世纪 80 年代中期起，在北京、上海和杭州等地先后进行了领导测评和选拔的研究和应用。20 世纪 80 年代后期，开展了一系列有关组织发展与新技术变革的研究与应用项目。

3. 迅速发展阶段

20 世纪 90 年代，随着国有企业改革的深化和外资企业的兴起及迅猛发展，交叉文化背景下的组织文化与战略管理成为管理心理学研究的关键课题。同时，随着人力资源管理的发展，人员的测评、选拔和评价，正在成为新的十分活跃的研究和应用领域，具有代表意义的是由人事部人事考试中心组织和资助有关企业管理能力测验的全国性协作研究与应用项目。这些重要发展大大促进了我国管理心理学理论的进步和整个学科的迅速发展。进入 21 世纪以后，我国

NOTE

管理心理学得到了进一步发展，体现为：第一，经济全球化，中国加入 WTO，外资经济比重扩大，市场经济体制逐步完善，特别是企业管理水平日益提高，为管理心理学拓展了发展空间；第二，国际学术交流频繁和海外归来的学者促进了我国管理心理学研究与国际学术界的合作和融合；第三，应用研究的项目和应用研究领域从企业经济管理扩展到更加广泛的各种组织管理。

同许多现代社会科学一样，管理心理学也是一门"舶来"的学科，这使中国管理心理学自然地缺少些本身的社会政治经济文化历史根基，但越来越多的学者认识到我国古代文化遗产中蕴藏着丰富的管理心理学思想，对现代管理具有重要的学习、参考价值，我们应充分重视和挖掘。国内学者和企业家在这方面进行了有益的探讨和运用，我国心理学界积极开展了这方面的研究，有关"荀子的管理心理学思想""古代人力管理的心理学思想探讨""古代人性假设与管理对策"等文章相继发表，从不同侧面进行挖掘和整理。著名的企业家如印尼的林绍良，新加坡的郭芳枫，香港的包玉刚、霍英东，台湾的王永庆，泰国的陈弼臣等，更把传统文化中的管理心理学思想直接用到经营管理之。因此，有必要加强我国管理心理学理论建设，使之具有中国特色，一方面要吸收发达国家先进的管理心理学理论；另一方面，还要依托博大精深的华夏文化。时至今日，已有不少学者提出了一些本土化的理论，不过努力的空间仍然较大。因此，全力构建本土化的管理心理学理论与方法，既有助于提高中国管理心理学在世界学术界的学术地位，也有利于我们更好地解决中国管理实践中的现实困境。

第三节　管理心理学中的人性观

管理心理学中的人性假设理论有别于哲学上的"人性论"，哲学上"人性论"中的"人"，是泛指最一般意义上的人，人性假设理论中的"人"，是指处于管理活动这一特定社会活动领域中的人。人性假设理论是在对管理活动中影响人的工作积极性的最根本的因素进行分析和探索时所形成的理论成果，具体说是对"人的工作积极性从哪里来""人为何而工作"等具有根本性问题的回答。它属于管理理论中深层次的问题，并决定和表现在管理活动的各个方面。管理者在进行管理时，无论是管理思想的确立、管理制度的制定，还是管理方式的选择、管理方法的使用，背后都潜藏着一定的人性假设前提。

一、"经济人"与"X 理论"

"经济人"又称"实利人"。这是古典管理理论对人的看法，即把人的一切行为都看成是为了最大限度地满足一己之私利，都想争取最大的经济利益，工作是为了获得经济报酬。同时人还受组织机构的操纵和控制，因此又是被动的。

美国心理学家麦格雷戈（Mcgregor）认为，有关人性的假设对于决定管理人员的工作方式极为重要，基于这种思想，他在 1960 年写的《企业中人的方面》一书中提出了有名的"X 理论-Y 理论"。

（一）主要观点

X 理论是对"经济人"假设的概括。

1. 大多数人天生是懒惰的，他们都尽量地逃避工作。

2. 多数人是没有雄心大志的，不愿意负担任何责任，而心甘情愿地受别人指挥。

3. 多数人的个人目标与管理目标是相互矛盾的，必须采取强制的、惩罚的办法，才能迫使他们为达到组织目标而工作。

4. 多数人干工作是为了满足自己的生理和安全的需要，因此，只有金钱和其他物质利益才能激励他们努力工作。

5. 人大致可分为两类，大多数人具有上述特性，属被管理者；少数人能够自己鼓励自己，能够克制感情冲动而成为管理者。

（二）相应的管理措施

1. 管理工作的重点在于提高劳动生产率，完成生产任务，而不考虑人的感情。管理就是为完成任务而进行计划、组织、指导和监督。这种管理方式叫做任务管理。

2. 管理只是少数人的事，与广大群众无关。工人的任务就是听从指挥、努力生产。

3. 在奖励制度上主要依靠金钱来刺激工人的生产积极性，同时对消极怠工者给予严厉的制裁措施，实行的是"胡萝卜加大棒"的政策。

"泰勒制"是"经济人"观点的典型代表，泰勒所提倡的"时间－动作"分析，虽有其科学性的一面，但也有其致命的弱点，即把工人当成机器的一部分，忽视工人的思想感情，以致工人与管理者的矛盾尖锐起来，工人憎恶泰勒制。另外，泰勒也主张把管理者与生产工人严格分开，不许工人参加管理。他认为多数人只能是被管理者，只有少数人才能担当管理的责任。

"经济人"的人性理论及其相应的管理理论——X 理论，从经济的角度寻求调动工人生产、工作积极性的途径、方法和措施。"经济人"的人性假设的一个显著特点，就是注意反映人的经济需求，认为人的经济需求是客观的、基本的，是人劳动工作的根本性动机，这些认识具有一定的科学性。"经济人"的人性假设理论，风行于 20 世纪初到 20 世纪 30 年代的欧美企业管理界，在历史上曾经产生过积极的作用，并给一个时期的管理思想以重大影响，它在一定的历史阶段和一定的范围内，有其适用性。随着管理心理学的不断发展，X 理论虽然在一些比较发达国家的管理界，尤其是在大中型企、事业单位，被认为是不合时宜的过时理论，但在一些发展中国家甚至在一些发达国家的不发达企业，这一理论及其与之相适应的管理措施的影响还是很普遍的。

"经济人"的人性假设理论的理论缺陷在于，它以享乐主义为其哲学基础，其实质是把人看成"自然人""生物人"，无视和抹杀了人的社会性。在这种人性理论指导下产生的管理措施，不可能真正地、持久地调动人生产工作的积极主动性，激发人的劳动热情和创造精神。

二、"社会人"与"人群关系理论"

"社会人"假设的理论基础是梅奥等人在霍桑实验的基础上提出的人群关系理论。该理论强调组织成员良好的人际关系，以及职工社交与尊重需要的满足对职工工作行为和绩效的影响及意义，认为工人绝非是简单地为追求最大经济利益而工作。"社会人"假设认为人们最重视的是工作中与周围人的友好关系，良好的人际关系是调动职工生产积极性的决定因素，物质刺激只具有次要意义。薛恩将该人性观做了如下概括：

NOTE

（一）主要观点

1. 社交需要是人类行为的基本激励因素，而人际关系是形成人们身份感的基本因素。

2. 从工业革命中延续过来的机械化，其结果是使工作失去了许多内在的意义，这些丧失的意义必须从工作中的社交关系里寻找回来。

3. 与管理部门所采用的奖酬和控制的反应比起来，职工们会更易于对同级同事们所组成的群体的社交因素做出反应。

4. 职工对管理部门的反应能达到什么程度，当视主管者对下级的归属需要、被人接纳的需要以及身份感的需要满足到什么程度而定。

（二）相应的管理措施

根据"社会人"假设而制定的管理措施主要归纳为以下几个方面：

1. 管理人员不应只注意完成生产任务，而应把注意的重点放在关心人、满足人的需要上。

2. 管理人员不能只注意指挥、监督、计划、控制和组织等，而更应重视职工之间的关系，培养和形成职工的归属感和整体感。

3. 在实行奖励时，提倡集体的奖励制度，而不主张个人奖励制度。

4. 管理人员的职能也应有所改变，他们不仅要负起组织生产的责任，还应在职工与上级之间充当联络人，注意倾听职工的意见，了解职工的思想感情，及时向上级反映。

"社会人"的假设使西方管理心理学从过去的"以人去适应物"转向为"以人为中心"，并一反过去层层控制式的管理，提出了一种被称为"参与管理"的新型管理方式。在这种管理方式中，职工和下级可以不同程度地参加企业决策的研究和讨论。管理心理学的实验证实了参与管理比传统的任务管理更有成效。"社会人"的人性理论较之"经济人"的人性理论，无疑是又前进和深入了一大步，它不仅看到了人具有满足自然性的需要，并且进一步认识到人还有尊重的需要、社交的需要等其他一些社会需要，后一类需要比前一类需要层次更高。由于这种认识更接近于对人的本质的科学认识，所以在管理界很快被人们所接受，也产生了较大的影响。

三、"自我实现人"与"Y理论"

"自我实现人"这一概念最初是马斯洛提出的。他认为人的需要是多方面、多层次的。人在生理需要、安全需要满足之后，会追求社会的、精神的需要。他认定自我实现是人类需要的最高层次。所谓自我实现，是指人都需要发挥自己的潜力，表现自己的才能，只有当人的潜力充分发挥出来，才能充分表现出来时，人们才会感到最大的满足。这种人性的假设被概括为Y理论。

（一）主要观点

Y理论与X理论是相对立的，Y理论认为：

1. 一般人都是勤奋的，如果环境条件有利的话，人们工作起来就像游戏和休息一样自然。

2. 人们在执行工作任务中能够自我指导和自我控制，控制和处罚不是实现组织目标的唯一方法。

3. 人对于目标的承诺，是由于达成目标可以给人带来报酬，对人最有意义的报酬是自我需要和自我实现需要的满足，这种报酬是使人朝向组织目标而努力的动力。

4. 在正常情况下，一般人不仅乐于接受任务，而且会主动地寻求责任。逃避责任、缺乏雄心和强调安全，通常是经验的结果，而不是人的本性。

5. 大多数人，而不是少数人，在解决组织的困难问题时都能发挥出较高的想象力、聪明才智和创造性。在现代工业条件下，一般人的潜力只是部分地得到了发挥，人们蕴藏着极大的潜力。

可见，人都具有成长和发展的潜在可能，组织管理的方式将直接影响这种潜能能否被发掘。

（二）相应的管理措施

Y理论强调个人目标与组织目标的融合而非背离。职工在为实现组织目标而贡献力量时，可以达到自己的目标。管理人员不会对工作环境进行组织、控制或严密监督，相反，他们会使职工有更多的工作自由、鼓励职工发挥创造性。X理论强调外部控制，而Y理论强调主观能动作用，实行自我控制。在管理方式上，重视人的内在精神需要的Y理论必然导致民主管理，这主要表现在：

1. 管理的重点

"经济人"的假设只重视物质因素，重视工作任务，轻视人的作用和人际关系；"社会人"的假设看到了"经济人"假设的明显缺陷，反其道而行之，重视人的作用和人际关系，而把物质因素放在次要地位。"自我实现的人"的假设又把注意的重点从人的身上转移到工作环境上，但这种对环境因素的重视与"经济人"假设对工作任务的重视又不同，重点并非放在计划、组织、指导、监督和控制上，而是要创造一种适宜的工作环境、工作条件，使人们能在这种条件下较充分地挖掘自己的潜力，发挥自己的才能，从而达到自我实现。

2. 管理人员的职能

从"自我实现的人"这一假设出发，管理者的主要职能既不是生产的指导者，也不是人际关系的调节者，而只是一个采访者。他的主要任务在于为发挥人的才智创造适宜的条件，减少和消除职工自我实现过程中所遇到的障碍。

3. 奖励方式

"经济人"的假设主要依靠物质利益刺激调动人的积极性，而"自我实现的人"是靠内在的奖励，即人们在工作中能获得知识、增长才干，充分发挥自己的潜力等。

4. 管理制度

根据"自我实现的人"的假设，管理制度也要做相应的改变，应保证职工能充分地发挥自己的才能，达到自己所希望的成就。

"自我实现人"的人性假设理论以及在它影响下产生的一些管理措施，是有一定借鉴意义的，例如，它提倡在可能的条件下为职工和技术人员创造适当的工作条件，以利于充分发挥个人的才能。"自我实现人"的人性假设中所包含的企业领导人要相信职工的独立性、创造性的涵义，对我们的管理工作也有借鉴意义。总之，根据Y理论，组织管理应采取诸如目标管理、参与管理、绩效考核、薪资与升迁管理等措施，来创设一种环境，使组织中的每一个成员都深刻领悟到，唯有努力促成组织的成功，才是他们达成个人目标的最佳方法。

四、"复杂人"与"超Y理论"

薛恩考察了"经济人""社会人""自我实现的人"这几种对人性的假设后，认为人类的最大需求并不可能都是一样的，而是因人、因时、因地而异。不可能有纯粹的"经济人"，也不可能有纯粹的"社会人"或"自我实现的人"，实际存在的是"复杂人"。他提出了"复杂人"的概念。莫尔斯（Malse）和洛希（Larsch）则根据薛恩的"复杂人"的人性假设提出了新的管理理论——应变理论或权变理论，这个理论又叫超 Y 理论。

（一）基本观点

1. 人的需要是多种多样的，随着人的自身发展和社会生活条件的变化而发生变化，并且需要的层次也不断改变，因人而异。

2. 人在同一时期内有各种需要和动机，它们发生相互作用，并结合成一个统一的整体，形成复杂的动机模式。

3. 一个人在不同单位或同一单位的不同部门工作，会产生不同的需要。

4. 个体由于需要、能力、工作任务的性质各异，能对各种不同的管理方式做出反应。换句话说，没有一种适用于任何时代、任何组织、任何人的万能的管理方式。

（二）相应的管理措施

从"复杂人"假设出发提出的应变理论并不否认 X 理论和 Y 理论，而是认为根本不存在一成不变的普遍适用的"最好的"管理原则和管理方法。它倡导企业管理方式要根据企业所处的内外条件而随机应变，其实质是要求将工作、组织、个人三者作最佳的配合，管理措施主要可以归纳为三个方面：

1. 管理者应注意采用不同的组织形式以提高管理效率。组织形式必须适应工作性质和职工复杂的动机模式。换句话说，所谓正确的组织、管理或领导方式是要随大量的实际情景而定的。

2. 管理者应根据企业的实际情况，采用弹性、应变的领导方法，而不能过于简单化、一般化。例如在企业任务不明、工作混乱时，较严格的管理措施是适当的；而在工作秩序走上正轨、任务明确、分工合理时，民主的、授权的领导方式则是适当的。

3. 管理者应善于发现职工在需要、动机、能力和个性上的差异性，因人、因时、因事、因地制宜地采取灵活多变的管理方式和奖励模式。

超 Y 理论在管理措施上强调的是领导、管理、组织方式和方法的灵活性和变化性，即所谓的权变。超 Y 理论一反过去依据某种固定的人性假设理论所采用的一套管理方式和方法去管理各种不同文化程度的被管理者的旧模式，而是强调根据不同的具体情况，针对不同的管理对象，采取不同的管理方式和方法。它包含有辩证法因素，对管理思想的发展和实际管理工作具有积极的意义。

四种人性观及其管理理论反映了管理心理学的人性观点和管理思想的演变过程。从总体上看，这种演变概括起来表现出三个发展趋势：一是从不重视人、不尊重人的以工作为中心的管理思想，到重视人、尊重人的以人为中心的管理思想的发展趋势；二是从重视人的较低层次的外在物质需要及其满足，到重视人的较高层次的外在社会性交往需要及其满足，再到重视人的高层次的内在自我实现精神需要及其满足的工作动机激励理论的发展趋势；三是从人的工作行为动机的单一因素的机械决定论观点向复杂因素的带有一定辩证思想的决定论观点的发展趋势。

【复习思考题】

1. 什么是管理心理学？

2. 如何理解管理心理学的研究对象？

3. 霍桑实验的主要内容是什么？该实验提出了什么理论观点？霍桑实验的意义是什么？

4. 回顾管理心理学的产生和发展过程。

5. 西方关于人性假设的理论有哪些，相应的管理措施是什么？

6. 结合实际，讨论学习管理心理学的意义。

第二章　社会认知与管理

"知己知彼、百战不殆"就是说"知人"是胜利和成功的基础,"知人"是用人的前提。这里所说的"知人",就是社会知觉活动,也称社会认知活动。只有了解人,才能理解人、尊重人和使用人,调动人的积极性,达成组织目标。管理人员也只有了解自己,才能摆正位置,处理好人事关系。

第一节　社会认知概述

一、社会认知的定义

人类对周围环境的反应,主要依赖于对周围环境的看法,这种看法一般是通过知觉作用产生的。知觉是普通心理学中的概念,它是指人脑对直接作用于感觉器官的客观事物的整体反映。知觉的对象既包括人,又包括物。

社会认知(social cognition)是个体在与他人的交往过程中,观察、了解他人并形成判断的一种心理活动。社会认知最初被称作社会知觉(social perception),社会知觉这一概念,是由美国心理学家布鲁纳于1947年首先提出来的,用以指受到知觉主体的兴趣、需要、动机、价值观等社会心理因素影响的对物的知觉。随着心理学对人际知觉领域研究热潮的兴起,社会认知概念被等同于人际知觉(interpersonal perception)或对人知觉(person perception),指关于他人或自我所具备的各种属性或特征的整体反映,其结果即形成关于他人或自我的印象。这个概念在社会心理学中得到了进一步发展,专指对社会客体(对象)的知觉,包括对个人、社会群体以及个体间、群体间相互关系的知觉。与对自然物质对象的知觉相比,对社会对象的知觉有其特殊性。对自然对象的知觉往往只停留在对象的外表印象上,而对社会对象的知觉不止于此。我们不仅感知他的身体姿态、面部表情、举止行为,还要通过这些外部特征信息,了解其内部心理活动,如需要、动机、态度、兴趣、信念、观点等,这是对人的知觉和对物的知觉的根本区别。20世纪60年代后,随着认知心理学的兴起,社会知觉或人际知觉被社会认知一词所取代,指个人对他人的心理状态、行为动机和意向做出推测和判断的过程,属于人的思维活动的范畴。因此准确地说,社会认知指的是个体通过人际交往,根据认知对象的外在特征,推测和判断其内在属性的心理过程。

二、社会认知的特征

人们由于各自不同的社会经历,形成了自己所特有的认知结构,因此,即使是在同样的社会刺激下，其认知表现也各不相同。一般来说，社会认知有如下特征：

（一）选择性

我们每个人都要面对很多信息，但并非每一个信息都会被人注意而受到同样程度的加工；另外，同样的信息刺激对不同的人，引起的反应是不同的，因为每一个人的经验和内在的认知结构是不同的。人的这种认知选择性主要决定于两个因素：第一，以往对报偿和惩罚的体验；第二，刺激物的作用强度。如果某种刺激物能给主体带来愉悦，带来报偿时，就会引起积极的认知倾向。相反对于那些令人不快和压抑的人和事，个体将极力逃避或置之不理。另一方面刺激强度也影响认知者。一般情况，刺激强度越强，刺激量越大，越易于引起认知者的注意，而微弱的刺激作用认知者则可能毫无知觉。

（二）一致性

社会认知的一个显著特点就在于对知觉对象在知觉行为上的一致性。在以物为对象的知觉中，人们对知觉对象的知觉行为并不存在一致性，对象通常是被作为一种混杂的整体被感知的。如：以衣服为知觉对象时，人们的一般知觉印象是这件衣服是新的还是旧的，是何颜色的，但并不强迫自己推断衣服是何种材料制成的。但是在以人为知觉对象时，人们总是趋向于把他作为一个一致性的对象来观察。如：在评价一个人时，他不可能被看成既是丑的又是美的，当我们觉得一个人既是诚实的又是虚伪的时候，会认为自己还没有完全认识这个人。我们总是无法容忍自相矛盾的判断，即使当信息来自不同方面，而且存在矛盾时，人们还是会把他当成一个一致性的对象，会通过歪曲或重新组合不同的信息、以减少或消除不一致性。或者为了消除这种矛盾，个人会加强其探求信息的欲望和动力，寻求更多的信息，以摆脱这种知觉的矛盾心理而趋于一致。

（三）间接性

社会认知不仅是认知主体对他人外部属性的直接反映，更主要的是通过对他人可以感知的外部特征，例如行为表现等，达到对他人内部人格特征的间接把握和反映。也就说，社会认知是认知主体综合应用所获得的外部信息来推理事件内在本质的信息加工过程，这种加工过程具有间接性的特点。

（四）防御性

人们为了保持与外界的平衡，往往使自己的知觉体验在他人面前有意歪曲，从而减少在心理上的某些压抑，这种现象叫知觉的防御性。它是在人们自我意识的作用下进行自我控制的结果。生活中常有这样的事，一个社会地位低下的人同一个社会地位较高的人在一起，地位低下的人尽管十分不自然，但为了自己的尊严，仍然尽量控制自己保持不卑不亢的形象；在某些令人悲痛的场面，为了掩饰自己的痛苦，人们装着若无其事的样子，聊一些别的话题，这些都是知觉防御性的表现。个人认知的防御主要目的在于维持自我的完整。

三、社会认知的种类

社会认知主要包括对他人的认知、人际关系的认知和自我的认知及角色认知。

（一）对他人的认知

对他人的认知主要是指通过对别人外部特征的知觉，进而取得对他们的动机、感情、意图、性格、仪表、风度等综合性的认知。俗话说："听其言，观其行，而知其人。"我们了解和认识一个人，主要是根据他的言论和行为做出判断。首先是观察其外部特征，进而了解他的性格和品德等，因为一个人的性格、品德都是通过言谈、举止和表情展现出来的。心理学上所讲的行为不仅指人的行为举止，而且包括人的面部表情、身体姿势及眼神等等。

对他人的认知依赖于许多因素，概括起来包括两个方面：一是认知对象的外部特征，包括一个人的仪表、风度、言谈、举止和各种外部表情。一般来说，一个外貌端正、举止文明、谈吐文雅的人在初次见面时总会给人留下良好的印象；而一个其貌不扬、举止不雅、谈吐粗俗的人，初次接触难免给人留下不好的印象。二是认知结构。认知结构是指一个人在认知他人时并非像照镜子似地机械地反映他人，而是通过个体的心理折射完成的。认知主体总是具有一定观点和态度的人，认知主体的态度必然会影响其对他人的认知。例如，一个道德观念很强的人，在认知他人时，往往会按照一定的道德标准对人们进行归类；一个注重智力特征的人，总是喜欢按聪明程度把人们加以区分。总之，一个人对他人的认知既受对象外部特征的影响，又受主体认知结构的影响。

（二）对人际关系的认知

对人际关系的认知包括对自己与他人关系的认知和他人与他人关系的认知。它的特点在于有明显的情感因素参与认知过程。在生活中，人们不仅互相感知，而且彼此之间通过相互交往，还会发生相互感染、相互影响从而形成一定的态度，并且在态度的基础上，还会产生各种各样的情感。如：疏远与亲近、同情与厌恶等等。同时，在人际关系的认知过程中产生的各种情感，又会反过来对人际认知发生重大影响，如：人们越是彼此接近、交往频繁就越容易产生好感，反之亦然。所谓"爱屋及乌"就是因为情感影响了人际认知。在群体中，人与人之间由于不同的情感态度会造成各种各样的关系。人际认知往往要受到这种以情感为纽带所形成的各种关系的影响。人际认知在组织管理中具有重大意义，它常常是一个领导者了解各种人际关系从而做好人的工作的重要途径。

（三）对自我的认知

对自我的认知就是指主体对自己身心及行为状态和特点的认识，它包括对自己的身体、欲望、能力、性格及思想等的综合性的自我认识和自我评价。简言之，就是自己对自己的看法。与对他人的知觉相比较，两者有若干方面的不同，表现在：第一，是知情者和局外者的不同，人们观察自己时所掌握的信息要比观察别人时更多。如：一个人因为在工作上遇到了挫折，情绪低落，这在自己心中是清楚的，而别人则不一定了解。第二，观察自己要比观察别人熟悉，因为自己是自己历史真正的经历者和见证者，所以自己了解自己的过去和现在，而对别人则陌生得多。第三，观察别人，自己是观察者；观察自己，自己既是观察者，又是被观察者。

尽管自我认知与对别人的认知存在上述区别，但这并不意味着自我认知一定比对别人的知觉更容易，更不意味着自我认知一定比对别人的知觉更正确。其实，由于人们身上总是存在各种各样的"人性的弱点"，常常会影响其自我认知的正确性，不自觉地掺杂某些片面的成分。如：自负的人往往夸大自己的长处而看不到或缩小自己的不足。所谓"人贵有自知之明"是因为要做到自知之明很难，所以它才可贵。在管理实践中，自我认知具有重要的实践意义，客观、实事求是地认识自己是我们处理好与他人关系的重要前提，这对于管理人员来说尤其重要。经常开展自我批评和征求别人意见，有助于管理者正确地认识自我。因此，一个管理者要经常"反省其身"，定期征求职工意见，必要时公开地、真诚地做出自我批评，这样做必然会受到群众拥护并提高自己的威信。

（四）角色认知

角色认知是对个体在社会生活中扮演的角色及特定角色的行为规范的认识。一个人在社会生活中所扮演的角色往往是多重的，他总是以各种不同的社会身份和地位交替出现。例如，一名公司部门经理，在公司某部门的经营管理工作中，他的角色是一名经理，就要对自己部门经理的职责有着明确的认识。但回到家里，他的角色是一个丈夫或一个父亲，这时他就要对自己在家庭生活中所扮演的角色或职能有一个清晰的认识。对角色的正确认知，是进一步较好实现相应社会职能的前提和基础。在现实生活中，人们总是依照自己认定的角色标准，扮演一定角色行为。同时依据自己的标准，对他人的角色扮演进行评定。这样一来，就很容易出现偏差，特别是在管理过程中。因此，我们要对自己或他人在特定职位上所需承担的角色和职责有一个正确的认识，一旦角色知觉出现偏差，必然会影响到角色行为。

四、社会认知的影响因素

（一）认知偏见

在认知过程中，个体的某些偏见可时时影响认知的准确性，使认知发生偏差。这种偏差是知觉过程的特征，这种带有规律性的现象在许多情况下是难以克服的。

1. 光环作用（halo effect）

光环作用也叫晕轮效应，指的是如果一个人被赋予了一个肯定或有价值的特征，那么他就可能被赋予其他更多积极的特征，就像一个发光物体对周围有照明作用一样。如你一旦认为某个人漂亮，那么也往往认为他聪明、热情、有爱心等。其实质是把各种相互独立、没有必然联系的特征予以叠加，统统赋予认知的对象。

与晕轮效应相对应的是"负晕轮效应"（negative - halo effect），也叫扫帚星效应（forked - tail effect），是指如果一个人被赋予了一个否定、消极的特征，那么他就可能被赋予其他许多消极的特征。如，自私的人通常被认为虚伪、冷漠无情等。

2. 正性偏差（positive bias）

正性偏差是指认知者表达的积极肯定的估价往往多于消极否定的估价，这种倾向又叫宽大效应。如，在一项研究中，学生将它们学校90%以上的教授都评价为"喜欢"，而不管他们在这些教授的课上是否有过不愉快的经历。

对正性偏差有很多解释。其中一项解释来源于"快乐原则"——当人们被美好的事物，如愉快的经历、漂亮的人、好的天气等所萦绕的时候，人们倾向于对大部分事物做出高于"一般"水平的评价。

有一种正性的偏差，他只发生在人们对他人做出评价的时候，这种偏差被称之为"个体正性偏差"。由于人们对于他人对比非人化的客观事物产生更多的相似感，因此会将自己的宽容评价推广到其他人身上。"个人正性偏差"在评价他人的时候经常发生，但是对评价非人格化的事物时不适用。

3. 负性效应（negative effect）

人们在社会认知过程中，往往会更多关注负性信息，因而受到它的影响作用也更大，即在相同的情况下，负性因素比正性因素更能影响人们的社会认知。这就是"负性效应"。

对此的主要解释来源于格式塔学派的"图形－背景"原理。由前面的"正性偏差"可知，积极的评价比消极的评价更为普遍。由于负性特征更不常见，因此更显著，就像鲜艳颜色的衣服、巨大的事物一样突出，在知觉过程中也就更容易被视为"图形"。这就是人们更注意这些负性特征并给予更多的权重的原因。

负性信息的影响作用部分依赖于认知者所做的判断的性质。负性效应对道德判断有很强的影响力。例如，人们通常会从某人的不诚实表现中推断出他的道德水平不高。正性偏差存在于能力判断中，因为只有高能力的人才能有高水平的能力表现，此时负性信息的影响不大，因为即使是高能力的人有时也可能因为缺少机遇、缺乏动机或暂时的障碍等因素而失败。

4. 相似假定作用（similarity assumption）

在认知活动中，人们有一种强烈的倾向，即假定对方与自己有相同之处。初次接触一个陌生人，当我们了解到对方的年龄、民族、国籍以及职业等等与自己相同时，最容易做出这种假定。在社会生活中，背景相同的人并不一定有相似的个性和行为反应特征，但是人们却往往根据一些外部的社会特征，判断自己和他人之间的相似程度。如果没有新的信息资料，人们就很可能用这种假定的结论代替实际的认知结果。

5. 隐含人格理论（recessive personality）

每个人在成长过程中，都发现自己有一套关乎人格的看法和朴素理论，有关各种特征是怎样相互适应的，有未言明的假定。这种理论之所以是隐含的，是因为它很少以正式的词汇表达出来，甚至个人自己也并不意识到它的存在。伯曼（J. S. Berman）等人把这种理论称为相关偏见。每个人都依照自己有关人格的假定，把他人的各种特征组织起来，成为一种总体形象。例如，罗森伯格（S. Rosenberg）等人发现，大学生在形容他们所认识的人时，最经常使用的词是自我中心、聪明、友好、雄心勃勃、懒惰等等。那些被形容为很聪明的人，同时还可能形容成是友好的，但很少形容成自我中心的。在这里隐含人格理论起了作用，聪明和友好应当并列，而聪明和以自我为中心则无法构成一个整体形象。在实际认知的过程中，刚刚看到对方具有某些特点，人们就依照自己固有的人格模式推测他人必然具备另一些特性。比如，发现对方交际广，便推断他口才好、讲义气、精力充沛、机敏、富有想象力等等。

6. 刻板印象（stereotype）

所谓刻板印象，就是指人们对某个群体形成的一种概括而固定的看法。刻板印象一旦形成，具有非常高的稳定性，很难被改变。即使碰到相反的事实出现，人们也倾向于坚持它，而去否定或"修改"事实。

刻板印象具有一定的积极作用。首先，刻板印象中包含了一定的真实成分。它或多或少反映了认知对象的若干状况。其次，刻板印象可以将所要认识的对象进行分类，简化人们的认知过程，起到执简驭繁的作用。最后，刻板印象能帮助人们更有效地了解和应付周围的环境。我们常常要与一些陌生人打交道，在这种情况下，利用刻板印象指导我们对对方表现出适当的言论和行动，有时还是颇有作用的。

刻板印象的消极作用表现在它使认识僵化，这势必阻碍人们接受新事物，阻碍人们开阔视野。另外，持有刻板印象的人在判断他人时，把群体所具有的特征都附加在某人身上，也常导致过度概括的错误。

7. 首因效应（primary effect）和近因效应

首因效应是指一个人最先给人留下的印象十分强烈，往往造成先入为主的印象；近因效应则是指最后给人留下的印象最为深刻，往往对人具有强烈的影响。首因效应和近因效应在人的社会认知中起着重要作用，但二者起作用的条件不同。一般说来，在感知陌生人时，首因效应的作用更大；而在感知所熟悉的人时，则近因效应起到更大的作用。这两种效应的存在和起作用，都说明信息出现的顺序影响人们的知觉。在管理实践中，管理者可以对两种效应灵活应用以加强对人们的影响。

（二）情境因素

人们的社会认知受情境因素的影响。影响社会认知的情境效应有两类：一类为对比效应，是指一种偏离情境的认识偏差。俗话说，"红花还需绿叶衬"，这在一定程度上就反映了对比效应。再如，一个人在相貌出众的一群人中会显得长相更普通；另一类为同化效应，是指与情境的水平相同的一种认识偏差。如，同时展示一张相貌出众的人的照片和一张相貌一般的人的照片，人们对相貌一般的人做出的评价要比那张相貌出色的人的评价要低。

是什么因素决定了是对比效应还是同化效应起作用呢？研究发现，当人们在相对较低的层次加工有关他人的信息时，可能发生同化效应；当人们追求准确性并对目标人物的行为信息做系统、彻底的加工时，同化效应不太可能发生。

在认知活动中，认知对象所处的场合背景也常常成为判断的参考系统。巴克（K. Back）指出，对周围的"环境"常常会引起我们对其一定行为的联想。从而影响我们的认知。人们往往以为，出现于特定环境背景下的人必然是从事某种行为的，他的个性特征也可以通过环境加以认定。

认知者在情境中的角色表现是内向或外向也受情境的影响。在一项研究中，参加者被要求在与同伴交往的过程中变现得内向或外向。那些被要求表现得外向的参加者将同伴评价得更为内向，而那些被要求表现得内向的参加者将同伴评价得更为外向。显然，参加者在评价同伴的过程中忽略了他们自己的角色。这说明，对于很多行为来说，情境信息经常被忽略。

（三）认知者因素

1. 原有经验

原有经验在认知系统中是以图示的形式存在的，所谓图式是指有关某一概念或刺激的一组有组织、有结构的认知。它包括对某一概念或刺激的认知、相关的各种认知的关系及具体的例子。图式在社会认知中的作用包括帮助记忆、帮助自动化推理、增加信息、赋予情感等。可以看出图式直接影响我们的社会认知过程。个体在一定的基础上，形成某些概括对象特征的标准、原型。从而使认知判断更加简捷、明了。如果我们没有关于聪明、大方的原型，我们无法很快地将对象认定为聪明、大方的人。更明显的是个体原有的经验能够制约我们的认知角度。对于同一座建筑物，建筑师可能更多地着眼于它的构造、轮廓，而木匠则可能更注重于它的木料的质地及工程的优劣。

不少学者认为，人们之所以理解对象的意义，是因为对关于对象的经验已形成了观念，这种观念参与了认知过程。巴克称之为"概念应用"。比如，一个学生的学习成绩好，人们可能判断他"有出息"；一个学生根据他在大学的化学成绩，可能认为自己适合当医生。在这里原先所形成的概念帮助他做出了判断。

2. 价值观念

个人如何评价社会事物在自己心目中的意义或重要性，直接受其价值观念影响。而事件的价值则能增强个人对该事件的敏感性。奥尔波特等人做过一个实验，目的是检测各个不同背景的被试者对理论、经济、艺术、宗教、社会和政治的兴趣。实验者将与这些部门有关的词汇呈现于被试者面前，让他们识别。测试结果发现不同的被试者对这些词汇做出反应的敏感程度也不同；背景不同的被试者由于对词汇价值的看法不同，识别能力显出很大差异。

3. 情绪

从 20 世纪 80 年代中期开始，社会认知心理学中开始探讨心情、情绪、目标、动机在认知中的作用，这方面的研究主要集中在情感对社会判断和认知策略的影响。

斯瓦兹（N. Schwarz）和克劳（G. L. Clore）认为，人在做出判断时，人的情感本身也是一种信息的来源。特别是，有时人会通过询问自己"我对它的感觉如何"来简化判断的任务，一些评价判断实际上就是人对目标的情感反应（例如，喜欢感）。一个人目前的情感可能确实是由当前的目标对象引起的。不过，人有时很难把对判断物体的情感反应与一个人先前就存在的心情状态清楚地区分开来，误把先前就存在的情感作为对当前目标对象的情感反应，导致在心情愉快时比心情不好时对目标对象的评价更为积极。研究表明，在雨天参加社会调查的被试者比晴天参加调查的被试者报告的生活满意度更低，表明不同天气状况下的心情对于社会判断的影响。但是，当调查者在询问被试者关于生活满意度的问题之前，先询问一下当天的天气情况，上面的研究结果就不再出现。因为这使被试者注意到目前心情的外在来源，从而把不好的心情归结于雨天而不是自己对个人生活的反映，消除或减少了它对社会判断的影响。

另外，情感还影响信息加工策略。一般而言，坏心情的人更可能运用系统的、数据驱动的信息加工的策略，相当注意问题的细节。相反，心情愉快的人更可能依赖于先前存在的一般知识结构，运用自上而下的策略性加工，较少注意问题的细节。当人遇到威胁或缺少积极的结果时，通常会体会到坏的心情；当人得到积极的结果或没有威胁时，会感受到好的心情。可以说，人的心情反映了环境的状况，坏心情时说明自己处于问题情境之中，而好心情标志着一种好的舒适的情境。人的思维过程与情感表示的情境要求相一致，当消极的情感标志着问题的情境时，会特别注意问题的细节，投入更多的精力，进行仔细分析，进行精细加工；当情感标志着一个好的情境时，人很难看到精细加工的需要，投入的认知努力会很小，忽略问题的细节，运用以前的知识结构进行策略加工。

此外，个人认知系统的复杂度与权威性格的强度也会影响社会认知。认知系统简单及权威性格较明显的人喜欢用二分法判断知觉到的各种事项，如，视人非好人即坏人，政治立场不同就是坏人。

（四）认知对象的因素

1. 魅力

构成个体魅力的因素既可以是外表特征和行为反应方式，也可以是内在的性格特点。说一个人有魅力，意味着他具有一系列积极属性，如容貌美、有能力、正直、聪明、友好等。但是，在实际的认知过程中，个人往往只需具备其中的某一两个特性就可能被认为有吸引力，如前面所谈到的光环作用。

美貌通常最快被人认知，且直接形成人的魅力，从而往往最先导致光环作用。例如，一个漂亮的护士扎针，容易认为她技术高，患者往往感觉没有那么疼，即使疼也能忍受。戴恩

（K. Dion）等人在实验中让被试者通过外表上魅力大大不同的人物照片来评定每个人其他方面的特性。结果发现，在几乎所有的特性方面（如人格的社会合意性、婚姻能力、职业状况、幸福等），有魅力的人得到的评价最高，而缺乏魅力的人得到的评价最低。

除了相貌之外，态度也与魅力有关。如前所述，对于认知者来说，对方的态度是否同自己的态度接近，决定着其魅力的大小。人们不仅要判断别人是否与自己相似，同时还常常会观察别人对自己的态度。按照弱化理论，人们喜欢爱自己的人而讨厌恨自己的人，在这个意义上，只要认知对象的判断对自己有利，认知者就会把他看成是有魅力的并对他持积极肯定的态度。

2. 身份角色

认知对象的身份角色也是影响社会认知的一个因素。在一个社会里，我们对各种角色差不多会抱有共同的角色期望，因此如果我们知道某人在社会关系中占有什么地位，或具有什么角色，我们会根据对该角色行为的预期，判断他可能具有什么样的人格特质。如，对方被介绍为大学教授，我们会将社会赋予教授的角色期望归在这个人身上，推想他应该是学有专长、行为端庄的人，与他交谈时不由自主地变得拘谨严肃。

第二节　社会认知的归因理论

一、归因与归因理论

假如下雨天一辆急驰而过的汽车溅了你一身泥水，你会怎样解释司机的行为呢？是交通拥挤，司机又有紧急的事情要做，不得已而为之；还是这位司机故意借此取乐？你会发现，随着你对司机行为的解释不同，你的行为反应也不同。如果你相信是前一种情况，你会觉得事情情有可原，不去追究，甚至祈祷司机一路顺利。如果你认为司机故意制造恶作剧，你则会非常愤怒，甚至在可能的情况下予以报复。根据有关的外部信息、线索对人的内在状态或依据外在行为表现推测行为原因的过程，就称为归因（attribution），也叫归因过程。心理学家根据各种研究所提出的有关归因问题的不同概念与观点，则统称为归因理论。

人需要了解外部世界和自己的真正原因，需要对事物有预见性，使自己的行为有明确的引导。人需要知道与自己相处的其他人对自己有利还是有害，需要知道自己的某种行为是带来奖励的后果还是惩罚的后果。归因使得人们对事物有预见性，它使我们对周围世界和自己有一个相对固定、前后一致的看法，使得我们能够适应世界。即便是错误的归因，错误的预见，也起着同样的作用。

（一）海德的素朴归因理论

海德（F. Heider）是归因理论的创始人。1958 年，他首先对人们为何归因和如何归因进行了研究。他认为，现实中的人们有两种需要：对周围的环境做出一致性的理解、解释的需要；控制环境的需要。人们为了满足这两种需要，必须要预测他人的行为。他提出，在日常生活中，每个人，不仅是心理学家，都试图解释行为并发现因果联系。这种"研究"的结果，就是海德要分析的素朴心理学。

海德认为导致行为发生的两种因素：一是行为者的内在因素，即内因，包括动机、态度、

NOTE

情绪、心境、人格、品质、能力、努力程度等个人所具有的特征。相应的，如果归因的结果是将行为的原因归于个人特征，就称作是本性归因，如将学习成绩不好归因于学生不够努力、将比赛失败归因于技术水平与对手还有差距等；二是来自外界的因素，即外因，包括各种背景因素、机遇、其他人的影响、行为者所从事的工作难度、特异性及其他各种非人为的因素等。如果归因的结果是将行为的原因归于外部因素，也称情境归因。在许多情况下，行为或事情的发生不能简单的由内因或外因所决定，而兼有两方面因素的影响。如果同时将行为或事件原因归于两个方面，则称作综合归因。

海德认为，人们在对行为进行归因时，通常都使用不变性原则，即寻找某一特定结果与特定原因之间的不变联系。如果某个特定原因在许多不同条件下总是与某个结果相联系，同时，如果这一特定的原因不存在，则相应的结果也不出现，则我们就可以把这一结果归于那个特定原因。比如某一系列失窃案原因的分析，最终分析结果显示各种线索都集中到同一个嫌疑犯身上。无论在什么条件下失窃，总有这个嫌疑犯的踪影，而他不出现时就平安无事。此事我们就可假定作案的就是这个人，然后有针对性地寻找法律需要的证据。

不变性原则的思想方法，与科学家进行科学研究的方法是完全相同的。如果一种实验条件在各种不同情况下总是与一种特定的结果相联系，而实验条件不存在时又没有相应的效应，则我们就断定该实验条件与这一实验结果之间是因果关系。用这种方法，我们可以找到某种行为或后果的关键原因。

（二）琼斯和戴维斯的相应推断理论

琼斯（Jones）和戴维斯（Davis）的相应推断理论扩充和发展了海德的归因理论。他们系统地探索了人的行为究竟是由情境决定的，还是由人的内在属性决定的。

在现实生活中，并不是每一项个人的行为表现都反映了其个人的品质。例如，你新认识的一位朋友微笑着向你的父母打招呼，这一行为就不太可能解释他的个人品质，因为每一个成年人都懂得要对朋友的父母有礼貌。那么，在什么情况下我们能够通过他的行为反映他的品质？如性格、态度或其他内部状况；在什么情况下，我们能判断他仅仅是对外部环境做出回应呢？这是两种不同的归因——倾向性归因和情境性归因。琼斯和戴维斯的相应推断理论即是说明了对他人行为作倾向性归因和情境性归因的过程。

琼斯和戴维斯揭示了相应推断的程序。他们认为，当他人有某种行为时，行为的观察者就要判定这种行为是不是他人有意做出的，以及这种行为所产生的效果中哪些是行为者所希望的。如果某种效果只是行为者无意造成的，就不能根据它来判断行为者的品性，即先判断行为者的动机，然后由此推断行为者的品性。琼斯和戴维斯还提出几种可能影响相应推断的因素。

第一个重要的因素是行为的自由选择性。如果观察到某种行为是行为者自由选择的结果，人们就会假定该行为能反映行为者的意图，据此可推断行为者的品性。另一方面，如果观察者认为是外在力量迫使行为者这样做，就会以外力的作用来解释他的行为。例如在一次足球比赛中，领导分配你去为某队加油，这就不能说明你支持该队；如果你是自由选择为某队加油，那么就能比较有把握地认为你支持该队。

另一个因素是行为的社会赞许程度。如果行为者采取的是社会赞许的行为，人们就无法从中推论其品性。社会赞许程度很高的行为符合社会规范，是大多数人都会采取的行为。相反一般人所不愿意干的事，而某人却偏离社会规范干了此事，人们就会据此有把握地推断此行为反映了此人独特的个性。如某老师上课时显得很善谈，但我们不能据此就推断他是外向的，因为上课能说是老师的一项基本要求，这个人的表现可能正是为了迎合这种要求。但是他如果表现得很沉默寡言，我们可以据此推断此人是内向的，否则，他为什么要表现与要求相反的行为呢？当然，推论是否正确决定于行为者的内在属性与其行为相互一致的程度。

知道个体行为是不是社会角色的一部分也可以帮助认知者确定个体的行为是否由他的内在特点决定。由社会角色限制的行为可能并没有使我们了解到多少个体的内在信息。如果一个警察抓了一个小偷，我们并不会推论他是一个乐于助人、见义勇为的人，因为他不过是在完成他的任务而已。但如果街上的一个行人抓了一个小偷，就应该推论他是一个乐于助人、见义勇为的人。

总之，我们通常想知道为什么一个人会做出特定的行为，并且试图在个人内在的稳定的品质中寻找对其行为的解释。为实现内在特点的归因，我们要使用个体所在情境的线索，也利用已知的关于个体的信息，这些资料合在一起会帮助我们通过对他人行为的观察做出关于个体内在特点的推论。

（三）维纳的归因理论

维纳（Weiner）1972 年提出了自己的归因理论。他除了把行为的原因分为内在的和外在的两种外，还提出了另一种维度，把原因区分为暂时的和稳定的两个方面。通常情况下，行为的内外原因部分是可变的，另一部分则是稳定的。比如人内部的情绪状态，变化起来非常容易，而个性特点、能力，则会在相当长时间内保持一定的稳定性。外部条件的工作性质与工作难度是相对稳定的，但影响工作的气候条件则是易变的。1974 年，维纳通过大量研究发现，学生在某项作业或考试上的成功或失败，倾向于将原因归于四种原因的一种或几种，这四种原因分别为能力、努力、运气和工作难度，这些原因也可以按照原因的内或外和稳定或不稳定分为四类（表 2 - 1）。

表 2 - 1　维纳的归因模型

稳定性	控制的位置	
	内在的	外在的
稳定	能力	工作难度
不稳定	努力	运气

行为原因的稳定或不稳定非常重要，因为关于行为稳定性的归因会直接影响到对人们行为原始动机的理解。当行为被归因于稳定的因素时，意味着人们可以通过这些因素来预测未来的行为。而如果行为被归因于不稳定因素时，则行为预测的前景就不够明朗。

维纳提出，行为原因除了有内或外与稳定性两个维度外，还有第三个维度——可控性，即行为动因能否为行动者个人所控制。如果是可控的，意味着行动者可以通过主观努力改变行为及其后果，如影响成功或失败的努力因素。由可控性因素的归因，我们更可能对行为做出变化的预测，而不是一致的预测。如果行为动因是不可控制的，如影响成功的能力或智力因素、工作难度，都不是行为者可以随时改变的因素，因此，由不可控因素的归因，我们可以对未来行为做出较为准确的预言。

NOTE

（四）凯利的三维归因理论

作为最有影响的归因理论研究者之一，凯利（Kelley）于1967年提出了被认为是最全面的归因原则，即协变性原则。凯利认为，人们在归因时会像科学家一样在所有信息中去寻求规律，寻求决定一种效应是否发生的各种条件的规律性协变。凯利认为，人们是通过检查三个独立维度的信息来进行归因的，三个维度分别是：①刺激客体；②行为主体（个人）；③情境。因此，凯利的理论也被称为三维理论。从凯利的三维理论，可以引申出人们进行因果归因时需要的三种不同类型的信息。它们包括：①特异性信息，即行为主体的反应方式是否具有针对性。是只对这一刺激客体作这样的反应呢？还是对所有此类客体都作同样的反应。比如一个人夸奖一部美国电影，建议我们也去看。我们就要考虑究竟是这部电影真好而让他说好呢，还是凡是美国电影他都说好。显然，两种情况有着完全不同的意义。②共同性信息，即不同的主体对同一对象是否作相同的反应。比如一部美国电影受到朋友称赞，那么其他人的反应是怎样的呢？他们也都说好吗？③一致性信息，即行为主体在不同背景下所做的反应是否一致。比如朋友向我们推荐一部美国电影时，我们需要考虑正好是他特别高兴时才说这部电影好，还是任何时候他的说法都一致。如上述朋友推荐美国电影的例子，只有在特异性、共同性和一致性都很高的时候，我们才能将朋友推荐电影的原因归于这部电影确实很好。这就是说，我们是从三个方面信息的协变来得出结论的。

1972年，心理学家麦克阿瑟（McAuthur）对凯利三维理论的预言性做了系统的研究。她给被试者一个简单的假设事件，并变化给他们共同性、特异性和一致性的信息资料，然后测定他们的归因结果。假设的事例是玛丽小姐看一个小丑表演时笑得很厉害。要求被试者在三种不同条件下对玛丽小姐发笑的行为进行归因，结果见表2-2。

表2-2　玛丽发笑的情况与归因结果

条件	提供的信息			归因结果
	共同性	特异性	一致性	
1	高：别人都笑	高：她只对他笑	高：她总是对他笑	刺激客体：小丑（61%）
2	低：别人几乎不笑	低：她对所有小丑总是笑	高：她总是对他笑	行为主体：玛丽（86%）
3	低：别人几乎不笑	高：她只对他笑	低：她以前几乎从不对他笑	情境（72%）

凯利还提出了折扣原则，凯利指出："如果也存在其他看起来合理的原因，则某一原因在引起某一特定效应上的作用就被折扣了。"很显然，当一种结果是由一种以上的原因引起的，将其归于某一特定的原因就需要谨慎。1955年，心理学家蒂博特等人所做的有趣研究，经常被引用来证明归因中折扣倾向的存在。蒂博特等人安排被试者与另外两位研究的合作者（假被试者，真被者不知道他们的身份）一起参与实验工作。实验中通过一些操作让被试者相信他的两个合作者一个地位比自己高，另一个则比他低。研究的一个重要程序是被试者必须请求两个伙伴的帮忙才能完成实验工作，两位假被试伙伴自然是同意帮助。有意思的是，当被试者被问到为何两位伙伴服从他的要求帮助他的时候，尽管实验控制要求两位合作者以同样的方式去帮助被试者，但被试者对两个人的行为解释却是不同的。对于社会地位低的伙伴，被试者认为其

行为是服从了外在的压力，听从了自己的指挥；而对于社会地位高的伙伴帮助人的原因，显然用社会地位高的人服从社会地位低的人这一原因来解释就出现了困难，在这种情况下，被试者倾向于将行为原因归于行动者的个人内部，说地位高的伙伴乐于助人，他愿意那么做。

在蒂博特的实验里，用接受指挥而服从来解释社会地位较低的伙伴的行为是合理的，因为合作的要求来自一个地位较高的人，这意味着要求可以产生压力，推动行为者行动。但同样的原因用于解释地位较高的伙伴的行为，就与通常的理解发生了冲突，因而此时服从的理由被折扣了。按照认知不协调理论的观点，当人们解释一件事情的理由不充足时，必定寻求其他理由。因而，当被试者考虑的外部压力的理由被折扣而不能解释地位较高的伙伴的行为时，他就转向了作内部个人特征的归因，认为这位伙伴是热心助人的人，自己乐于那样做，而不是像地位低的伙伴那样单纯源于外在压力。

（五）罗特的控制点归因理论

该理论是由心理学家罗特（Rotter）于 20 世纪 50 年代提出的有关个人归因倾向的理论观点。控制点理论认为，个人对于自己生活中发生的事件的后果会有不同倾向的归因，亦对生活后果的控制力量的位置有不同的理解。对于某些人来说，个人生活中的多数事情的后果，取决于个人在从事这些事情时的努力程度，他们相信后果取决于自己在相关事情上的投入，因而他们相信自己对于事情发展与后果的控制。这一类人控制点在于个人内部，是内部控制的，因而称为内控者。而对于另外一些人，个人生活中多数事情的后果，是个人不能控制的外部力量作用的结果，他们相信社会的安排，命运和运气等因素决定了自己的状况，而自己的努力无济于事。这种人倾向于放弃对自己生活的后果负责，控制点在于个人以外的因素，是外部控制的，因而被称为外控者。

由于内外控者所理解的控制点位置不同，因而他们对于事情的态度和行为方式也不同。内控者由于相信自己可以发挥作用，因而在面对失败时倾向于不怀疑未来改善的可能性，面对困难时能够作更大的努力，增加在工作上的投入。很显然，内控者的态度与行为方式是社会期望的。相反，外控者看不到个人努力与行为后果的积极关系，他们在面对失败和困难时倾向于把责任推向外部原因，自己不去寻求问题的解决途径，而是转向寻求救援或是以赌博的方式碰运气。这种人倾向于以无助、被动的方式面对生活，因而被认为是不可取的态度与行为方式。

二、影响归因的因素

在究竟哪些因素影响归因方面，心理学家进行了大量研究，积累了丰富的资料。以下我们主要讨论几个最为重要的因素。

（一）基本归因偏差

罗斯（L. Ross，1977）发现，人们在归因时存在一种普遍的倾向，即当解释他人的行为时，往往会低估环境的影响，而高估个人特质和态度的影响。也就是说，即使存在明显的情境原因，人们仍然倾向于认为他人的行为起因是他内在的性格。这一偏差非常普遍，所以被心理学家称为基本归因偏差。例如，当一名员工迟到时，人们更多的归因于他的懒散，而不是交通堵塞。

基本归因的错误原因之一是用特质来解释一个人的行动很容易，而识别影响其行为的复杂情境因素更难。当观察他人的行为时，人们倾向于注意行为本身，而忽略行为发生的情境。因而，与情境原因相比，内部原因更易于受到注意、更突出。

（二）自利性偏差

当涉及对自己行为原因的解释时，很容易出现的错误是自利性偏差。个体倾向于对自己的成功做内部归因，而对自己的失败做外部归因。也就是，成功时，人们接受成功的荣耀，失败时，人们拒绝承担失败的责任。

（三）社会视角

许多有关归因问题的社会心理学实验都证明，随着人们在归因事件上的社会视角不同，人们对事件原因的解释也会有明显的变化。行动者对自身原因的分析与旁观者对同一行为的归因分析是不相同的，行动者倾向于强调情境的作用，做出情境归因；而观察者倾向于强调行动者特质的作用，做出内部归因。1973 年，心理学家尼斯伯特（Nisbett）以男大学生作为被测试者，研究了他们对自己及对朋友喜欢女朋友和选择专业的解释。结果表明，人们在解释自己喜欢女朋友的原因时，倾向于寻找更多外部因素的解释。而对朋友喜欢女朋友的原因进行归因时，则外部原因和个人本性的原因兼重。但在解释选择专业的原因时，人们对自己倾向于考虑到内外两方面的原因，而对朋友则更倾向于做个人本性的解释（表 2 - 3）。

表 2 - 3   社会视角对归因的影响

解释内容	喜欢女朋友的原因		选择专业的原因	
	女友（外部）	个人（内部）	专业（外部）	个人（内部）
自己的行为	4.61	2.04	1.52	2.83
朋友的行为	2.70	2.57	0.43	1.70

（四）观察位置

研究表明，不仅社会视角的不同会直接影响到人们对于同一件事情的解释，相对于一个事物的物理空间差异，也会导致人们对事物有不同的看法。心理学家泰勒等人 1975 年设计了一个研究，他们以两个实验助手充当谈话者，两人面对面坐着进行一场谈话。被试者充当观察者，分别坐在谈话者的后面与两侧。这样，每个谈话者后面，侧面与前面都有观察者，如图 2 - 1 所示。

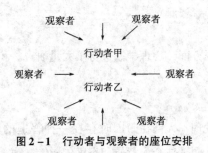

图 2 - 1   行动者与观察者的座位安排

显然，侧面的观察者与谈话者在空间关系上是相同的，而对面与后面的观察者与谈话者的空间关系相差明显。

接下来的实验安排是两个谈话人进行 5 分钟的标准化谈话，内容就像初次见面一样介绍自己的专业、工作计划、家乡、家庭、课外活动等。在每一次实验中，谈话都完全相同。

作为观察者的被试的任务，在谈话人谈话结束后，阐述自己对谈话人交流过程中的知觉，即两个谈话人中，每个人决定谈话方式、信息交流种类和引导另一个人谈话的程度有多大。

表2-4　空间位置对归因的作用

观察者的位置	行动者	
	甲	乙
面对行动者甲	20.25	15.54
中间	17.51	16.75
面对行动者乙	12.0	20.75

从表2-4的结果可以看到，空间位置关系的不同，决定了观察者怎样解释谈话人的行为。坐在侧面的观察者由于同两位谈话人有相同的空间位置，因而沟通的情况是同样的，他们对两位谈话人的知觉是相同的。而无论是对谈话人甲还是谈话人乙，坐在对面的观察者都倾向于肯定他们在谈话中的支配性角色，感到他们比另一个谈话者更有能力。而坐在后面的观察者的知觉倾向则正好相反。

（五）自我价值保护

大量社会心理学研究都一致地揭示，在人们进行归因的过程中，对于有自我卷入的事情的解释有明显的自我价值保护作用，即归因朝向有利于自我价值确立的方面倾斜。

1976年，心理学家斯奈德（Snyder）等人进行的一项实验研究，很好地证明了人们归因过程中的自我价值保护倾向。实验是安排被测试者参加相互竞赛的游戏，并随机地安排其中一部分人在比赛中获胜，另一部人则是得到输的结果。之后，要求被试者对自己及对手的输赢进行归因。

表2-5　不同条件下归因的自我保护倾向

归因	对自己		对别人	
	成功	失败	成功	失败
内在的（技术、努力）	8.13	0.56	3.54	3.00
外在的（运气、难度）	4.25	4.74	6.00	3.38
内外之差	3.88	-4.18	-2.46	-0.38

从表2-5的结果可以看出，如果是对自己的行为结果进行归因，那么在成功的情况下，人们更倾向于作内在个人特征的归因。但当结果失败时，人们极少用个人特征来解释，而是倾向于归因到外在因素上面。将成功归于自己，显然有利于自我价值的确立，而将失败归因于外在条件，降低个人对失败结果的负责程度，则是典型的自我防卫。

在对别人的行为后果进行归因时，人们更倾向于用外在条件来解释成功，而较为平衡地用内外两个方面的因素来解释失败。因为在竞争或比赛的条件下，将别人的成功归因于外部条件，可以减轻别人的成功给我们造成的压力。如果把别人的成功归于其个人原因，意味着抬高别人，置自己于不利位置。而当别人的结果是失败时，人们不像解释自己的失败那样更倾向于作外部条件的归因，而是同时也将失败的较多责任归于行动者本人。很明显，无论别人是成功还是失败的结果，在社会比较上，人们都明显的把自己置于有利的地位表现出自我价值的保护倾向，心理学家弗里德曼等人将这种归因倾向称作动机性归因误差。

第三节　社会认知研究在管理中的应用

对人的认知实际上就是对人的看法和评价。在组织中人们之间总会彼此评价，每个人总会对别人有一定的看法，上级要观察和评定下级的工作表现，下级也会对上级做出评价，同事之间也经常彼此做出有关工作努力程度的判断。在许多情况下，对人的知觉，即对人的看法、评价和判断，对于管理工作、对于组织的工作绩效都会发生明显的影响。从管理工作的角度来看，这种影响主要有下述几个方面。

一、角色管理和印象管理

（一）角色管理

角色是处于一定社会地位的个体，依据社会的客观期望，借助自己的主观能力适应社会环境所表现出来的行为模式，在社会心理学及管理心理学的研究中也叫社会角色。人的社会角色有很多种，比如，一个女孩在学校是学生角色，在家是父母的女儿角色，是弟弟妹妹的姐姐角色，在火车上又要扮演旅客的角色。人们如何成功的扮演这些角色呢？一般会经历角色学习、角色扮演的过程，同时会面对和处理角色冲突的问题。

1. 角色学习

角色学习是角色扮演的基础和前提，它包括两个方面：形成角色观念和形成角色技能。

角色观念是指个体在特定的社会关系中对自己所扮演的角色的认识、态度和情感的总和。角色观念的内容包括四个方面：第一，角色地位观念。这是个体对自己所处地位的认识。第二，角色义务观念。这是个体对自己所应履行的角色义务职责的认识。每个人扮演一种角色，就要履行一定的权利和义务，角色义务观念集中体现了角色的社会价值。一般说来，谁能履行好自己的角色义务，谁就是合格的角色。第三，角色行为观念。这是指个体对自己所扮演的角色的行为模式的认识。任何角色都是按照不同的行为模式去行动的。如教师的行为应端庄而有教养，法官的行为应严肃公正等。角色应按某一行为模式行动，如果角色扮演者错误地按另一模式行动就会发生角色混乱。第四，角色形象观念。这是指个人对自己所扮演的角色应具有的思想、品格和风格方面的认识，也就是在与别人的互动中，应以什么样的形象出现。

角色学习除了形成角色观念之外，还包括角色学习技能，即顺利完成学习角色扮演任务，履行角色义务和权利，学习塑造良好角色形象所必备的知识、智慧、能力和经验等。

事实上，对于角色学习，可以这样从总体上来理解，即：

首先，角色学习是综合性学习，而不是零碎片段的学习，因为角色是根据它所处的地位而由各种行为方式组合起来的一个整体，任何零碎的、片段的角色学习都可能导致角色错位、角色混乱、和角色冲突。

其次，角色学习是在互动中进行的学习，没有相应的角色伴侣，没有参照个体或参照群体作为角色学习的榜样和楷模，也就很难体会角色的权力、义务和情感。因此，角色学习是在社会交往活动中实现的。

最后，角色学习是随着个人的角色的改变而进行的学习。在一个人的一生中，不断地随着自己本身和社会环境的变化而变换着自己的角色，这就需要不断地学习，以适应新的角色的要求。

2. 角色扮演

角色扮演是指人们按照其特定的地位和所处的情境而表现出来的行为。角色扮演是人与人之间互动得以进行的基本条件。人与人之间之所以能够进行互动，就是因为人们能够辨认和理解他人所使用的交往符号的意义并通过角色而预知对方的反应。

3. 角色冲突

角色冲突是指角色扮演者在角色扮演中出现的心理上、行为上的不适应、不协调的状态。角色冲突有两种表现形式，即角色内冲突和角色间冲突。

角色内冲突是指对同一角色抱有矛盾的角色期望。例如对于心理咨询师这个角色，不同的来访者就有不同的期望，有的来访者期望咨询师用一种神奇的方法立即把自己的心理问题消除；有的来访者期望咨询师引导自己解决自己的问题。再如有的家长，期望老师对学生要求严格又期望老师处处关心关照自己的孩子。

角色间冲突是由角色紧张造成的，有两方面的表现：第一，一个人被要求同时履行两个或两个以上角色行为时，同一时间内只能选择其一，这样就会发生角色冲突。例如一个班主任老师在上课时，又要求处理班级学生突发的矛盾时就会发生角色冲突，只能选其一，上好课履行教师职责，或去处理班级问题履行班主任职责。第二，当两个角色同时对一个人提出两种相反的角色行为要求时，也会引起角色冲突，这需要角色扮演者在这两种相反的角色行为之间做出选择。京剧《赤桑镇》中的包拯，作为法官他要执法如山，要斩包冕，而作为包冕的长者，他又要保持叔侄的亲情，赦免侄子，在这两种角色的激烈冲突中，包拯选择了前者，成为传颂佳话。

不论是哪一种类型的角色冲突，都会妨碍人们的正常生活。虽然我们不能完全消除角色冲突，但是我们可以通过角色协调而使得角色冲突降至最低限度。降低角色冲突的研究认为采用以下方法是有效的：

第一是角色规范化，不同社会群体和组织对不同地位的角色的权利和义务都有较明确的规定，这是现代社会体系中保护角色和避免角色冲突的有效手段。当社会体系中的角色权利和义务清楚地划分时，角色冲突就会减少到最低程度，这种对角色权利、义务的明确划分就是角色规范化。经过规范化的角色，就会要求角色按照规范去履行社会的角色期待。

第二是角色合并法，当一个人同时持有两个以上角色并发生冲突时，在有些情况下，此人可以将两个相矛盾的角色合二为一，发展为一个具有新观念的新角色。例如一个中年妇女发生职业妇女和家庭妇女的角色冲突时，她可以加上一个经济因素的新观念，调节这两个角色间的冲突，发展为一个既参加社会工作、获得经济收益又兼顾家庭生活的新型妇女角色。

第三是角色层次法，此方法要求角色持有者将两个以上相互冲突的角色的价值进行分层，也就是将这些角色按其重要性进行排列，将最有价值的角色排在首位，第二次之，依次做角色重要性的心理分类，然后选择对自己最重要的角色。此分类依据是按个人需要的结构和他人期待的重要程度而定的。这种方法类似于社会心理学家古德（W. G. Good）提出的角色选择法。古德认为，个体首先应该从许多角色中挣脱出来，把时间和精力用到那些对其更有价值的角色上。取舍角色的标准有三个方面：一是该角色对个体的意义；二是不扮演某些角色可能产生的

NOTE

积极的和消极的后果；三是周围的人对拒绝某些角色的反应。

（二）印象管理

大多数人都想给别人留下良好印象。通过各种方式，控制别人如何看待自己，尽最大努力按照别人的期望表现自己，这一过程叫作印象管理。通常个体非常注意自己在他人心目中留下的印象，特别是当他人很重要的时候。对于某些人来说，有意地向外界展示良好印象已经成为生活方式的一部分。这些人不断监控自己的行为，注意他人的反应，调整自己的行为以达到满意效果。这类人自我监控的程度较高，始终在按照外界的期望和要求来规范自己的言行。

雇主对应聘者的印象可能依赖于很多因素，如穿着和谈吐、介绍个人成绩的方式。这些印象可能是有意造成的，也可能是无意表现的结果，当涉及到招聘访谈时，应聘者通常会做一些事情来促成良好的印象，一项研究对找工作的大学生和负责招聘的公司代表之间的谈话进行录音。大学生的陈述被编码归类，分析他们使用的印象管理技术。结果发现了几种常用的策略及其使用的频率，最常用的策略是自我提升，即声称自己拥有很多正面的特点。应聘者通常把自己描述为不辞辛苦的、人际技能熟练的、目标导向的和具有领导才能的。这项研究还发现，应聘者使用这些印象管理技术取得了很大成功。他们对这些策略的使用越多，面试官在几个重要维度上对他们的看法越正面。这项研究不仅证实了应聘者在招聘访谈中确实使用了印象管理技术，而且证明这些策略通常是有效的。招聘访谈是一个双向的互动过程，在这一过程中，应聘者努力以最好的方式展现自己，而面试官则需要努力识破这些方法，尽量准确地判断应聘者，但正如上述研究所证明的，这项任务并不轻松。

印象管理策略可以分为两类：一类属于自我美化，即传达自身的积极信息，努力增加自己的吸引力；另一类属于他人美化，即通过各种途径努力使对方感觉良好。这两种策略可能反映了不同的目的，前者是希望自己看起来有竞争力，后者则希望让别人喜欢。

自我美化的做法包括通过时髦的穿着、整洁的修饰和各种装饰来美化外表，也包括以肯定的方式描述自己，如自我提升、个人故事、自我标榜、解决障碍等。一种间接的自我美化手段是提及自己与重要人物的联系，借此来美化自己，抬高自己的形象。

他人美化的重点是引发他人积极的情绪和反应，使对方感觉良好。研究表明，对方积极的反应会使得他们喜欢自己。最常用的他人美化策略是逢迎或他人提升，即称赞他人、称赞他们的特质、业绩或称赞他人所属的组织。其他的他人美化策略包括：对他人的观点表示赞同、帮助别人、对他人感兴趣以及询问他人的意见并给以反馈。通过频繁的目光接触、同意地点头和微笑也可以表达喜爱，赢得好感。

值得注意的是，一些员工可能会进行消极的印象管理。产生消极印象的方式包括降低业绩、不努力工作、逃避责任、恶劣态度以及宣传自己的弱点等。为什么这些人要让别人觉得自己很糟糕？有时是为了躲避额外的工作或某项特定的任务，也可能是为了被解雇或者引起别人注意。

印象管理策略是否有效？研究表明，这些努力是有用的，成功进行印象管理的人在很多情况下都表现出了优势。多数研究集中于招聘访谈，结果表明进行印象管理的应聘者更有可能获得职位。而且，进行印象管理的员工在绩效评估中获得评价更高。一项涉及1400名员工的大型研究发现，在各种工作中，包括印象管理在内的社会技能是工作业绩和晋升潜力的唯一最好的预测指标。这就是说，如果策略使用熟练而且得当，那么确实可以提高个人的形象。但是，这些策略的使用也包含潜在的危险,如果使用过度或不得当,会导致相反的结果。过多的印象管理会给人留下不诚恳的印象。如在工作环境中媚上欺下的员工给人的印象非常糟糕。

总之,印象管理策略的使用可能会影响招聘决策或绩效评估的准确性,组织管理者需要认识到这一点,避免过度地受其影响。另外,这些印象管理的方法如果被适当使用,也可以在组织中获得成功或与客户建立良好关系。

二、就业面试

人们都希望将自己美好一面的印象留给他人。在员工招聘面试中,这种倾向更为明显。面试是决定求职者是否被录用的重要关键。随着我国市场经济的不断发展,不经面试或面谈而被录取的求职者已经很少。研究表明,不同面试的主持人对同一应试者做出的判断,得出的结论会不尽相同。

通常,应试者给予面试主持人的第一印象至关重要。如果这种第一印象过早出现,将影响整个面试过程。研究表明,经过 4 ~ 5 分钟面试,主持人的心中就已有了自己的判断。因此,面试过程中早期的信息比晚期的更为重要。同时,主持人选拔"优秀人才"不仅在于这些人具备什么优秀品质,而且注意不要显露出"不良品质"。虽然我们并不主张以第一印象识人,并在前面已经指出这是知觉过程中的一种偏见,但它的作用是不可忽视的。采取一是的措施建立和维持自己在他人面前的印象,应防范归因偏差。常见的方法包括:保持高度的自知之明;在决策情景中寻求多种信息源,以便确定或否定个人印象;善于听取他人对情况的分析、归因和意见;在进行个人因素和情景因素的分析时,避免常见的归因偏差;认识各种知觉和归因图式及其影响;注意自己给别人的印象;避免不适当的行为;留意影响他人的知觉和归因。这里只是提醒人们,知觉因素会影响面试效果,影响选人的决策,进而影响组织人力资源的水平。

三、员工评价

(一)绩效评估

主管人员的知觉对下级的绩效评估也有很大的影响。虽然对企业中职工的绩效评估以企业制定的客观评估指标为依据,但对许多方面的评估依然要依靠主管人员的主观知觉,由于社会认知的偏差,绩效评估过程往往也存在偏差,从而使绩效评估有失公平,而评估的结果则关系到职工的加薪、提升等。例如,管理者倾向于高估与其态度相似的员工的业绩,管理者对员工的心理预期也会影响到对员工的绩效评估,这表明,主管人员的主观知觉往往会影响其对下级的评估结果,与下级有着直接的利害关系。为此,组织者应重视建立一套科学、客观的绩效考评体系,尽可能减少自我认知偏差对绩效评估产生的负面影响。

近期的一项研究指出,可以把工作绩效划分为任务绩效和周边绩效。任务绩效是指人们是否完成任务,以及是否达到组织规定的绩效目标;周边绩效是指人们在工作中是否能与别人合作共事、是否具有团队精神、是否具有组织归属感等。由此可见,任务绩效多数可以通过客观指标体系加以评估,但周边绩效则要依靠主管人员的主观判断。这同样也表明了主管人员的知觉在绩效评估中的重要作用。

(二)职工的努力程度

许多企业管理人员不仅重视职工的工作绩效,而且重视职工在工作中的努力程度。一般评估职工的努力程度往往是根据管理人员的主观判断，而且这种判断可能受到管理人员的知觉偏见和误差的影响。调查表明，企业中由于态度不好或违反纪律而受到惩处或被解雇的职工人数，大大超过由于能力不够而受到惩处或被解雇的职工人数。因此，管理人员在对职工努力程度作评估时，应持谨慎的态度。

（三）职工的忠诚度

任何组织都希望组织成员忠于自己的组织。虽然对本组织的忠诚程度并未列入绝大多数组织的考核范围，但主管人员如果怀疑组织某个成员对组织的忠诚时，将会影响这个人以后的晋升。评估职工的忠诚度也是一种主观判断。例如，企业中的一个职工，经常向主管人员提出意见。对于这种现象，不同的主管人员会做出完全不同的判断。某一个主管人员可能认为该人对组织离心，另一个主管人员可能认为这是出于对组织的关心，第三个主管可能认为这是该人的本质特性。这些均表明，评估忠诚度时，人们会受到个人知觉的影响。

【复习思考题】

1. 试分析影响社会认知的四大因素。
2. 试述社会认知有哪些常见的偏差及在管理中的表现？
3. 举例说明如何纠正在管理中的认知偏差？
4. 试述主要的归因理论及在管理中的表现。
5. 试述印象管理的优点和缺点。
6. 案例题：

某高等院校的领导试图通过人才引进，改善学院的人才素质，带动学院的学术风气。于是下了很大的力气，声称要不惜一切代价引进人才。

招聘的消息一经发出，前来报名者非常踊跃。然而领导们在众多的候选人中发现了他们想找的"人才"——一位50岁的留法医学心理学男博士。

院长考虑到心理学专业的老主任已60岁了，正想找一个人替代他的工作。一看这位博士的学历、年龄等资历都很令人满意，于是简单交谈了情况，学院就决定将其调入本院心理专业。

院领导动了不少脑筋，先是为这位博士拿到了北京的户口，然后又分配了住房，接着安排了家属和孩子，并为其开了欢迎大会，任命这位洋博士为心理学主任……领导和群众对这位新引进的人才期望值都很高。

可这位博士工做了一段时间后，引起了各方面的强烈反应。

原来这位博士自中专毕业后，一直在小企业工作，后来以同等学力考起研究生，研究生毕业后留校做助教，两年后赴法留学学习心理学，专业方向是家庭心理咨询和治疗，选择这个方向的一个重要原因是他不幸生在一个三代离婚的家庭，爷爷离婚了，父亲离婚了，自己也离婚了。经过长达八年的努力终于拿到博士毕业文凭。他没有教学经验，也没有管理经验，每天关心的是家庭幸福感的一些调查。有一次领导去听他的课，他几乎是照本宣科，下面的学生睡觉的睡觉，发短信的发短信，甚至有女生在下面织毛衣。而且博士性格内向，不善于跟同事交流，自尊心还极强，不能放下自己的高学历而虚心地向他人请教。于是出现了同事不服气，学生不满意，本人有压力，领导干着急的局面。

半年后，这位博士自己联系了一个特殊家庭教育和辅导学校，这个学校为他准备了实验室。他去之后如鱼得水，工作很顺利。而这所高校也重新招聘一位只有硕士学历，但教学经验和管理经验颇为丰富的中年教师，工作也很努力，成绩也很有起色。

针对该案例，请回答以下问题：

（1）这所高校引进人才为什么会遭遇失败？

（2）试分析本案例中认知偏见的表现。

（3）引进人才、使用人才应该注意些什么？

第三章　工作态度与管理

在组织中，人是众多生产要素中最重要的、最活跃的要素之一，做任何事情，个人的主观能动性都是极其重要的，因此，与个人主观能动性存在着深刻联系的态度就显得十分重要。工作态度是人们对于工作中各个方面所持有的评价和行为倾向，包括认知成分、情感成分和意向成分。工作满意度和组织承诺等工作态度对人与组织的行为有着深刻的影响。管理者要熟悉工作态度形成与转变的过程，促使员工形成积极的工作态度，这对于提升员工工作效率，改进组织绩效具有十分重要的意义。

第一节　工作态度概述

一、态度与工作态度的含义

（一）态度的概念与构成

态度是指人们在社会实践过程中形成的，对客观事物所持有的评价和行为倾向。这里的"客观事物"就是态度的对象。凡是人们能够了解到和感觉到的事物都可以成为态度的对象，例如具体的人和事物、社会制度及风俗习惯等。当一个人说"我喜欢我现在的工作"时，他是在表明他对工作的态度。个人对某一对象会形成肯定或否定的评价，同时还会表现出反应的倾向性，这种倾向性就是一种行为的准备状态。所以，个人的态度会影响到其行为。

态度包括三个基本组成部分，即认知成分、情感成分和意向成分。

1. 态度的认知成分

认知是指个人对态度对象的认识和理解。认知是态度形成的基础。例如一位曾经去过大连的旅游者认为大连是个好地方，不仅环境优美，气候宜人，而且海滨风光秀丽，这实际上反映了他对大连的认识和理解，代表他对大连所持有的态度的认知成分。

2. 态度的情感成分

情感是指个人对态度对象的情感判断，例如，喜欢或厌恶、肯定或否定、热情或冷漠、积极或消极、尊重或轻视等。情感成分是态度的核心并且与人们的行为紧密相连。态度的情感成分有强弱之分，有时非常强烈，有时又很微弱。与态度的认知成分不同，态度的情感成分并不总是以事实为依据。个人对态度对象的情感判断主要受到个人对态度对象的情感强度的影响。

3. 态度的意向成分

意向是指个人对态度对象的反应倾向，即人们对态度对象欲表现出来的行为。也就是个体对态度对象必须有所表示时，他将怎样行动。态度的意向成分是行为的准备状态。例如，一个海南的居民对北京产生了积极肯定的情感，他就会积极地做好各种准备，调整休假时间，联系旅行社咨询旅游线路，收集旅游景点相关信息等。

态度的三种成分缺一不可，大体上是相互协调一致的。如果出现三者不相一致的情况，会导致态度的不稳定，而这时起主导作用的是态度的情感成分。例如，有的管理者明知某位员工有诸多的优点（认知），但就是不喜欢他（情感），从而在行为意向上常常被情感左右——在工作中不信任这个员工，更不能与之成为朋友。可见，情感成分是态度的关键要素。

（二）态度的特征

人的态度具有以下四个方面的特征：

1. 针对性

态度是个人以肯定或否定的方式对某一对象所持有的评价与行为倾向。态度总是针对一定对象而产生的，态度必须有一个特定的对象，没有对象的态度是不存在的。对象可能是具体的人、事、物，也可能是一种抽象的观念、一种现象或趋势。例如，"热爱和平""鼓励创新"就是主体对于和平和创新所持有的态度。

2. 社会性

态度并不是与生俱来的，个人在长期的社会生活中不可能孤立地存在，他要与其他社会成员相互交往和相互作用，还要受到社会环境和社会文化的不断影响，态度就是在这种情况下逐渐形成的。同时，个人的态度一旦形成，就会与外界事物、与他人发生反应，影响周围的人和事物。

3. 内隐性

虽然态度包含着行为反应倾向成分，但并非行为本身。一个人对某事物持有何种态度，我们无法直接观察到，只能通过观察其行为加以推测。例如，某位员工一直兢兢业业、脚踏实地地工作，我们可以推测他对工作持有认真、积极的态度；又如某位员工一有空闲时间就钻研业务书，我们也可以推测他对学习抱有热忱的态度。

4. 稳定性

个人的态度是在社会生活实践中逐渐形成的，同时也是与个人的理想、信念和世界观等紧密相联系的，因而态度形成后比较稳定和持久，能够在一段时间内保持不变，并且在人的行为反应上表现出一定的规律性。虽然态度具有稳定性，但并非是一成不变的。态度受到环境等因素的影响，也可能发生变化。例如，某大学生一直喜欢某组织，并打算毕业后去应聘，但后来听别人说该组织劳动时间长，工作太过辛苦，就改变了原来的看法和计划。

（三）工作态度的含义

工作态度是人们对工作所持有的评价与行为倾向。一个人从事这种工作，而不从事其他工作，与其对工作的评价有很大关系。一般来说，积极的工作态度对工作的知觉、判断、学习等能发挥积极的影响，因而能提高工作效率，取得良好的工作绩效。但是，消极的工作态度，由于要取得很高的工作报酬，也可能引发积极的工作行为，取得良好的工作绩效。

工作态度的形成与改变是同一发展过程中不同的两个方面。工作态度的形成强调某一态度的发生发展，而它的改变则强调由旧的态度改变为新的态度。二者相互联系，相互衔接。

工作态度的改变可分为以下两种：

（1）态度的一致性改变　指改变原有态度的强度，而其方向不变，如稍微反对（或赞成）

的态度改变为强烈反对（或赞成）的态度。

（2）态度的不一致性改变　指以新的态度取代旧的态度，其方向改变了，如由反对的态度转变为赞成的态度，或反之。

二、工作态度对组织行为的影响

员工的工作态度对行为会产生一定的影响，这种影响无形中会涉及组织，进而产生态度对组织行为的影响。

1. 对工作效率的影响

人们曾经认为，员工对自己工作的积极态度，必然会导致他工作绩效的提高。20 世纪 30 年代，人际关系学派通过霍桑实验也认为高度的工作满意感必然导致很高的工作绩效。由此美国心理学家赫茨伯格还把员工的"满意 – 不满意"作为工作绩效的指标，提出"双因素理论"。但是，后来经过全面和深入的研究以后发现，工作态度与工作绩效之间，并不是一对一的简单关系，它们之间，由于受到许多中间变量的影响，存在着十分复杂的关系。

西方学者布雷菲（A. H. Brayfield）与克罗克特（W. H. Crocket）经过 40 年的研究得出结论：员工的态度与工作效率之间不存在显著的相关关系。也就是说，对工作感到满意、抱积极态度的员工，其工作效率可能不高；而对工作不满意、抱消极态度的员工，其工作效率也可能很高。其主要原因有两点：第一，对某些员工而言，提高工作效率并非他们的直接目标，而是借以达到其他目标的手段，因而无论他们喜不喜欢工作，仍会以很高的效率完成工作；第二，在群体压力的作用下，对工作满意、效率过高的职工会以降低工作效率来排除压力，而对工作不满意的人也会以提高效率来与群体大多数人保持一致。

2. 对群体凝聚力的影响

在工作实践中，如果一个群体中人们持有诚实、热情、友好、谦虚、宽容和互助的态度，那么群体的凝聚力就会很高；相反，如果一个群体中人们之间比较冷漠、尖刻、敌视、虚伪，则会导致群体中的人际关系比较紧张，不利于群体凝聚力的形成。可见，增强群体凝聚力的一个有效办法就是纠正群体中每个成员的态度。

3. 对员工挫折容忍力的影响

挫折容忍力是指当个体受到挫折时，能摆脱其困扰而免于心理行为失常的能力，亦即个人经得起打击或经受得起挫折的能力。研究表明，态度与人的挫折容忍力密切相关。加拿大心理学家兰伯特对一批大学生的耐痛力进行测定，通过研究发现，个体对所属群体的认同感和效忠心越强，其忍耐力就越高。同样道理，一个员工如果对自己所在的组织有强烈的归属感和认同感，热爱自己的岗位，就能吃苦耐劳，勇于承担更艰苦而繁重的工作，并敢于向挫折挑战，积极和组织共同承担挫折；反之，一个不热爱自己本职工作，对组织不认同或有离心倾向的员工，遇到挫折后的承受力一般不高。

三、工作态度的影响因素

影响工作态度的因素很多，主要有以下几个方面。

1. 个体的价值观

个体的价值观决定个体的工作态度。不同的价值观决定着不同的工作态度；如果个体认为某一工作有较高的价值，那么他便会表现出积极的工作态度；反之，如果个体认为某一工作价值较小，那么他便会表现出消极的工作态度。同一种工作，由于人们的价值观不同，对不同的个体便具有不同的工作态度。例如，环卫工人清理大街的工作，有的个体认为这是一种既脏又不体面的工作，于是采取消极应付的态度；有的个体认为这是清理环境维护好社会卫生的工作，同样是有价值、意义的工作，因而采取积极态度。

2. 关于工作的知识经验

个体对工作的态度，受个体对此工作所具有的知识、经验的影响。同一工作，由于个体知识和经验上的差异，对它的评估就会不同，因而也会产生不同的工作态度。一般来说，对于自己的工作积累了一定经验并获得一定成就的个体，对本职工作的意义有较深的了解，工作态度就比较积极。反之，工作态度就比较消极。

3. 满足个体需要的程度

个体对工作的态度，常常是根据该工作是否符合自己的需要而采取不同的态度。凡是能满足一个人需要的工作，必然会引起积极的、肯定的态度。反之，则引起个体消极的、否定的态度。

4. 领导水平和领导作风

个体的工作态度受领导水平和领导作风的影响。一般来说，个体所在单位的领导水平高、领导作风好，受个体尊敬和爱戴，则个体工作态度比较积极。反之，则个体工作态度比较消极。

5. 团体的士气

个体的工作态度受所在团体士气的影响。如果团体中大多数人都具有积极的工作态度，那么个体由于受到团体的压力和从众心理的影响，往往也会采取同样的积极态度。即使个体原来持消极态度，在这种条件下，也会被迫改变原来的态度。

第二节　工作态度形成与改变的理论

态度形成后具有稳定性，但并非不可改变。理解和掌握态度改变的规律，对于组织的领导者改变员工和自己的态度具有重要意义。众多理论从不同的视角研究了态度形成和改变的规律。下面就其中四种著名的理论进行介绍。

一、三阶段理论

经过研究，心理学家凯尔曼（H. Kelmen）于 1961 年提出了态度形成与转变的三阶段理论，即顺从阶段、认同阶段和内化阶段。

第一，顺从阶段。顺从是个体为了获得奖励或避免惩罚，按照社会的要求、群体的规范或其他人的意志而采取的表面顺从的行为。例如企业的新进员工应该学习和遵守企业的各项规章和制度，如果不执行相关的规章制度，就会按照企业的规定受到惩罚。当奖励或惩罚的可能性消失时，这种顺从行为就会立即停止。态度的形成除了始于顺从之外，也可能从不知不觉模仿他人的态度开始，常常是从无意识地模仿父母、老师及自己崇敬的对象的态度和行为开始的，这是态度形成和改变的一种最常见的形式。

第二，认同阶段。在认同阶段，个体不是迫于压力而是自愿接受他人的观点、信念，受到他人的态度与行为的影响，使自己的态度和行为逐渐与他人和某个团体的态度和行为相接近。认同阶段的态度不同于顺从阶段的态度，它不是在外界压力下形成的或转变的，而是有较多的情感投入，是出于个体的自觉或自愿。例如某人想要加入某个具有吸引力的社会团体，他就会按照该团体的规范约束自己的行为，积极接受团体的要求和指导，并且努力以该团体一份子的态度对待工作和生活。

第三，内化阶段。这一阶段是指个体真正从内心深处相信并且接受他人的观点，彻底改变自己的态度，形成新的态度。个体把外部的思想、观点、信念纳入自己的思想体系中，成为自己态度体系的一个组成部分。内化阶段是人的态度和行为最稳定、最持久的阶段。

态度的形成从顺从阶段到认同阶段，一直到内化阶段，是一个复杂的心理过程，并不是所有人的态度的形成和转变都需要经历这个过程。人们对人、事、物的态度的形成可能完成了这个过程，也可能只是一直停留在顺从或认同阶段（表3-1）。

表3-1　态度的形成

顺从阶段	认同阶段	固化阶段
1. 表面顺从的行为 2. 当奖励或惩罚的可能性消失，顺从行为立即停止 3. 不知不觉模仿他人的态度	1. 自愿接受他人的观点、态度与行为 2. 行为具有情感成分的投入	1. 真正从内心深处接受他人的观点 2. 是态度和行为最稳定、最持久的阶段，情感强烈 3. 彻底改变原有态度，形成新的态度

二、认知失调理论

认知失调理论是费斯廷格（Leon Festinger）在1957年的《认知失调论》一书中提出的，这一理论试图解释态度与行为之间的联系。

费斯廷格认为，认知结构是由众多认知元素构成的。认知元素是一个人意识到的一切，它们可以是一个人对自己的行为、心理状态、人格特征的认识，也可以是对外部客观事物的认识。认知元素间的关系可以划分为三种：①不相关：两种认知元素间没有关联，如"今晚天气很好"与"明早我要参加一个重要的会议"。②协调：两种认知元素彼此不矛盾，如"明早我要参加一个重要的会议"与"今晚我要准备明早会议的相关资料"。③不协调：不协调关系往往造成人们心理上矛盾、紧张和不愉快的感觉。如"明早我要参加一个重要的会议"和"明早我想看奥运会开幕式实况转播"。

认知不协调是一种不愉快的情感体验，会促使人们产生解除这种不协调的动机。而且不协调的程度越大，人们解除它的动机往往就越强烈。减少认知失调的方法通常有四种：①改变认知：如果两个认知相互矛盾，我们可以改变其中一个认知，使它与另一个相一致。②增加新的认知：如果两个不一致的认知导致了失调，那么失调程度可由增加更多的协调认知来减少。③改变认知的相对重要性：因为一致和不一致的认知必须根据其重要性来加权，因此可以通过改变认知的重要性来减少失调。④改变行为：认知失调也可通过改变行为来减少，但一般情况下，行为比态度更难改变。

NOTE

举例来说，假如组织的一位管理者——张经理坚信任何公司都不应该污染环境。不幸的是，由于工作的需要，张先生处于一个矛盾的位置上。他知道将公司的废弃物排放到当地的河流中（为讨论方便，假定这种行为是合法的），能使他的公司获得最高的经济效益。为了公司的利益所制定的决策会违背了他对于污染的态度。他该怎么办？显然，张经理面临着高度的认知失调。他可以采用以下途径来处理他所面临的困境。第一种途径是张经理改变他的态度（"污染河流并没有什么错"）；第二种是寻找新的认知元素来平衡不协调因素（"我们生产的产品的社会效益要大于河水污染给社会造成的损害"）；第三种途径是他可以认为这种不协调的行为毕竟不太重要，以此来减少不协调程度（"我必须考虑盈利，处在公司决策者的位置上，我不得不经常将公司的利益放在社会利益之上"）；最后一种选择是改变他的行为（停止污染河流）。

认知失调理论强调了个体通过自我调节达到认知平衡。它有助于预测员工卷入态度和行为改变的倾向性。当要求员工从事的活动与他们的态度相矛盾时，管理者应记住，如果员工感知到这种不协调来自于外部并且无法控制，员工减少不协调的压力会降低；如果奖励十分充分足以抵消不协调，这种压力也会降低。

三、平衡理论

1958 年，心理学家海德提出了改变态度的"平衡理论"，又被称为"P－O－X 理论"。

海德把人们两两认知对象的关系称为单元关系。通常，人们对认知单元中两个认知对象的态度是属于同一方向的。如喜欢某人，则对某人的谈吐也很赞赏；不喜欢某人，则认为他完成的营销策划书缺乏创意，不切合实际。当对单元中两认知对象有不同看法时，就会产生不平衡，此时与失调理论一样，不平衡状态会引起人们内心的紧张与焦虑，进而形成改变动机，促使人们转变态度，寻求平衡。但海德强调一个人（P）对某一认知对象（X）的态度常受到他人（O）对该对象态度的影响，即海德十分重视人际关系对态度的影响力。

若 P－O－X 三者关系相一致，则 P、O、X 体系呈均衡状态。由此海德根据 P、O、X 三者的情感关系推导出八种模式，其中 4 种是平衡的结构，4 种是不平衡的结构（图 3-1）。判断三角关系是否平衡的根据是，平衡的结构必须三角形三边符号相乘为正，不平衡的结构必须三角形三边符号相乘为负。

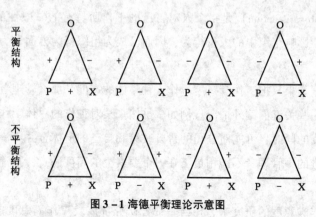

图 3-1 海德平衡理论示意图

现举例说明这种三角关系。P 为员工，O 为受尊敬的领导，X 为拟开发的新项目。P 主张开发新项目，听到 O 赞同，这时认知体系处于平衡状态；若听到 O 不赞成开发新的项目，则其知识体系出现不均衡状态。解除不均衡状态的方法有以下三种：

(1) 接受领导的劝说改变态度 (如 P – X 关系变为 " – ")；

(2) 坚持己见，改变对领导的评价，不再尊敬领导 (P – O 关系变为 " – ")；

(3) 认为领导的反对态度只是一种假象，实际上领导还是持赞成态度 (擅自将 O – X 关系变为 " + ")。由上可见，不平衡状态会导致认知结构中的各种变化，所以，态度可以凭借这种不平衡的关系而形成和改变。

四、沟通改变态度的理论

当今社会，沟通直接或间接对人们的态度产生着影响。沟通转变态度理论起源于心理学家墨菲 (G. Murphy) 关于对黑人态度的研究。在实验前，他选择了一批白人作为被试者，随机地把他们分为两组 (实验组和控制组)，并用瑟斯顿量表或利克特 (Likert) 量表对每个成员进行态度测量，证实两组被试者对种族歧视的态度大体相同。然后让实验组的被试者看宣传黑人成就的电影、电视或画报，如放映黑人在世界运动会上取得成绩及在科学技术上取得成就的电影等，而不让控制组的人参加。结果发现，实验组的被试者对黑人的态度有显著的改变，而控制组的被试者对黑人的态度则没有变化。

许多心理学家认为，沟通对态度改变的影响依赖于沟通者、沟通过程和沟通对象。沟通者的专业性与社交风度、沟通内容与形式的吸引力、信息接受者的个性特征是否适合于接受相关信息等都会对态度的改变产生不同影响。

第三节   工作态度在管理中的应用

一个人的态度有很多种，管理心理学主要研究的是与工作有关的态度。这些与工作相关的态度有工作满意度、组织承诺、组织公民行为等。

一、工作满意度

(一) 工作满意度概述

工作满意度 (job satisfaction) 是指个人对自己的工作所持有的一般性的满足与否的态度。由于工作满意度可能影响组织中的大量行为，因而已成为组织行为方面最为重要的、研究最多的一种工作态度。

需要注意的是，如果只把工作满意度看作一种整体的态度，那么管理者在评估员工满意度时，就可能会遗漏一些关键的例外情况。例如，虽然张某对工作的总体工作满意度很高，但他在认同公司奖金制度的同时，可能对公司的晋升政策和自己的退休金并不满意。因此，要把工作满意度看作是多维的，管理者不能用员工在一个要素上的高度满意，抵消在另一些要素上的不满意。

已有的关于工作满意度的研究中，相当一部分研究都涉及工作满意度的侧面或维度问题。最具代表性的是美国学者洛克 (E. A. Locke) 对工作满意度的侧面所做的分类 (表 3 – 2)。尽管工作本身千差万别，但大多数工作都有共同的侧面和维度，可以用来描述工作满意度的变化。究竟采用何种维度和侧面对工作满意度进行测评，要根据工作的性质和调查的目的而定。

表 3 - 2　员工工作满意度评定的主要维度

类别		维度	维度说明
事件或条件	工作	工作本身	内在兴趣、活动多样、挑战性、学习机会、成功机会、对工作流程的控制
	奖励	报酬	数量、公平性、合理
		晋升	机会、公平、合理
		认可	表扬、赞誉、批评等
	工作背景	工作条件	工作时间、休息时间、设备、工作空间、气温通风、厂址等
人	自己	自己	价值观、技能、能力等
	单位内其他人	领导	管理风格、管理技能、行政技能
		同事	权力、友好态度、合作互助、技术能力
	单位外其他人	顾客	技术能力、友好态度等
		家人	支持、对职务的理解、对时间的要求等
		其他	按职位划分，如学生、家长、选民等

（二）工作满意度与行为

1. 工作满意度与生产率

很多人认为工作满意度与生产率之间存在正相关，越是快乐的工人必定生产率也越高。但经过研究，人们并没有发现工作满意度与生产率的关系呈明显的正相关。

如果两者之间有积极的关系，这种相关也是很低的，相关系数为 0.14 左右。这说明员工的工作满意度对生产率的影响不大。如果加入外在因素控制，这种相关性可能会提高。例如，一名在自动生产线上工作的工人，他的生产率将更多地受到机器速度的影响，而不是他的工作满意度水平的影响。同样，股票经纪人、推销员等人的工作效率会受到股票市场、人们的消费水平的影响。

关于工作满意度与生产率关系的另一个问题是：哪个因素是原因，哪个因素是结果，即是工作满意度导致生产率，还是生产率导致工作满意度。研究表明，生产率导致工作满意度更站得住脚。一名员工工作做得好、效率高，自然会从内心里感觉良好；如果组织奖励高生产率的员工，那么这些奖励又会进一步提高员工对工作的满意度。

2. 工作满意度与缺勤

研究表明，工作满意度与缺勤之间存在着微弱的负相关。这意味着工作满意度高的员工比对工作满意度低的员工缺勤率稍微低一些。

斯蒂尔（Richard Steers）和诺德（Susan Rhodes）提出的缺勤模型可以解释二者之间的关系。他们提出，员工出勤或缺勤不仅与员工动机有关，还受员工出勤能力的影响（表 3 - 3）。工作满意度高的员工也可能因为个人或家人的疾病、社交活动、照顾子女等原因而缺勤。管理者应该认识到，缺勤是组织不可避免的现象，可以通过弹性工时制等方法加以管理和控制。

NOTE

表 3 – 3　影响出勤的因素

影响出勤动机的因素	影响出勤能力的因素
工作满意度	疾病与事故
组织缺勤政策	交通问题
其他因素	家庭责任

3. 工作满意度与离职

离职是员工从被雇佣的组织永久地离开。工作满意度与离职之间也呈负相关关系，而且这种相关比满意度与缺勤之间的相关程度更高。

过去人们通常将工作满意度作为离职率的主要预测指标。但现在人们发现，组织承诺是比工作满意度更好的离职率预测指标。其他一些因素，如劳动力市场的状况、改变工作机会的期望、任职时间的长短等，都对员工是否真正决定离开自己目前的工作岗位起着重要的限制作用。有关研究表明，工作绩效水平也是影响满意度与离职关系的重要中介因素。工作满意度对低绩效者的影响要大于对高绩效者的影响。预测高绩效者的离职情况时，满意水平并不重要。因为，一般来讲，组织都会做出相当的努力来挽留这些高绩效的员工，即使他们的工作满意度不高。而对那些低绩效的员工则采用相反的方式，组织很少会挽留这样的人，在某些情况下，甚至可能制造一些微妙的压力促使他们辞职。

与缺勤类似，离职往往给组织带来损害，因为重新招募和培训员工需要耗费一定的成本，甚至某些员工的离职会影响其所在团队项目的完成。但管理者要意识到，离职对于组织也有一定的好处，如管理人员的离职可以为职位较低的员工提供晋升的机会。与缺勤类似，离职是一种需要加以管理，但并不一定要完全消除的行为。

（三）工作满意度的影响因素

研究显示，工作满意度主要受以下四个因素的影响。

1. 工作情境

工作满意度的一个重要影响因素是工作情境。个人所从事的工作本身（如工作是否有趣、是否具有挑战性），需要互动的人（如与领导、下级、客户的关系是否融洽），个体的工作环境（如工作场所的温度、照明强度、噪声水平是否适宜），组织对待员工的方式（如公司的薪酬体系和晋升制度是否公平），均会对人们的工作满意度产生影响。

2. 价值观

价值观会影响工作满意度的水平，因为它反映了员工通过工作应该得到的结果，以及个体应该如何在工作中树立信念。例如，与内在工作价值观（与工作本身的特点有关）较弱的个体相比，内在工作价值观较强的个体更容易对一个有趣且有意义（如社会工作）但工作时间长、工资很低的工作感到满意。与外在工作价值观（与工作的结果有关）较弱的个体相比，外在工作价值观较强的个体更容易对报酬高但单调的工作感到满意。

3. 个性

一个人的个性会影响他对工作的感受，影响他的工作满意感。明尼苏达大学的理查德·阿威（Richard Arvey）及其同事的研究发现，遗传因素对工作满意度的影响约占30%，人都会寻求适合自身基因成分的工作。员工的个性与职业高度匹配将给个体带来更多的满意感。当人们的个性与所选择的职业相一致时，他们会发现自己有兴趣、有能力来适应工作的需要，并在工作中更有可能取得成功。反过来，这些成功使得他们更为自信，更有可能从工作中获得较高的满意度。

4. 社会影响

社会影响主要是指个体或群体对一个人的态度和行为的影响。同事、个体所从属的群体、个体成长和生活的环境，都有可能影响员工的工作满意度。工作中的同事对员工（尤其是新入职的员工）的工作满意度有较大影响。新员工并不知道自己是否会喜欢当前的工作，往往正在形成对工作的观点，如果周围同事对自己的工作都很享受和满意，那么他们往往也会对工作满意。个人成长的家庭状况会影响个体成人后对自己工作的满意程度。一个从小生活在富裕家庭的员工可能对工资并不太高的工作感到不满意。个人成长和生活的文化也可能影响员工的满意度。隶属于某个宗教组织的员工对于在周末加班的工作很可能感到不满。在强调集体文化环境中成长的员工可能对鼓励个人成就的工作感到不满。

（四）工作满意度的测量

对员工满意度的测量，可以采用问卷调查、访谈法或观察法等方法来进行。由于问卷调查法是最易于施测与衡量的量化工具，一般对员工满意度的测量大多采用问卷调查的方式进行。

目前，国际上使用最广的问卷调查法有两种：单一整体评估法和工作要素总和评分法。前一种方法只是对一个问题进行回答，如"在考虑了所有因素的情况下，您对您的工作有多满意？"。然后，被试从数字1~5中圈出一个合适的数字，这些数字分别代表从"非常满意"到"非常不满意"的程度。这种方法简单明了，但只有总体得分。虽然可以测量企业员工的相对满意度水平，但无法了解满意度的具体方面，不利于实际评估和问题的后续诊断。后一种方法强调用多种要素评价员工满意度，主要是把员工对工作各个方面的知觉的得分进行加总，得出一个总的工作满意度得分。虽然操作起来更复杂一些，但能获得更精确的诊断结果和评价。

下面介绍几种常用的工作满意度量表。

1. 工作描述指数量表（job descriptive index，简称 JDI）

史密斯（Smith）等人在1969年开发的这套问卷是迄今为止最广泛使用的工作满意度问卷之一。JDI 通过五个方面来测量工作满意度：收入、晋升、同事、管理者和工作本身（表3-4）。每一个部分都由多个项目组成。当受测员工同意选项的时候选择"是"，不确定选择"不肯定"，不同意时选择"否"。把对这些方面的满意度评价合并起来，即可以得到对工作满意度的综合测量结果。

表3-4 工作描述指数量表

		是	不肯定	否
工作	有吸引力			
	一般			
	使人厌烦			
	很好			
	有创造性			
	受人尊敬			

NOTE

续表

		是	不肯定	否
报酬	足以应付正常开支			
	勉强维持生活			
	很差			
	无保障			
	薪金过低			
晋升	有晋升机会			
	到顶了			
	能定期提级			
	提升政策不公平			
上级	能征求我的意见			
	很难相处			
	粗暴无礼			
	老练圆滑			
	紧跟时代			
同事	能鼓励人			
	迟钝			
	懒惰			
	有雄心			
	愚蠢			
	机敏			

2. 明尼苏达工作满意度调查量表（minnesota satisfaction questionnaire，简称 MSQ）

MSQ 是由维斯（D. J. Weiss）等人在 1967 年开发的，分为短量表和长量表两种。MSQ 的长式量表有 100 道问题，由 20 个分量表组成，分别测量对能力发挥、成就感、行动、发展、授权、公司政策和实践、薪酬、同事、创造性、社会服务、社会地位、管理员工关系、管理技巧、多样化以及工作条件的满意度。其中有 20 道题目又可以组成一个独立地反映整体工作满意度的量表，即 MSQ 的压缩版（表 3-5）。这 20 道题中包括 12 道衡量内在工作满意度的题目以及 8 道测量外在工作满意度的题目。被测员工通过 5 级 Likert 量表（1-非常不满意，5-非常满意）来回答对某方面的满意度。

表 3-5　明尼苏达工作满意度问卷

	很满意	满意	不知	不满意	很不满意
1. 在所有时间中，能保持忙碌	□	□	□	□	□
2. 有机会单独工作	□	□	□	□	□
3. 有机会做不同的事情	□	□	□	□	□
4. 我的老板待人方式	□	□	□	□	□
5. 我的上司的决策能力	□	□	□	□	□
6. 有机会在团体中成为要人	□	□	□	□	□
7. 能够做不违背良心的事	□	□	□	□	□
8. 我的工作事务获得保障的方式	□	□	□	□	□

续表

	很满意	满意	不知	不满意	很不满意
9. 有机会为他人做事	☐	☐	☐	☐	☐
10. 有机会告诉他人做什么	☐	☐	☐	☐	☐
11. 有机会做一些发挥才干的工作	☐	☐	☐	☐	☐
12. 公司政策之实施的方式	☐	☐	☐	☐	☐
13. 我的待遇与我的工作量	☐	☐	☐	☐	☐
14. 在这里工作有晋升的机会	☐	☐	☐	☐	☐
15. 自由地运用我的判断	☐	☐	☐	☐	☐
16. 尝试自己工作方法的机会	☐	☐	☐	☐	☐
17. 工作环境	☐	☐	☐	☐	☐
18. 同事与人相处的方式	☐	☐	☐	☐	☐
19. 做好工作我说获得的赞美	☐	☐	☐	☐	☐
20. 我从工作中所获得的成就感	☐	☐	☐	☐	☐

3. 工作满意度的"脸谱"量表（Kunin's faces scale）

该量表是库宁（T. Kunin）1955 年创造的一种满意度评价方法，主要是为一些文化程度较低或理解书面文字有困难的人设计的。这种量表由一系列人的面孔组成，面部的表情各不相同，从开朗的笑容到深沉的皱眉。被调查表只需在最能表达他对工作满意程度的面孔上打上记号即可。如果被调查的对象是女性，也可把面孔画成女性的面孔。测量的维度也包括工作、报酬、监督管理、晋升机会和同事。

（五）提高工作满意度的方法

一些企业已经认识到员工工作满意度的重要性，甚至把提高员工工作满意度当作一种战略来对待。所谓"员工工作满意度战略"，是指以员工满意为核心，通过企业自身建设，最大限度地满足员工的合理需要，激发员工的积极主动性和能动性，提高全员的运作能力，从而推动企业发展的战略。企业的灵魂是员工，员工的需要得到了满足，将促使员工形成强烈的工作意愿及充分发挥工作能力，员工出色的工作促成企业的良好运作，企业才具有足够的竞争力而立足于市场，才能得以长足发展。要满足员工的需要必须树立"以人为本"的企业文化价值观。其基本核心是企业从基本理论到具体的管理原则和方法，都是从人出发，以人为核心和以人为目的的。具体要做到下面七方面：

1. 把员工的需要同企业的目标有机地结合起来，尽量满足员工的需要

当企业满足了员工在企业范围内的需要就会激发员工的积极性和干劲，使员工自觉地实现企业的目标。

2. 让员工参与企业的决策，使其有主人翁责任感及对企业的归属感

如日本有些公司的决策，不是由主管一个人完成的，他们强调集体决策。在整个决策过程中，日本人都注意上下级间正式或非正式的意见交流。虽然这些企业的决策形成的周期长，但贯彻执行迅速。

3. 鼓励员工提合理化建议，管理人员帮助实现，以满足员工自我实现的需要

随着科技和生产力的发展，员工作为企业的主人，其需求也上升到了较高层次，重视并鼓励员工提合理化建议，不仅有利于企业改造和创新，更可以让员工有满足感，激发其劳动和创新的积极性。

4. 为员工营造一个良好的工作环境

良好的工作环境分为两个方面：一方面是硬环境，主要是指功能全面、用途专门、安全性好、风格新颖的工作和休息环境；另一方面是软环境，主要指文化环境、人际环境等。积极向上的文化环境可以激励员工忠实本职工作并不断创新，良好的人际环境是企业运作的润滑剂。管理人员的一个主要任务就是在企业内建立良好的员工关系。

5. 管理人员实行走动管理

所谓走动管理是指高层管理人员走出办公室，经常与员工自由交谈，向组织中的其他人员学习，保持上下沟通，促进了解，消除误解。

6. 重视员工培训

提高人的素质是"以人为本"的核心内容，现代企业只有不断提高人的素质，企业才能不断发展，只有具有高素质的人，才能有一流的技术、一流的质量和一流的产品。

7. 建立精神的激励机制

员工是"社会人"而不是"经济人"，因此，对员工的激励应既有物质上的奖励，同时又要给员工精神上的荣耀感。

二、组织承诺

（一）组织承诺的含义

在管理心理学中，组织承诺（organizational commitment）是指员工对组织的承诺。它是组织成员的一种工作态度，反映的是员工对组织整体的认可度、忠诚度和参与程度。组织承诺包含三个方面的含义：

（1）个体对组织目标和价值观的强烈信念和接受。

（2）个体自愿为组织利益做出牺牲和贡献。

（3）个体对保持成为组织成员有强烈的愿望和自豪感。

需要注意的是，组织承诺并非职业承诺。职业承诺（也称专业承诺）是指由于个体对特定职业或专业的认同和情感依赖，对职业或专业的投入和对社会规范的内化而导致的不愿变更职业或专业的程度。简单地理解，职业承诺表示的是一个人对职业的忠诚，组织承诺表示的是一个人对组织的忠诚。

职业承诺和组织承诺有时是一致的。但在有的情况下，当组织环境并不能为一个人提供从事某种职业的最好的条件时，高职业承诺的人可能就会有较低的组织承诺，倾向于离开这个组织去寻找更适合自己职业发展环境。在一个组织中，个体在职业承诺和组织承诺上表现出不同的特点。有的个体职业承诺很高，而组织承诺较低；有的个体职业承诺较低，而组织承诺较高。作为管理者，要识别出不同员工的职业承诺和组织承诺的特点，分别对待。

（二）组织承诺的内容

作为一种工作态度，组织承诺在近些年受到了研究者们的大量关注，其中 Allen 和 Meyer 于 1990 年提出的组织承诺三因素模型（three - component model of organizational commitment，TCM）产生了最为广泛的影响。他们认为组织承诺包含三种成分：情感承诺、持续承诺和规范承诺，这三种成分都强调了一种"将个体与组织联系到一起的心理状态"。研究指出，不同维度的组织承诺产生机制不同，影响因素也不同。

1. 情感承诺（affective commitment）

情感承诺是指员工对组织的情感依恋、认同感和投入度。员工努力工作，对组织忠诚，并不是因为物质利益，主要是因为员工对组织有深厚的感情。影响感情承诺的因素包括工作性质、组织管理的特点、人际关系、组织的公平性、员工个人在组织中的重要性、员工感觉到的来自组织的关心与支持等。对于那种具有较强责任感，并且为社会做出较大贡献的组织，其员工更容易表现出情感承诺。

2. 继续承诺（continuance commitment）

继续承诺是指员工为了不失去已有的工作职位和多年投入换来的福利待遇，不得不继续留在组织中的一种承诺。影响继续承诺的因素有受教育程度、员工个人技术水平、组织福利待遇、员工个人对组织的投入状况和个人性格特点等。员工在组织中工作的时间越长，他们的继续承诺强度越高，离开组织的成本越大。

3. 规范承诺（normative commitment）

规范承诺是员工对继续留在组织中的义务感的感知。员工之所以选择留在组织中，是受到长期形成的社会责任感和社会规范的约束。影响规范承诺的因素包括对组织承诺的规范要求、员工的个性特征及受教育程度等。

（三）组织承诺对组织行为的影响

1. 组织承诺与离职率之间的关系

由于组织承诺体现的是员工对组织的忠诚度，反映员工愿意留在目前的组织中的程度，因此组织承诺水平与员工的离职率有密切的关系。大量研究表明，组织承诺与离职率呈现负相关。高水平的组织承诺的员工离职率低，对工作投入多，并积极参加组织的各种活动。有些研究认为，组织承诺对离职的影响可能表现在组织承诺影响了员工的满意度、工作安全感、工作期望等因素，而这些因素最终共同导致了员工的离职。相对于工作满意度而言，组织承诺是预测离职率的更好的指标，原因在于它是对组织整体的更全面的反映。所以，培养员工的组织承诺，对于增强员工对组织的忠诚度更具有实际意义。

2. 组织承诺与绩效管理

目前，对组织承诺与离职等结果变量进行了大量研究，但有关组织承诺与工作绩效的研究却相对较少，且并没有上升到绩效管理的层面。Meyer 等人在 1989 年的研究发现，对基层管理者而言，其工作绩效与情感性承诺正相关，但与继续性承诺负相关。Eveleth 和 Gilbert 于 1996 年发现，对组织的承诺与员工的工作绩效无关，但对上司的承诺却影响员工的工作绩效。对中国的相关研究也显示，无论是角色内绩效还是角色外绩效，其与员工对上司的承诺的关系远远超过了其与员工对组织承诺的关系。虽然组织承诺受工作条件、个人能力、激励等多重变量的影响，它与工作绩效之间的关系还没有统一的结论，但研究者往往认为，组织承诺水平高会对组织绩效有积极影响。

3. 组织承诺的不同因素与组织行为的关系

前文讨论的组织承诺与离职率的关系只是从总体上来看的情况。其实，组织承诺与组织行为的关系可能更复杂。在阿伦和梅耶德的研究中，发现三种不同的组织承诺因素对组织行为的影响是不同的，员工的组织承诺可能是以某种类型的承诺为主。情感承诺型的员工通常表现出对工作充满热情，对组织活动全身心的投入；继续承诺型的员工通常表现出较强的功利心，他们会斤斤计较自己在组织中的得失，他们有可能会为从组织中得到更多的回报而努力工作，也有可能在组织中"做一天和尚撞一天钟"，甚至有可能随时准备"跳槽"；规范承诺型的员工通常会表现为恪守自己的职责，遵守组织的规则，但他们在工作中不会像感情承诺型员工那样投入，他们可能只是满足于完成被要求的工作而已。

（四）提升组织承诺的方法

对于管理者而言，了解员工的组织承诺对于制定政策和改进管理至关重要。沃森·怀亚特公司2001年的一份对美国7500名员工的调查显示，拥有高承诺员工的公司三年内对股东的总体回报（112%）要远大于员工承诺水平低的公司（76%）。可见员工对组织的承诺对于公司是何等重要。因此，我国的管理者应该对组织承诺引起高度的重视。

第一，中国文化重视经验中的情感体验成分，为了赢得员工的情感承诺，需要员工在工作实践中体会到组织的关心和厚待。因此，管理者要从员工的需要出发，悉心设计对员工的各项政策，营造适宜的工作环境，为员工能高度卷入并努力达成组织目标创造条件。对员工的每一份付出，公司都要给予积极的肯定，并通过公平的分配和晋升系统给予回报。

第二，做好员工职业生涯管理，建立组织内部职业生涯发展体系。为员工的发展提供更多的培训和晋升空间，满足员工的理想承诺要求，建立员工的工作远景，帮助员工进行自我实现。

第三，要赢得员工的感情和忠诚必须给予员工信任。管理者要通过诚实与公开的沟通，与员工建立相互信赖的关系，给予员工归属感，不是通过严厉的规则而是通过教育培训来降低组织不期望行为的发生，从而消除雇佣不稳定因素对组织承诺的消极影响。

第四，通过问卷对员工的组织承诺进行调查，了解员工的承诺状态和水平。当组织内员工总体承诺水平较低时，意味着有高度的人才流失的危险，管理者要高度警觉和反省，并调整管理措施。

【复习思考题】

1. 选择你所持有的一种强烈的态度，并描述态度组成的三个部分。
2. 以自己的某种态度为例，描述态度形成与改变的三个阶段。
3. 影响工作态度的因素有哪些？
4. 管理者应该如何提高员工的工作满意度？
5. 简述组织承诺的含义与内容。
6. 案例题：

在网上有一个知名段子：人世间痛苦的事，莫过于上班；比上班痛苦的，莫过于天天上班；比天天上班痛苦的，莫过于加班；比加班痛苦的，莫过于天天加班；比天天加班更痛苦的，莫过于天天免费加班……

"加班问题"已经成为雇佣双方间的大难题。有的诉苦说是不得以，员工甚至也习惯了，说晚上更有灵感。难怪有时都很佩服自己的造词能力，打工者不只是"月光族"，同时也是"夜光族"，特别是对从事艺术类职业的人而言，更为明显。夜里的灯光不再寂寞或许就是他们的最大贡献。

矛盾想要得到解决，要么就停止加班，要么就按时按点提供加班费，可实际情况却不是理想状态那么乐观。

针对该案例，请回答以下问题：

（1）谈谈你对加班的态度。

（2）每天工作8个小时是国际劳工组织一号公约所明确的内容。如果一个企业减少员工每周40小时的工作时间，是否会对该企业员工的工作满意度产生影响？

第四章　人格特征与管理

　　人格又称为个性，是个体经常地、稳定地表现出来的心理与行为特点的总和。人格具有整体性、稳定性、独特性、社会性等基本特征。人格被认为是一种复杂的心理结构，包括人格倾向性和人格特征两个方面。人格倾向性包括需要、动机、兴趣、理想、价值观等，是推动人进行活动的动力系统，是人格结构中最活跃的因素，决定着人对周围世界认识和态度的选择和趋向，决定人追求什么；人格特征是个体在社会活动中表现出来的比较稳定的成分，包括性格、气质、能力。人格影响人对事物的理解和处理方法，影响人与他人相互沟通的方式，影响人独特的表现方式。研究人格问题可以帮助管理者预测员工在组织中的行为，正确选拔、培养与使用人才。本章主要研究人格特征。

第一节　能　　力

一、能力的概念

　　能力是个人顺利完成某种活动所必备的心理特征，是人们成功地完成某种活动的必要条件。能力总是和人的学习、工作等活动联系在一起，并通过活动表现出来。另外，能力不仅指个人到目前为止所具有的知识技能，也含有可造就性或潜力的意思。任何一种活动都要求参与者具备一定的能力，而且所需的能力不是单一的，是多种能力的结合。例如，医生需要有较强的观察力、记忆力、逻辑思维能力甚至身体的耐力与协调运动能力；画家要有良好的形象思维能力、形象记忆能力、色彩鉴别能力等等。能力直接影响活动的速度和成果质量。人们通常用工作绩效来衡量能力的强弱。如能将所需要的多种能力完美结合，迅速地创造性地完成任务，就被认为具有较高的能力即才能。如果一个人在某一方面或某几个方面具有杰出才能，会被称为"天才"。但是，能力并非完成任务的唯一条件，个体的个性特征、工作态度、客观环境等都会影响任务的完成。

二、能力的种类

　　根据研究角度的不同，通常对能力做如下分类：按照倾向性可分为一般能力和特殊能力；按照功能可分为认知能力、操作能力和社交能力；按照适应性可分为智力、专门能力、创造力，等等。

　　（一）智力

　　智力是人最基本的或最一般的能力。是人认识客观事物，并依据获得的认识去独立地、灵活地、创造性地做出有效行为反应的心理能力。是符合多种活动要求的某些一般能力的结合，主要包括观察力、记忆力、想象力、注意力、思维能力、言语能力等，是能力中偏重于认识方面的部分。

近年来，有不少学者在更广的范畴内研究智力。比如加德纳（Howard Gardner, 1983）提出了多元智力理论，认为智力包括 7 种不同的类型：言语（linguistic）智力——对语言的控制，有效使用语言来表达自己的能力；空间（spatial）智力——通过操作和创造心理图像来解决问题的能力；音乐（musical）智力——对音乐中音调、音律和节奏的辨别与组合能力；逻辑－数学（logical－mathematical）智力——发现模式、演绎推理和逻辑思维的能力；身体运动（bodily kinesthetic）智力——运用心理能力来协调自己身体运动的能力；社交（interpersonal）智力——理解和洞悉他人感受及意图的能力；自知（intrapersonal）智力——理解自己的感受和动机的能力。

（二）专门能力

是指从事特定活动所必需的特殊才能及完成这一特定活动的专门技能。是符合某种专业活动要求的一些特殊能力的结合。如音乐艺术家必须有旋律感、节奏感、音乐的想象力等特殊才能，还必须有识谱、记谱、演奏等专门技能。有研究认为，一个人可以有多种特殊能力，但其中有一、二种占优势。人在特殊才能方面往往受遗传天赋影响，个体差异很大。例如，人的声音取决于声带，而声带结构及特征主要由遗传决定。人的一般能力倾向即智力方面差异较小。

智力（一般能力）和专门能力（特殊能力）之间有着辩证统一的关系。一般能力是各种特殊能力形成和发展的基础，一般能力越是发展，就越为特殊能力的发展提供了有利条件；而特殊能力的发展同时也会促进一般能力的发展。例如，观察能力属一般能力，但机修工人在长期修理机械过程中，需要仔细区别正常与非正常机械结构及其运转状况，从而形成了敏锐的观察能力，这也是专业方面的特殊能力；而这种特殊能力可能迁移到其他活动领域，表现出精细观察的个人特点，导致个人观察力的进一步提高。要成功完成一项活动，既需要有一般能力，又需要具有与该活动有关的特殊能力，二者相辅相成，共同发挥作用。

（三）创造力

创造力是一种综合性的能力，是由创造主体的智能、人格特质和技能诸要素构成，并受环境作用而产生首创产物的系统性合力。

创造力是一个系统，由几个主要的子系统有机地构成，而每一个子系统又有自己的子系统，它们相互联系，构成各要素之间相应的联系方式，具有相应的内在结构，并决定了创造力的总水平。

三、影响能力形成与发展的因素

影响能力形成与发展的因素很多，其中以素质、教育、社会实践、个性品质对能力的影响最显著。

（一）素质

素质是有机体天生具有的某些解剖和生理的特征，主要是神经系统、脑的特性以及感官和运动器官的特性。素质是能力发展的自然前提和物质基础。没有一定的素质，就不能发展相应的能力，但素质本身不是能力，只有通过后天的教育和实践活动，才能使能力的可能性变为现实性。例如，手指长可能发展打字的能力，也可能发展成为钢琴家，向哪一个方向发展取决于环境，取决于教育和实践的活动，取决于社会需要。

（二）教育

教育是掌握知识和技能的具体途径与方法。知识是能力形成的理论基础，技能是能力形成的实践基础。能力的发展是在掌握和运用知识、技能的过程中实现的；同时，能力在一定程度上决定着一个人在知识、技能的掌握上可能取得的成就。教育不仅在儿童和青少年的智力发展中起着主导的作用，而且对成人能力的发展同样也起着主导的作用。

早期教育影响儿童当前的智力水平和他们以后智力的发展；儿童、青少年的在校教育，对能力的培养至关重要；当人们走上工作岗位以后，原来已经掌握的知识和技能会显得不足，有些甚至已经过时，因此，要通过继续教育使其不断掌握多种先进的知识和技能，并能进行综合的运用。

（三）社会实践

人的能力是在主体的实践活动中形成和发展起来的。离开了实践活动，即使有良好的素质，即使有良好的环境和教育，能力也不可能得到发展。劳动实践对各种特殊能力的发展尤为重要。不同职业的劳动，制约着能力发展的方向，例如，资深品酒师通过一口红酒，不仅能分辨各种酒的品味，甚至可以判断出葡萄树的"年岁"。这是一般人无法做到。不同的实践向人们提出不同的要求，人们在实践和完成任务的活动中，不断地克服薄弱环节，从而使能力得到相应的发展和提高。

（四）个性品质

优良的个性品质推动人们去从事并坚持某种活动，从而促进能力的发展。心理学家的研究表明，具有比较稳定的特殊兴趣，是促进某方面能力发展的一种重要的因素。比如一位医生，当他对自己的工作有了极大兴趣之后，他就会更加仔细地研究每一位患者的病情，注意搜寻一切有关的知识及诊疗方法，甚至是废寝忘食地学习和工作。他的医疗技能也因此在这些活动中发展起来。能力的发展与意志性格分不开，没有坚强的毅力，没有勤学苦练的精神，能力就难以发展。世界上成功的政治家、科学家和发明家，无论他们从事的领域有多么不同，他们的共同特点是目标明确、长期坚持、顽强地与困难做斗争。

四、能力的差异与管理

（一）能力的个体差异

1. 能力的类型差异

能力的类型差异是指能力中的各成分在构成方式上的不同，也是指个体能力发展方向的差异。

（1）智力的类型差异　我们在现实生活中会发现，虽然人们智力的平均水平常常不相上下，然而在各自的构成方式上却有明显不同。有的人善于观察，能够观察到一般人所不易发现或容易忽略的事物；有的人善于记忆，能够迅速准确地记住必要的材料，并能及时正确地回忆和应用；有的人富于想象，经常在奇思妙想中产生新的形象或创意。在知觉能力方面，综合型的人知觉事物时具有整体性和概括性特点，但深刻性不足；分析型的人在知觉事物时对事物细节感知得清晰、深刻，但对整体的知觉较弱。同样是记忆能力较强，有的人善于记忆物体形状、颜色、声音，属于直观形象记忆型；有的人对词语、概念、数字记忆好，属于词语抽象记忆型。在思维能力方面，有的人是形象思维型，情绪色彩鲜明；有的人是抽象思维型，善于理性判断、概括归纳、逻辑推理。

（2）专门能力的类型差异　虽然人的智力水平比较接近，但人的专门能力会有特别明显的差异。例如人们在音乐能力、绘画能力、体育能力、设计能力等很多方面都会有极大不同。

2. 能力发展水平的差异

不同的人在某种能力上存在量的差异，它表明人的能力发展水平有高有低。比如，不同个体的智力发展水平存在差异。研究证明，智力发展水平在人口中的分布状况呈两头小中间大的正态曲线分布，即特别聪明和特别愚笨的人都是少数，大多数人的智力处于中间水平。美国心理学家推孟（Terman）等人对1528名3~19岁儿童和青少年的智力测量研究结果，天才人物约占1%，低能者占2%~3%。

3. 能力发展的年龄差异

每个人的能力不仅在构成方式与发展水平方面有差异，而且在表现时间上也会不同。有的人在儿童时期就显露出非凡的智力或特殊才能，甚至被称为"神童"；也有的人能力表现较晚，俗称"大器晚成"。人的能力发展虽有时间差异，但就大多数人而言，成才的最佳年龄应是在青壮年时期。美国学者莱曼（Lehman）曾研究了几千名科学家、艺术家和文学家的年龄与成就的关系，他认为25~40岁是成才的最佳年龄。

（二）能力与管理

能力是人的重要心理特征，每个人都有一定的能力，人们的能力存在差异。作为管理者，要善于探索、研究、总结能力发展的特征及其规律性，根据每个人的能力特点，合理地使用人才，使管理工作更有成效。

1. 能力的考核

每个企业、每个工种或生产岗位都应该有自己相对独立的能力要求，据此选用合理的能力测试方法来考核员工。力求为员工招聘、工作调配或晋级升职等选拔和使用人才工作提供比较科学的数据和信息。

2. 职能的匹配

组织中每一项工作对员工的能力、知识、技能的要求都不相同。管理者应对这种要求了如指掌，正确确定各岗位所需要的能力标准，谋求最适合该标准的人才，做到人尽其才（图4-1）。

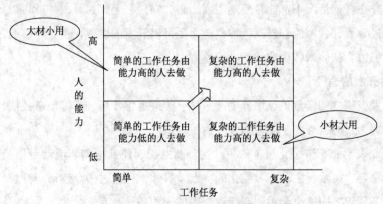

图4-1　人的能力与工作任务匹配图

管理者要善于发现每个人的能力特点，正确把握工作任务的能力需求，使员工的能力符合工作要求从而胜任工作，达到人和工作的最佳匹配：简单的工作由能力低者承担，复杂的工作由能力高者承担，并且通过对能力低者不断地培养，使其在能力得到提升后亦可以胜任复杂工作。而图中左上角和右下角的两种情况是用人中所忌讳的：简单工作由能力高的人去做就是大材小用，这是对人力资源的一种浪费，也会让员工觉得工作没有挑战，从而对工作失去热情；复杂工作交由能力低的人去做就是小材大用，这会对工作任务的胜利完成造成不利影响，也会让员工产生挫折感，失去对工作的兴趣和努力。

3. 能力的互补

现实生活中很少有全才，但擅长于某一方面的人才，适合某种工作的人员则不少。在一个团队中，可能有的人策划能力强，有的人技术能力强，有的人沟通能力强，有的人决策能力强。人们在完成共同任务时，就可以通过不同能力的优化组合，形成能力互补，从而更顺利地实现目标。

4. 能力的培训

人的能力是通过学习知识和实践锻炼逐步形成和发展起来的。管理者应重视培训工作，并要注意处理好"一般能力"和"特殊能力"的关系，提高培训效果。既要抓好与他们当前所从事的工作或将来可能从事的工作直接相关的专业知识或专业技能的培训，提高职工的专门能力；也要根据职工原有的文化水平、兴趣爱好，组织他们学习提高，使其增加文化知识，提高一般能力。

（三）创造力的开发

当代政治、经济、科技的竞争，实质上是人才的竞争，而人才竞争的关键又是人才的创造力的竞争。因而，开发人的创造力是管理者决胜未来的明智选择。

1. 创造力人皆有之

心理学研究表明，除少数智力低下的智障人之外，一切正常人都具有创造力。这一论断是20世纪心理学的重大研究成果。美国创造学家奥斯本说："人与人之间有程度上的差异，可是任何人都具有创造力，则是毫无疑问的。"日本物理学家汤川秀树认为："创造力不是一种天外飞来的东西，创造力的问题最终可能归结为创造力隐藏在什么地方以及通过何种手段才能使它发挥出来。"

2. 创造力可以开发

创造力并非在任何情况下都能自发地表现出来，它往往要经过开发才能得以展示。研究发现，创造力通过教育和训练能够提高，即创造力是可以开发的。现代企业能够通过培训显著提高员工的创新能力，从而增强企业的核心竞争力。

3. 创造力开发的途径

创造力开发以树立创新意识、培养创造精神、改进思维技巧、学习创造技法、增强创造性解决问题的能力为目的，着眼于创造力水平的提高。

（1）增强创新意识　要强化员工的主动性创新意识，使其把创新活动看作是自身的需要。这种意识具有稳定、持续、主动、习惯化的特点。另外，可通过指令性科研开发任务，使员工形成被动性创新意识，同样也会对创新活动产生推动作用。

（2）掌握创造技法　创造方法是创新活动成功经验的总结和归纳，并上升为工具性的创造方法论。使普通员工学习和掌握创造技法，借助头脑风暴法、统摄法、形态分析法、缺点列举法等创造方法涉足创造活动，对提高创新活动的效率、开发创造力有很大的实用价值和工具价值。

（3）训练创新思维　创新思维是指在探索未知时积极地以独特新颖的方式和多向的角度促使思维转化去寻获新成果的一种思维。创新思维是创造力的灵魂，训练员工的创新思维是开发创造力的关键。训练创新思维主要是转换思维视角、变化思维方向的训练，包括发散思维与收敛思维、横向思维与纵向思维、逆向思维的训练等。

①发散思维与收敛思维：发散思维是指在解决问题的过程中不受已经确定的方式、方法、规则等的约束，借助知识经验和想象力，从已有信息中尽可能地进行多方面、多角度、多层次的思维，求得尽可能多的解决办法。发散思维具有扩散、辐射、求异的特点，是创新思维的主要结构成分。发散思维训练要掌握"怎么都行""推迟判断"的原则，可采用"头脑风暴"等方法。收敛思维又叫辐合思维，是指在解决问题过程中，尽可能多地利用已有知识，把众多信息逐步引导到条理化的逻辑程序中去，以便最终得出一个合乎逻辑规范的结论。收敛思维具有集中、辐合、求同的特点，与发散思维一样都是创新思维不可缺少的。在提出设想阶段以发散思维为主，以寻求尽可能多的方案；在实现设想阶段以收敛思维为主，从发散出的多种结果中筛选出合理的切实可行的答案。

②横向思维与纵向思维：横向思维是指在解决问题时有意放下原来占主导地位的想法，去寻找问题限定条件下的常规方法之外的新思路。纵向思维是指在解决问题时遵循逻辑原则，依照各个步骤和发展阶段，从上一步想到下一步，从一个信息推演到下一个信息的逐步逻辑推理过程。

横向思维有助于创造独特的想法和方法，而纵向思维对于评价这些想法和方法很有用。

③逆向思维：逆向思维即不采用人们通常用的思路，而是反过来从对立的相反的角度去思考，常可打破常规，出奇制胜。例如，通过对缺点的研究产生新理论、新技术、新方法、新产品、变害为利等。

管理者训练员工掌握创新思维的基本原理和主要方法，并尝试用创新思维的基本原理和主要方法解决创新问题是开发员工创造力的重要内容。

（4）优化创新人格　创造性人格包含了创造的非智力因素的主要内容，由动机倾向、意志品质、人生态度、自我意识和情感智慧等因素组成，是创造力的根源所在。管理者要引导员工树立高尚的人生态度，对人类的文明进步有强烈责任感和使命感，自愿为之做出贡献。喜欢新事物，学习新知识，勇于尝试新方法，接受新产物，探索新道路，不满足现状，具有进取的性格，这些心理因素对于创造活动起着动力、定向、支持、强化的作用。

（5）形成创新环境　创造力开发离不开一个好的创新环境，因为人的行为是个体与环境交互作用的产物。美国创造学家阿瑞提认为："适宜的气候和环境能极大地促进创造。"管理者应创新用人理念，提倡"不唯上、不唯书、不唯文凭"，鼓励员工大胆质疑与创新，大力表彰奖励发明创造和合理化建议者，并应将市场危机意识传导给每位员工，树立"有创新则兴，无创新则衰"的观念，使人人都有创新的自觉性。要勇于承担创新中的风险和责任，允许失败，既要重结果，又要重过程，客观评价，有效激励，爱护员工的创新积极性。要认识和尊重员工的个性差异，用其所长，优劣互补，倡导团队精神，营造有利于创新的文化氛围。

NOTE

第二节 气 质

一、气质的概念

气质是由高级神经活动过程决定的心理活动进行的速度、强度、指向性等特性。这些特点只反映了一个人情感与活动的外部表现形式，它不涉及情绪和活动的动机、内容。例如，同样是热爱本职工作的个体，有些人在工作中表现为精力充沛、热情洋溢，而有些人则表现为任劳任怨、踏实肯干。气质为每个人增添了独特的色彩。

神经过程可分为兴奋过程和抑制过程。其基本特征包括：神经过程的强度（大脑细胞的工作忍耐力），神经过程的均衡性（兴奋过程和抑制过程之间的强度关系），神经过程的灵活性（兴奋过程与抑制过程之间转换的速度）。

心理过程是通过兴奋过程与抑制过程的协同作用而实现的。因此，神经过程的特性必然在心理活动中表现出来，成为稳定的心理特点。这些特点主要体现在心理活动的动力上。所谓心理活动的动力，是指心理过程的强度包括情绪体验的强弱、意志努力的程度、耐受力的大小；心理过程的速度如感觉、知觉的速度，思维和语言的快慢；灵活性主要包括兴奋与抑制转换的速度及注意转移的难易；稳定性包括注意集中时间的长短、情绪的稳定程度等；心理过程的倾向性，包括外倾性（心理过程倾向于外部事物和人，从而获得心理需求的满足）和内倾性（心理过程倾向于内心世界，体验自己的情绪，分析自己的思想）。

由于遗传因素的作用，人刚出生时就有不同的行为特征。如有的新生儿爱哭爱动，有的则比较安静。这些先天的特征，在他们以后的成长过程中都很少发生变化。在日常生活中，有的人无论做什么事都显得急躁，情绪表露于外，有的人则无论干什么事都都是不慌不忙，不动声色；有的人活泼好动、反应敏捷，有的人安静稳重、反应迟缓。人的这种典型的稳定的心理特点就是气质。

气质受先天遗传生理因素影响，具有极大的稳定性，但并非绝对不能改变。例如，在军队的训练和影响下，行动迟缓的人，可能会变得行动迅速。社会生活的变化，会使气质发生不同程度的相应变化，只是这种变化比人格其他方面，如能力和性格方面，要更加困难。

二、气质的类型与特征

发明微积分的数学家莱布尼茨（Leibniz）曾说："人心是一块有纹路的大理石，因为它有这些纹路，所以只可以雕成这样一座神像，而不能雕成任何别的一座神像。"气质就像是人心上的这种"纹路"。气质差异表现为气质类型及其行为特征的差异。气质类型是由神经过程的基本特性按照一定方式结合而成的气质结构。因此，气质类型的行为表现带有稳定的规律性。一般说来，一个人无论从事什么活动，即使各种活动的性质和内容千差万别，但他的气质特征却得到同样的表现。例如，有的人粗心，不管是在家庭生活中还是在工作岗位上，常常因马虎大意而出差错；有的人却生来就细心，无论是做游戏、做功课、还是完成工作任务，总是细致安排、谨慎行事。

　　最早提出气质类型的是古希腊医生希波克拉底。他认为人体内的体液有四种：血液、粘液、黄胆汁和黑胆汁，并根据哪一种体液在人体中占优势，把人的气质类型分为相应的四种：多血质、粘液质、胆汁质和抑郁质。虽说这种体液说缺乏科学依据，但是从那时起，人们就一直使用气质这一术语来说明人的自然心理差异，并且沿用了典型气质类型的划分。在现代心理学中，人们继续从生理差异的角度来研究气质差异，产生了高级神经活动类型说、体型说、血型说、激素说等等。

　　一般认为，俄国著名生理学家巴甫洛夫提出的高级神经活动类型说更为合理。巴甫洛夫提出了决定气质特点的 3 种最主要神经系统特性：神经系统活动的强度、平衡性和灵活性。他根据这 3 种神经系统特性的组合，划分出兴奋型、活泼型、安静型和弱型 4 种神经系统的基本类型，分别与传统的气质类型相对应（表 4 – 1）。

表 4 – 1　高级神经活动类型与气质类型

神经过程的基本特性			高级神经活动类型	气质类型
强度	平衡性	灵活性		
强	不平衡	一般	兴奋型	胆汁质
强	平　衡	高	活泼型	多血质
一般	平　衡	低	安静型	粘液质
弱	一般	低	抑制型	抑郁质

1. 胆汁质（兴奋型）

　　胆汁质的神经过程强，不均衡（兴奋过程较强），不灵活（指由兴奋过程转换为抑制过程）。其主要的行为特征是：精力充沛，胆量较大，好猛干，但往往粗枝大叶；兴奋性行为反应敏捷而迅速，但要把兴奋性行为转变为抑制性行为较不灵活；情绪的抑制较难，易表现暴发性情绪；行为的外倾性明显；对兴奋性行为的改造较不容易。适合从事突击性、开拓性强的工作。

2. 多血质（活泼型）

　　多血质的神经过程强，均衡，灵活。其主要的行为特征是：精力充沛，但局限于从事内容多变的活动；行为反应灵活而敏捷，情绪易表现和变换；行为的外倾明显；对行为的改造较容易。这类人适合从事社交、公关、谈判、销售、主持人等工作。

3. 粘液质（安静型）

　　粘液质的神经过程强，均衡，不灵活。其主要行为特征是：有精力，沉着平稳细致；行为反应迟缓，不灵活，不敏捷；情绪易受抑制，不易表露，行为的内倾性明显；对兴奋性行为的改造较容易。适合从事严谨、细致、持久、重复性强的工作，如科研、金融、保险、会计等。

4. 抑郁质（抑制型）

　　抑郁质的神经过程弱，不均衡（抑制过程稍强），不灵活。其主要的行为特征是：对事物的感受性很强，体验深刻、有力、持久，特别敏感多疑；精力较不足，忍耐力较差，胆量较小；行为反应中细心谨慎，但迟疑缓慢，带有刻板性；情绪易波动且持久；行为的内倾性严重；对行为的改造较难。这类人最适合从事研究性强的工作或制造业、金融、财务、保密等工作。

以上为典型的气质类型。实际上，属于单一气质类型的人数极少，多数人是介于各种类型之间的中间型气质，即以某一气质类型为主，结合着另一气质类型的一些行为特征。人们的气质存在着较大差异。用气质测定量表可测出每人的气质类型和相应的行为特征（表4-2）。

表4-2   气质类型及特点

气质类型	感受性	耐受性	不随意反应性	速度与灵活性	内向外向	情绪兴奋性	情感和行为特征	可塑与稳定
多血质	低	较高	强	快灵活	外向	高	愉快、机敏、不稳定	有可塑性
胆汁质	低	较高	强占优势	快不灵活	外向	高	容易激怒	可塑性小
粘液质	低	高	弱	慢不灵活	内向	低	冷漠	稳定
抑郁质	高	低	弱	慢不灵活	内向	体验深	悲观	刻板性

三、气质与管理

气质是人的各种心理品质的动力特点的综合，它使人的心理活动染上某种独特的色彩，对人的实践活动有一定的影响。作为管理者，应该能够正确认识自己和别人的气质特点，掌握和控制相应的行为表现，并根据员工的气质特征合理地安排工作，扬长避短，施以科学有效的管理。

1. 气质的评价

气质本身并无好坏之分。每种气质类型都有好的一面，又有不好的一面。例如，多血质者活泼热情，善交际，容易适应新的环境，工作效率高，但注意力容易分散，稳定性较差；胆汁质者外向开朗，反应快，效率高，但急躁任性，自我控制力差；粘液质者镇静踏实，严谨细致，但反应较迟钝；抑郁质者耐受力差，孤僻羞怯，但感情细腻，办事谨慎，具有敏锐的观察能力。

气质不能决定个人性格的倾向性和能力的发展水平，也不能决定一个人的成就高低。例如，在不同社会实践领域里的杰出人物中均可找出不同气质类型的代表，如俄国四位著名的文学家就是四种气质类型的典型代表：普希金具有明显的胆汁质气质特点，赫尔岑具有多血质气质，克雷洛夫具有粘液质气质，果戈理具有抑郁质气质。他们虽然气质类型不同，但同样在世界文学领域取得了非凡的成就。普通工作中，亦可以发现具有不同气质特点的人从事同一工作，可以干得同样好。例如，纺织工人看管多台纺织机，这种工作既需要具有稳定的注意力便于发现断头，消除故障，又需要注意力能够迅速地转移，以利于同时照顾多台纺织机。粘液质的工人，他们在工作中用注意力的稳定性补偿了注意力不易转移的缺陷，很好地适应了工作；而多血质的工人，他们在工作中用敏锐、灵活、易于转移的注意弥补了注意稳定性的不足，亦很好地适应了工作。

气质可以影响活动效率。通常情况下，一个人的工作效率主要受思想觉悟、工作态度、专业技术能力等因素的影响，但实践证明，在某些对其工作人员的心理及其动力特点提出一定要求的工作中，工作效率也会受到气质的影响。如从事外交、幼儿教育、节目主持人等工作要求反应敏捷、性格开朗、活泼、外向，善于交际，以多血质的人更适合；会计、质量检查员等职业则要求执业者细心、注意力稳定、有耐心，粘液质和抑郁质的人更加适合。

2. 气质与人员安排

虽然在不同工作中，个体通过气质的互补作用，通过发挥主观能动性均能适应工作，圆满地完成任务。但不能否认，工作中当个体所具有的气质特点与工作要求匹配时，这个人比较容易适应，工作起来也比较轻松；而当个体所具有的气质特点不符合工作要求时，他适应起来就要困难些，工作起来也比较费劲。例如，多血质的人当会计，他在处理许多繁琐复杂的日常事务时，为了克服自己粗心大意的坏习惯，养成工作的细致性、注意的稳定性，需要比粘液质的人更多的克制，做出更大的努力。我们在管理工作中，应注意根据每个人的气质类型，安排他们做适当的工作，注意"扬长避短"。例如选择胆汁质和多血质的人做推销员，他们热情，灵活，善于交际，对于风险和挫折的承受能力较强，并且喜欢富于变化的工作；选择抑郁质、粘液质的人作为化验员、档案员时，是因为他们谨慎、敏感、稳定，因而，更适合于要求细致而持久的工作。所以，在人员招聘、人事安排上，根据工作的特点，选择在气质上与工作更加协调、匹配的员工，使二者相互适应，不仅会增加员工的满意度，还能提高工作效率。

另外，要注意各种不同气质个体的最佳组合。例如，一个集体中，既要存在有号召力、有威信、决策果断的人，也要有细心谨慎、稳重踏实的人，优势互补，形成合力，以提高工作绩效。

3. 气质与员工教育

首先，管理者应了解员工的气质特点。对与其气质相应的行为表现有正确的理解，并能帮助员工改造气质中不利的方面。比如，多血质的人反应快、接受能力强、热情、工作效率高，应着重培养其扎实、专一和勇于克服困难的精神，防止他们"见异思迁"。对于胆汁质的员工，要注意培养他们的自制能力和耐心细致的精神；对于黏液质的员工，要着重培养他们热情、爽朗和朝气蓬勃的精神；对于抑郁质的员工，要鼓励其多参加集体活动，培养他们亲切友好、善交际、刚毅自信的精神。

其次，要注意针对不同人的气质特点，采用不同的工作方法。例如，胆汁质、多血质的人开朗豁达，对于挫折的耐受力较强，容易接受直截了当的批评和建议，而抑郁质的人承受挫折的容忍力较小，又不善于暴露自己的思想，所以对他们进行批评教育时，要特别注意方式方法，避免公开地批评训斥。

很多医生和心理学家研究了气质和人的身心健康的关系，认为气质对健康有一定影响。如：胆汁质和抑郁质的人，在不良环境下，更容易患精神分裂、狂躁症、抑郁；性情急躁易怒、缺乏耐心者易患高血压、冠心病，而孤僻、多虑者易患溃疡病和神经官能症。领导者应帮助员工注意改变气质中的消极因素，保持其生理和心理健康。

第三节　性　格

一、性格的概念

性格是表现在个人对现实的态度和行为方式中的较为稳定独特的心理特征的总和。性格是个性心理特征的核心部分，是区别个性的主要心理标志。人在社会中生活，在外部现实的作用下，个人通过认知和实践活动，通过主体与客体的相互作用，使外部客观世界的影响在个体的反应机制中保存、固定下来，构成一定的态度体系，并决定着个体的行为表现，逐渐形成个体所特有的行为方式。如诚实或虚伪、勇敢或怯懦、勤劳或懒惰、果断或迟疑、大方或吝啬、开朗或孤僻、谦虚或自负等等，都被认为是性格特征。性格是由许多性格特征所组成的统一体。主要包括对待他人和集体、学习和工作、财物以及对待自己等方面的态度特征及其相应的行为方式。

性格不是天生的，是在一个人的生理素质基础上，通过社会实践活动，逐渐形成、发展和变化的，具有复杂性、独特性、整体性、稳定性与可塑性等特点。

1. 复杂性

性格是个人多方面特性的综合。这些个人特性，有些表现得明显，如活泼好动、善于交际、感情易外露等；有些却难以观察和判断，甚至连自己也不易感觉，例如有的人被动依赖、缺乏自信或有的人心胸狭窄，自己却并未清楚意识到。另外，个体性格还具有不断发展的特性，不同时间段，同一个人在同种外部环境下可能表现出不同性格；而在同一时间段，由于情绪以及外部环境的不同，个体性格表现也有可能完全不同。例如，有的孩子在学校腼腆、安静、顺从、有礼貌，回到家里却爱说爱动、任性甚至骄横。大作家巴尔扎克就曾剖析并描绘自己性格系统的复杂性，他说："据我所知，我的性格最为特别。我观察自己，如同观察别人一样；我这五尺二寸的身躯，包含一切可能有的分歧和矛盾。有些人认为我高傲、浪漫、顽固、轻浮、思考散漫、狂妄、疏忽、懒惰、懈怠、冒失、毫无恒心、爱说话、不周到、欠礼教、无礼貌、乖戾，好使性子，另一些人却说我节俭、谦虚、勇敢、顽强、刚毅、不修边幅、用功、有恒、不爱说话、心细、有礼貌、经常快活，其实都有道理。说我胆小如鼠的人，不见得就比说我勇敢过人的人更没有道理，再如说我博学或者无知，能干或者愚蠢，也是如此。"可见，构成个人性格的各组元素既相互对立，又相互依存，互相交织、互相渗透、互相转化，使性格表现出复杂而有序的运动状态。这也提示我们，在判断个体性格时，不能仅看一时之事，应该从多方面进行了解。

2. 独特性

巴甫洛夫认为性格"是指那些先天的倾向、意向与那些受社会生活影响而养成的东西之间的混合物"。由于人的先天生理素质差异和具体的生活道路不同，使每个人的性格成为具有独特构造的系统，系统的各构成元素间比重不同，排列和组合方式不同，使人的心理特征和行为方式（包括思维方式、情感方式、实践活动方式等）千变万化。即使是双胞胎，也会因其成熟、环境、学习等因素无法完全相同而展现出性格差异。

3. 整体性

构成性格的元素并非彼此孤立，而是相互联系、相互依存、相互作用的。首先，人的性格是身心合一的。当一个人生理方面发生变化时，会直接而迅速地影响到心理状态和行为表现。另外，人的性格与其生活的社会环境密不可分，为了更好地适应社会生活，会随着环境的变化，不断调整与改进个人的观念和行为方式。所以，处于相同社会环境的人，由于他们的生活条件和实践活动有许多共同点，他们在性格上也会有一些共同的特点，形成性格上的共同性和典型性，如性格的职业性、民族性以及某一群体中人们性格的共同性等。因此，一个人的性格是生理和心理、个性和共性的统一体。

4. 稳定性与可塑性

人的性格形成之后，往往是稳定的，变化不显著的，除非受到重大外界刺激时可能会发生突变。一个受到良好家庭与社会环境教育的人，一生中无论是在顺利时还是困境中，总会表现出诚实、勤奋、上进、节俭、自律、谦虚、坚强、与人为善等品质。相反，有的人由于受到一些不良影响，形成了诸如不自尊、懒惰、自私、虚伪、自傲、冷酷无情等性格，也难以在短期内得以纠正。因此，我们可以通过了解一个人的成长史、教育史、工作史，对其性格进行准确把握，并能对其行为进行预测。

但我们必须看到，人的性格随着外部环境的变化也会发生一些改变，具有一定的可塑性。例如，一个比较吝啬和自私的人，在充满团结友爱、崇尚助人为乐精神的集体里会慢慢变得大方和热情起来。相反，一个勤劳、上进、自律的人，在金钱与权力的作用下，也会腐败堕落。这也为管理者塑造组织成员的优良性格提供了可能性。

二、性格的特征

性格是个复杂的"多面体"，但概括起来，其特征主要表现为以下四个方面。

1. 性格的态度特征

主要表现为处理各种社会关系的态度。

（1）对于社会、集体、他人的态度　善良、同情心、热情、冷漠、正直、邪恶、诚实、虚伪等；

（2）对于工作、学习、劳动的态度　勤奋、懒惰、认真、负责、马虎等；

（3）对自己的态度　谦虚、自信、自卑、孤傲等；

（4）对待物品的态度　邋遢、爱护或不爱护财物等。

2. 性格的理智特征

指人们表现在认知、记忆、思维、想象等方面的个体差异。如有的人易受环境的影响、易受暗示，而有的人则不易受环境的干扰，坚持自己的主见；有的人注重细节，有的人注重事物的轮廓；有的人想象力丰富、奇特、富有创造性，有的人想象力贫乏、狭窄、平淡寻常等等。

3. 性格的情绪特征

指情绪对个体行为影响的程度。表现于情绪活动的强度、稳定性、持久性及主导心境等方面的性格特征。如，有的人情绪反应比较强烈，不易控制，而有的人能平静地对待各种现实，情绪比较容易控制调节；有的人总是乐观开朗，而有的人则经常抑郁寡欢。

4. 性格的意志特征

指个体对自身行为、思想的调节方式以及调节能力，主要表现为自觉性、坚定性、果断性与自制力。

（1）是否有明确的生活目的，自觉接受社会规范和约束的性格意志特征　独立性、纪律性、依赖性等；

（2）对自己行为控制上的性格意志特征　主动性、自制力、被动性、缺乏自制力等；

（3）在紧急和困难情境中的性格意志特征　果断、勇敢、优柔寡断、胆怯、冒失、鲁莽等；

（4）在长期工作中的性格意志特征　严谨、坚韧、坚持等。

三、性格的类型

心理学家们试图根据某一类人身上所共有的或相似的性格特征，将性格加以划分，以便分析了解人的性格，预测和把握人的态度与行为。但至今尚无公认的、标准的分类方法。常用的分类方法如下：

1. 按心理活动的倾向性划分性格类型

按个人心理活动倾向于内心世界还是倾向于外部世界，把性格分为内倾和外倾两大类型。这种观点由瑞士心理学家荣格（Jung）最先提出，是一种最有影响力的观点。

（1）外倾型　偏向于专注外界事物。善于表露情感、表现行为，对环境的适应性强，活泼开朗，热情大方，善于交际，独立性强，有领导能力，不介意别人的评价，有时轻率、不拘小节，感情用事。

（2）内倾型　偏向于专注自己的内心世界。不善于表露情感、表现行为，对环境变化的适应性不强，反应缓慢，沉稳谨慎，不善交际，很注重别人的评价，与人交往时易显得拘谨沉静或孤僻冷漠。

2. 按何种心理机能占优势划分性格类型

英国心理学家培因（Bain）和法国心理学家李波（Ribot）主张按智力、情绪和意志这三种心理机能在每个人身上哪一种占优势，将性格划分为理智型、情绪型和意志型。

（1）理智型　善于思考问题，做事能三思而后行，很少受情绪影响。

（2）情绪型　不善于思考，情绪易波动，并左右其行为，常感情用事。

（3）意志型　行为目标明确，不易受外界干扰，富有主动性和自制力。

（4）中间型或称混合型　没有某种心理机能占优势，而以某两种心理机能相结合为主。

3. 按知觉类型的差异划分性格类型

美国心理学家威特金（Witkin）提出根据个体对环境的感知差异将性格划分为场依存型和场独立型。

（1）场依存型　场依赖型的人依赖社会信息，经常询问他人的看法；他们关注社会线索，一般是他人导向的；表现出对他人的强烈兴趣，喜欢与他人走得很近；他们受社会环境的影响较大，与其他人相处得很好。在学科的选择上更偏爱自然科学，数学和工程学。

（2）场独立型　场独立型的人行事更加自主，对他人表现出一种更超然的倾向，他们对别人的意见不感兴趣，并与他人保持距离，偏爱，非社会性的处境。在学科的选择上更偏爱社会科学和教育学。

4. 按个体的价值观划分性格类型

德国心理学家斯普兰格（Spranger）认为，人类的社会生活有六个基本领域：理论、经济、权力、社会、审美和宗教。依据每个人对这六个基本领域中某一个领域所产生的特殊的价值观，可把性格对应地分为理论型、经济型、权力型、社会型、审美型和宗教型六种类型。

（1）理论型　以追求真理为生活目的，常根据自己的知识体系来客观地观察、评判事物的价值，重视理论上的研究探讨，缺乏解决现实问题的兴趣和能力。

（2）经济型　以追求物质财富为生活目的，以经济观念为中心，根据实际功利评价事物价值。

（3）权力型　以获得权力和支配地位为生活目的，把权力地位看得高于一切。

（4）社会型　以重视他人、造福社会为生活目的，乐于奉献，以爱他人为人生的最高目标。

（5）审美型　以追求美和实现美为最高目标，总是从美的角度评价事物的价值，不注重实际生活。

（6）宗教型　坚信有永恒的生命，把宗教信仰作为最高目标，慈善为怀，热爱人、物，富有同情心。

5. 按人的行为模式划分性格类型

日本学者矢田部达朗等提出，以人际关系、情绪稳定性、社会适应性和心理活动指向性为划分标准，将性格分为 A、B、C、D、E 五种类型。这也是目前国际上采用较多的性格类型。

（1）A 型　又称行为型或注意人物型。争名好胜的内驱力强，自信，喜欢竞争，醉心于事业，整天忙忙碌碌，有时间的紧迫感，直爽坦率，急躁，容易激动，对周围环境的适应性较差，人际关系不融洽，行为常引起人们的注意或议论。

（2）B 型　又称平衡型。其特征是情绪和社会适应性较均衡，乐观，不过分争强好胜，情绪稳定，温和，与他人关系协调，生活有节奏，遇事不耿耿于怀，善于现实地对待挫折和困难，但主观能动性不够，交际能力弱，平衡有余，活力稍逊。

（3）C 型　又称安定消极型。感情内向，勤于思索，注重人际和谐，肯忍让自律，不爱招惹是非，社会适应性好，情绪稳定，但反应慢，好生闷气，较孤僻压抑，爱幻想，常处于被动状态。

（4）D 型　又称安定积极型、管理者型。情绪稳定，感情外向，积极乐观，活泼开朗，善于交际，社会适应性平均，与周围人能和睦相处，积极主动，有组织领导能力，但粗犷有余，缜密不足，忽略小节，缺乏计划性。

（5）E 型　又称反常型、不安定消极型、逃避现实型。勤于思索，情绪低沉，多愁善感，社会适应性较差，不善人际沟通，较少攻击性，与世无争，有自己独特爱好兴趣，善于独立思考，有钻研精神，但情绪消极，常逃避现实，为琐事烦恼，自我评价偏于悲观，缺乏自信。

生活中，单纯属于某种典型性格类型的人是极少数，多数人是以一种性格类型为主，兼有其他类型的某些特点。

四、性格的形成与发展

一般认为，性格是遗传因素和环境因素相互作用的结果，环境因素在性格的形成和发展中

NOTE

起决定作用。遗传因素作为性格形成的自然基础，为性格发展提供可能性或遗传潜势，环境（特别是教育）把这种可能性转化为现实性。影响个人性格形成和发展的因素如下：

1. 生理性因素

生理性因素是个体间由于基因差异而产生的性格差异，包括直接差异与间接差异。

（1）**直接差异**　个体间先天性神经结构差异而产生的性格差异。

（2）**间接差异**　第一，性别差异。不同性别的人在性格上有显而易见的不同点。男性的理智特征更多表现于进取心、创造力、领导力，女性则更多表现于对艺术与美的鉴赏力；男性更善于抽象思维、逻辑思维、空间想象，而女性往往更专注于复杂的情感和语言文字的记忆。第二，体态差异。体格俊美健壮的人活跃、外向、自信，而体弱多病者趋于内向、沉静、懦弱。

行为遗传学的研究在遗传和环境问题上取得了很大的进展。大部分的性格特质显示出中等遗传力（范围在 0.20~0.50），这些特质的总变异中有 20%~50% 可归于遗传基因的差异，还有 50%~80% 可能是测量误差与环境因素造成的。

现代心理学家的观察实验证明，对于性格起决定性作用的并不仅仅是遗传规律。前苏联心理学家在研究同卵双生子时，得到了完全可以证明以上观察的事实。他们将双生子放到社会情况、物质生活水平、文化水平完全不同的家庭中培养，得到的结果是，两个个体气质十分相似，但却发展出了截然不同的性格。

2. 社会因素

社会因素主要包括家庭、学校、社会文化、职业等因素。

（1）**家庭**　家庭是人类社会中最基本的单元，是个体最早接触到的学习环境。心理学家认为，学习语言和一些基本生活经验的儿童期是性格发展的重要阶段，家庭环境直接影响着人的性格。

（2）**学校**　学校环境对个体性格的影响体现于两方面：一是学校学习的知识文化对个体性格的影响；二是与老师同学的交往对性格的影响。

（3）**社会文化**　社会文化包括十分广阔的范畴，如历史、政治经济制度、宗教信仰，对人们的激励或抑制作用都十分强烈。因此，性格常呈现出一定的区域特性。

（4）**职业**　从事一种职业的人除须学习专业知识、技能外，还要具备该职业所应有的兴趣、道德、工作习惯、纪律等，一个人通常在自觉或不自觉中形成某一职业对应的性格。如医生、教师、科学家、政客等，对同一事物表现出的态度通常有所不同。律师注重推理严密，科学家注重事物的原因和规律，教师注重事物的表达，政客不惧挫折，敢于承担责任。

3. 气质与性格

气质是先天具有的，性格是后天形成的，二者没有严格的对应关系。同样气质的人可能产生不同的性格，而同样性格却可能源于不同的气质，但气质与性格也是相互关联、相互作用的。

（1）**气质影响性格形成和改造的速度**　例如，多血质和胆汁质的个体比黏液质抑郁质的个体更容易形成热情、自信的性格特征；相比于胆汁质多血质的个体，黏液质、抑郁质的人更容易产生谨慎、自律的性格特征。

（2）气质会按照自己的动力方式，影响性格的表现形式，使同一性格内容表现出不同的

色彩　例如，具有勤奋特征的人群中，多血质的个体常表现为精力旺盛，情绪饱满，而黏液质的人表现为细致周到，踏实能干。

（3）性格在一定程度上可以掩盖或改造气质特征　如外科医生必须具备沉着冷静、细致、谨慎等性格特征，而胆汁质者通过严格的训练就可以用这些性格特征掩盖或改造其易粗心大意的气质特征。

4. 能力与性格

一方面性格影响能力，良好的性格特征可以促进能力的形成和发展。一个人具有勤奋、认真、坚定、谦逊等性格，在学习、实践过程中就能不断克服困难，从而使能力得到较好的形成和发展。研究表明，智力发展水平高的人往往与其较强的坚韧性和自制力密切相关。同时，良好的性格特征也能弥补自身某种能力的相对弱点。我们经常见到"勤能补拙"的例证；另一方面能力也会影响性格。在能力的形成和发展过程中，性格特征会出现相应的发展变化。例如，有的人性格沉静、怯懦、缺乏自信，而当其通过学习训练使能力提高，尤其是取得成就以后，慢慢变得开朗和自信。

5. 性格发展的阶段分期

性格的发展是一个连续的、稳定的过程，包含着生理状况的改变与心理状况的改变。心理学家埃里克森把一般人的性格发展按年龄分为八个阶段，并将每个阶段性格发展成功与失败的特点加以归纳（表4-3）。

表4-3　埃里克森关于性格发展分期

阶段	年龄（岁）	特点	
		成功	失败
1. 婴儿期	0～1.5	信任	不信任
2. 学步期	1.5～3	自主性	羞怯和怀疑
3. 儿童早期	3～6	主动性	犯罪感
4. 小学期	6～12	勤奋	自卑
5. 青少年期	12～18	认同感	角色混乱
6. 成年早期	18～24	亲密	孤独
7. 成年期	25～65	繁殖	停滞
8. 老年期	65～死亡	自我完善	失望

管理者应注重研究个体每一时期生理上的特征、心理上的特征、主要兴趣、适应能力等方面的内容。

6. 性格发展的过程

美国哈佛大学教授阿吉里斯，长期从事工业组织的研究，以确定管理方式对个人行为及其在工作环境中成长的影响力。他的研究结果表明，一个人在由不成熟向成熟的转变过程中，性格会发生七种变化（图4-2）。

阿吉里斯认为这些改变是持续的，而健全的性格便因此由不成熟趋于成熟。

五、性格与管理

性格反映着人们对现实的态度和行为方式，因此，了解人的性格，掌握其变化规律，预测

不成熟	→	成熟
1、被动	→	主动
2、依赖	→	独立
3、少量的行为	→	能产生多种行为
4、错误而浅薄的兴趣	→	较深与较强的兴趣
5、时间知觉性短	→	时间知觉性较长
6、附属的地位	→	同等或优越的地位
7、不明白自我	→	明白自我，控制自我

图 4 - 2　性格的发展过程

个体行为，有利于管理者因人制宜、因时制宜地做好组织的管理工作，有利于人际关系的协调和社会的稳定，有利于塑造组织成员的良好性格，从根本上调动员工的工作积极性，提高组织的工作绩效。

1. 性格与工作的匹配

在组织管理中，了解员工的性格特征并使之与工作相匹配，有利于充分调动员工的积极性、主动性、创造性，使其在工作中更好地发挥各自的特长和能力，提高组织绩效。

（1）性格与职业类型匹配理论　性格与职业匹配性方面的研究已经十分深入，出现了一批性格分析模型。其中比较有影响的是美国心理学家霍兰德（Holland）的性格与职业类型匹配理论。他将性格划分为6种类型，对其特征进行描述，并提出了与每一种性格类型相匹配的工作（表4-4）。

表 4 - 4　霍兰德的性格类型与相匹配的工作

性格类型	性格特征	相匹配的工作
现实型	稳定，实际，真诚，持久，顺从，不善交际	适合从事规则明确的活动和技术性工作，如技术性职业（计算机硬件人员、摄影师、制图员、机械装配工），技能性职业（木匠、厨师、技工、修理工、农民、一般劳动）
传统型	顺从，高效，有责任心，依赖性强，稳重踏实，细致，有耐心，有毅力，忠诚，比较在意社会地位和社会评价，缺乏想象力和灵活性	适合做有序性强、要求清楚明确、注重细节和精确度的工作，如办公室人员、会计出纳、档案管理员、秘书、统计员、业务经理、打字员、投资分析员等
企业型	自信，外向，有冒险精神，善言辞，精力充沛，独断，乐观，机敏，有支配愿望	适合做能影响他人的工作，如项目经理、销售人员、营销管理人员、政府官员、企业领导、法官、律师
社会型	友好，合作，理解，好交际，关心外界的事和人	适合做能够帮助和提高他人的工作，如教师、护士、社会工作者、临床心理学家，不适合以机械和物品为对象的工作
艺术型	有创造性，不传统保守，敏感，容易情绪化，较冲动，不服从指挥	适合做创造性强而无章可循的工作，如艺术方面（演员、导演、艺术设计师、画家、雕刻家、建筑师、摄影家、广告制作人）音乐方面（歌唱家、作曲家、乐队指挥）文学方面（小说家、诗人、剧作家），不善于事务性工作
研究型	好奇，独立，坚持，有创造性，善于抽象思维	适合做需要思考、理解和组织的智力活动，如科学研究人员、教师、工程师、计算机编程人员、医生、新闻记者、系统分析员

NOTE

霍兰德认为，上述性格与职业类型的匹配也并非绝对，尽管大多数人的性格可以划分为某一类型，但个人又具有广泛的适应能力，其性格类型在某种程度上与另外两种性格类型相近，则也能适应另两种职业类型的工作。某一类型与其他类型之间存在相关性，同时每一个类型又有一个极为相斥的职业环境类型，这种关系可以用六边形来描述。

（2）性格与人员结构的优化　管理者在进行人事安排时，要注意组织成员的性格不能单一化，应由具有不同性格特征的人组成，使他们相互弥补，相互制约，相互促进，发挥各自性格特征中积极的因素，克服各自的消极因素，更有效地完成目标任务。

2. 塑造良好性格

（1）良好性格的标准　社会心理学家的研究表明，个体具有良好而成熟的性格，将会最大程度地发挥自己的潜力，并与环境建立和谐的关系。关于良好性格的标准，美国人本主义心理学家马斯洛的"自我实现人"的性格特征，对我们有很好的借鉴作用。这些性格特征的主要内容有：①准确而客观地知觉现实。对事物进行正确判断和推理的能力较强。②坦然接受自己、自然和他人的天性、优点或缺点。不掩饰自己，不按别人的愿望行事。③不只是为谋生而工作，工作使他们快乐，喜欢创造。④有强烈的社会兴趣，有很强的与人交往的能力，对他人的命运充满了无私的关注，一视同仁并且友好地看待不同阶层、种族、宗教、受教育水平以及不同国家或肤色的人。致力于社会的健康发展。⑤有十分明确的伦理和道德标准，不会为了权宜之计而不择手段。不盲从。在遵守社会习俗与规范的同时保持自己的价值体系和行为方式。⑥不受所谓尊重、地位、报答、金钱、名气、威望、爱等需要的影响而自主生存。有独处和自立的需要，依靠自己而不是他人以获得安全和满足感。⑦显示出永不衰退的鉴赏力对许多人生经历都保持常有的愉快感受。日出、日落、音乐、美餐、养育孩子，这些最基本的日常生活经历都可能使他们产生永不衰退的美感体验。⑧能产生高峰的体验而充满强烈的信心和力量。⑨富有幽默感。在竞争激烈的现在社会，积极勇敢被认为是管理人员的优良性格。此类管理者表现为精力充沛、热情洋溢、活泼开朗、精神饱满、善于交际、处事果断、富有竞争性和自信心、遇到挫折这失败不灰心。

（2）营造和谐环境，培养员工优良性格　性格主要是在社会环境中形成的。社会环境包括家庭、社会、学校、工作单位等。一个人参加工作后，大部分时间要在工作单位中度过，因而，工作单位的环境氛围对于其性格的发展成熟有着极其重要的作用。管理者应努力创造和谐的氛围，培养员工优良的性格品质。

①引导员工确立积极向上的人生观：人的性格归根到底是受世界观、人生观的制约与调节。有了坚定的人生目标与生活信念，性格就会自然受到熏陶，表现出乐观、坦荡、自信等良好的性格特征。反之，如果失去了人生目标和生活勇气，性格也会变得孤僻和古怪。

②帮助员工在实践中磨练性格，不断完善自我：性格体现在行动中，也要通过实践和行动来塑造。无论学习实践，还是生产实践都可以磨练性格，使其发展成熟。管理者不仅要发现人才，使用人才，还应重视培养人才，为其提供学习和锻炼的机会，以不断提高能力，丰富情感，磨练意志；引导员工正确认识自己的长处和不足，既不狂妄自大，也不过分自卑，以平衡的心态接受现实的自我，并努力创造理想的自我。

③营造一个和谐的工作环境：在一个工作团体中，集体成员的心情常常受到管理者或员工

NOTE

们各自的性格影响。一个热情、开朗、幽默、乐于助人、善于交际的人，会主动与周围同事建立良好的关系，主动与人沟通，和大家共同营造一个轻松愉快的工作环境；相反，一个性格暴躁、心胸狭窄、喜欢猜忌的人，在工作中容易和他人发生摩擦，从而使整个工作环境紧张，同事之间充满敌意。管理者不仅要了解和掌握每个员工的性格，还要在员工性格品质的形成和发展过程中，注意引导和发挥他们积极的一面，帮助其克服不良的性格倾向，同时，在处理矛盾或冲突时要针对不同的性格特征采取不同的工作方法，比如对待理智型的人要晓之以理，向其提供信息，通过他自己的思考来改变原有的态度和行为；而对待情绪型的人要动之以情，感化他．使其改变态度和行为。

【复习思考题】

1. 什么叫人格？人格有哪些基本特征？

2. 如何全面认识一个完整的人？

3. 什么是能力？影响能力的因素有哪些？怎样认识能力与管理的关系？

4. 什么叫气质？气质有哪些类型？如何认识气质在管理实践中的作用？

5. 影响性格发展的因素有哪些？性格与管理之间的关系如何？

6. 案例题：

究竟什么样性格的人适合从事人力资源管理工作？研究者提出一个通俗易懂的 HR 五层性格模型。

第一层：所有人力资源管理者应当必备的性格

无论处于部门的什么职位，HR 在员工眼里都是掌握很多员工信息的管理人员。所以，HR 必备的性格既会包括热情、主动、同理、谦和、勤奋、公正的一面，也会有多疑、内敛、理想化的一面。

前半部分性格使 HR 可以在员工面前大方得体、善于沟通、赏罚公平。人力资源工作直面各级员工的薪资待遇、作息时间、绩效考评等等，必须能够面对高薪员工不嫉妒，面对轻松岗位员工不羡慕，面对权力岗位员工不胆怯。后半部分性格会有助于人力资源管理者在处理员工关系、招聘面试等过程中，能对事对人的本质做出更深入的了解，对利害关系做更多的权衡，避免粗糙、武断和盲目。

第二层：部门副手和助理所具备的性格

人力资源管理者往往处于企业发展的舞台幕后，是企业人才供给和士气激励的主力，是企业发展的支撑性辅助部门。因此，HR 应具备甘当绿叶不争功、细心耐心成就人的性格。这种性格和部门副手、助理的性格要求很像。

如果一些人热衷于出人头地、挥斥方遒，他们会排斥这些性格在自己身上的形成。当然这未必就说明这些人不适合做 HR，而只能说明他们会把人力资源工作做向标榜和邀功的方向。如果能够碰到符合这企业或认可这种 HR 性格的老板，也可以有施展空间的。

第三层：法务、财务人员共有的性格

因为做薪资和做劳动关系的缘故，HR 往往会表现出法务和财务人员所共同具备的特性来，即谨慎、计较、苛刻、严肃。这些性格可以帮助 HR 面对庞大复杂的薪酬数据、错综复杂的劳动风险防范的时候，步步为营，固若金汤。但因为这些性格会削弱人的亲和力，对于招聘、培训等岗位不是很适用，所以不是所有的 HR 都会有这些性格。

第四层：营销人员所具备的部分性格

HR 做到主管以上级别，往往做的就不再是技术活儿了，需要更多的纵横捭阖、调解斡旋能力，既要在员工和公司之间找到利益诉求平衡点，又要为部门争取更多权益。这时就需要具有营销人员的部分性格，即灵活、圆融、思辨。这些性格有助于 HR 在中高层管理群体中树立一个善于应付各种复杂局面，善于处理利害关系的能干形象，有利于 HR 在企业内树立个人影响力，为进一步晋升和获得高层授权提供必要铺垫。

第五层：所有企业高层应具备的性格

HR 做到总监以上级别，需要接触到更多的跨部门合作，需要参与公司的战略制定和执行，需要其他任何一个企业高层所应当具备的性格：大度、全局观、远见、沉稳。

对于小节（非细节）的不计较，对于企业全局的熟悉掌握，对于企业和部门未来的真知灼见，对于动荡时期的沉稳应对，都会给人以专业度和掌控力的感觉。HR 身处员工管理的枢纽地位，专业度和掌控力会有助于人力资源工作的开展，也有利于 HR 更好地塑造自身的职业形象。

以上除了第一层是"必备"性格外，其他都是可选性格。当然，性格有天生的部分，也有后天培养的部分。以性格定职业，只是我们择业的手段之一。但如果你真的喜欢人力资源工作，又觉得自己的性格和这个岗位有些出入，不妨参照本文的模型，进行自我性格调整，尽量去靠近模型的要求。相信行动养成习惯，习惯形成性格，性格因素将不会再阻碍你成为一名优秀的人力资源管理者。

针对该案例，请回答以下问题：

（1）分析讨论企业中人职匹配的重要性。

（2）分析你自己的性格特征，是否适合从事人力资源工作？

（3）如果你想具备 HR 的五层性格，该如何培养？

第五章　激　　励

激励是管理中最重要的职能，也是组织管理的核心问题。在绝大多数情况下，组织中的员工可以自行决定是否努力工作或者为工作投入多少的精力。因此，管理者必须明白组织中的员工在什么样的情形下和为什么会对自己的工作绩效做出不同的行为选择。所以说，一个组织要能够卓有成效，就必须重视能够使人加入该组织并在其中努力工作，激励成绩突出的人。只有这样，组织中的每一个人才会将外界的推动力转化为自身的行为动力，才会将组织的管理目标转化为个人的行为目标，才会将个体消极的"要我做"转化为"我要做"。当前，激励问题已经为越来越多的组织及管理人员所重视，而且也是管理学家和心理学家们所关注的中心问题。

第一节　激励概述

一、需要、动机与激励

美国管理顾问公司 Leadership IQ 在 2011 年对来自美国的 1463 家公司和来自中国的 972 家公司进行了员工敬业度（employee engagement）的对比研究。结果发现，美国企业中只有 19% 的员工拥有高敬业度，而中国企业中员工的敬业度比这个比例更低，只有 6%。我们知道，在管理活动中，员工敬业度是描述员工在组织中努力工作、能够获得成就感、愿意向他人推荐到本组织工作的认知状态和情感体验。提升员工的敬业度是组织管理中激励上面临的挑战。由于组织中每一个员工的一切活动都是为了满足自己的需要，而该需要是他们行为的出发点。因此，研究需要、动机与激励成为了激励理论研究的基础。

（一）需要与行为

人类的各种行为都是出于对某种需要的满足。未满足的需要是激励的起点，从而导致某种行为。所谓需要（need），是指客观的刺激作用于人的大脑所引起的生理或者心理上的缺乏状态。这里的刺激既包括个体本身的、内部的，也包括个体外部的。一个员工在职场行为中为了自己的生存和发展会有各种各样的需要。例如，有的员工长期加班出现饿了或者困了的情况就会有进食或者休假的需要；有的员工在工作中感到孤独时就可能有与他人交往获得友爱、归属和被人尊重的需要。但需要并不是行为的直接决定因素，需要只有转化为动机才能决定人的行为。

管理活动中，无论是管理者或者是被管理者，其在组织中所表现出来的行为既是他们对组织环境中各种刺激所作出的反应，又是他们通过一连串动作实现其预定目标的过程。

在图 5-1 中，我们可以看出，人的行为是由动机驱动后的结果，而动机是由需要所支配和激发起来的。

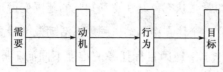

图 5 - 1　需要、动机、行为、目标关系图

需要和管理活动中每一个人的行为紧密联系在一起，它是我们管理活动中行为发生的原动力，但它并不总是处于唤醒状态。只有当管理活动中的个体所感受的生理或者心理上的缺乏状态达到了某种迫切程度，需要才会被激发，并促进员工在管理活动中所有行动。例如，有些员工可能拥有支配和控制他人的需要，但由于自己能力的限制或其他客观因素的制约，他们的这种需要就只能埋藏在心底，没有被唤醒，或者没有被充分意识到。此时，这种潜在的需要或者非主导的需要对我们的行为的影响力自然就比较微弱。而需要一经被唤起，可以促使组织成员为消除缺乏状态和不平衡状态采取行动，但它并不具有对具体行动的定向作用。因为，在需要和行为之间还有动机这一中间变量。

（二）动机与行为

1. 动机的定义

人的行为都是由人的动机支配的，动机是人的行为的直接动力，行为是动机的外在表现。动机是人的一种精神状态，它对人的行为起激发、推动、加强的作用，可以说是直接决定着人的行为方向，是人的行为发动的直接原因。

需要和动机是有区别的。需要是人积极性的基础和根源，动机（motive）是推动人们活动的直接原因，它是引发和维持个体行为并导向一定目标的心理动力。人类的各种行为都是在动机的作用下，向着某一目标进行的。而人的动机又是由于某种欲望或需要引起的心理冲动。

虽然动机的形成是以需要为基础，但并非所有的需要都能转化为动机，需要转化为动机必须满足两个条件：第一，需要必须有一定的强度。就是说，某种需要必须成为个体的强烈愿望，迫切要求得到满足。如果需要不迫切，则不足以促使人去行动来满足这个需要。第二，需要转化为动机还要有适当的客观条件，即诱因的刺激，它既包括物质的刺激也包括社会性的刺激。有了客观的诱因才能促使人去追求它、得到它，以满足某种需要；相反，就无法转化为动机。例如，人处荒岛，很想与他人交往，但荒岛缺乏交往的对象（诱因），这种需要就无法转化为动机。

可见，人的行为动力是由主观需要和客观事物共同制约决定的。按心理学所揭示的规律，欲望或需要引起动机，动机支配着人们的行为。当人们产生某种需要时，心理上就会产生不安与紧张的情绪，成为一种内在的驱动力，即动机，它驱使人选择目标，并进行实现目标的活动，以满足需要。需要满足后，人的心理紧张消除，然后又有新的需要产生，再引起新的行为，这样周而复始，循环往复。

2. 动机与行为的关系

动机作为组织成员发生某种行为的动力，它对行为效果有重要的影响作用，但具体的影响如何呢？研究表明，这种影响取决于动机本身的强度和个体行为质量两个方面。

首先，动机对行为效果的影响取决于动机本身强弱。具体而言，当动机强度很低时，对工作或学习持漠然态度，行为效率是很低的。当动机逐渐增加，活动效率会逐渐提高。但是，当动机过强时，个体处于高度的紧张状态，其注意和知觉的范围变得过于狭窄，也会限制正常活动，降低工作效率。一般而言，个体在中等动机强度下活动效率最高，动机过高或过低都会降低活动效率。同时，动机最佳水平还因目标任务的难度不同而不同。在比较容易的工作任务中，动机最佳水平会随动机提高而上升；在比较困难的工作任务中，动机最佳水平有逐渐下降的趋势。这种现象是叶克斯和多德森（Yerkes & Dodson，1908）通过动物实验发现的，被称为叶克斯—多德森定律（Yerkes - Dodson law）（图 5 - 2）。

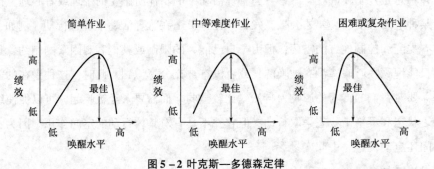

图 5 - 2　叶克斯—多德森定律

其次，动机对行为效果的影响还与个体行为质量有关。动机属于非智力因素，它对活动的影响须以行为质量为中介，行为质量又受到一系列的主客观因素制约。比如一个员工的工作动机对工作绩效的影响，不仅取决于动机强弱，还取决于工作行为本身的质量。一个工作动机很弱的人当然不会有高质量的工作行为发生，工作效率自然很低，但是工作动机很强或达到中等强度的动机水平的员工，也不一定有很高的工作行为质量，产生好的工作绩效。因为工作质量不仅受动机影响，还受许多变量的影响，如能力基础、工作方法、工作习惯、智力水平等制约。

（三）激励与行为

1. 激励的定义

所谓激励（motivation），就是组织根据员工的需要科学而系统地设计适当的刺激，以激发员工的工作动机，调动员工的工作积极性和创造性，促使员工有效地完成组织目标，并引导员工做出特定行为的力量的组合。在任何一个工作日中，员工既可以选择尽心尽力地工作，也可以选择勉强适度地工作以免受到批评，甚至还选择尽可能少地工作。而对于管理者来说，管理的目标就是使员工的第一类行为尽可能地增加，使后面这些情况的行为尽可能少出现。

激励对于管理的重要性在于，它可以解释人们在组织中的行为和绩效。个体的绩效通常由三项因素决定：激励（愿意完成工作）、能力（有能力完成工作）和环境（有资源用于完成工作）。如果员工缺乏能力，管理者可以通过培训增强其工作能力，或者干脆替换员工；如果资源有问题，管理者可以进行调配和调整；如果问题出在激励方面，那么管理者面临的麻烦就会大得多。组织中员工行为是一个复杂的现象，管理者可能很难发现问题的准确性质和解决方案。一方面，激励是无形的，另一方面，它又是绩效的决定因素，这两者都增加了它在工作场所中的重要性。

2. 激励与行为的关系

激励过程模型有助于理解激励行为发生的过程（图 5 - 3）。激励过程始于员工的某种缺乏所引起的需要，所以说，需要是激励的起点。例如，员工感到自己的收入无法使生活安定甚至富足，他就会有增加薪酬的需要。为此，他会去寻求满足这一缺乏或者需要的方法，要么工作更加努力以此争取获得加薪，或者另找一份有更高薪酬的工作。接下来，他就会为此做出一项选择。当选择做出之后，例如，他选择通过努力工作来争取加薪，在一段时期内他的工作强度变大，延长了自己的工作时间，于是，他就会开始评估自己的成就。如果经过努力工作，他的确获得了加薪，而且所得到了报酬让他非常满意，这不仅让他很高兴而且会让其继续努力工作。但是，一旦他发现没有加薪或者所加薪酬与其预期相差甚远，他很可能会尝试做出其他的选择。

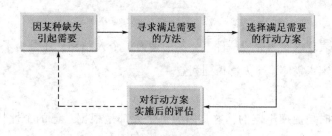

图 5 - 3　激励过程模型

二、激励的作用

美国通用食品公司总裁 C·弗朗克斯（C. Francis）所说："你可以买到一个人的时间，你可以雇用一个人到指定的岗位工作，你甚至可以买到按时或按日计划的技术操作，但是你买不到热情，买不到主动性，买不到全身心的投入，而你又不得不设法争取这些。"这句话形象地表述了激励的重要性，的确，一个企业的发展依赖于生产力的发展，人是生产力的主要因素，而激励是生产力的促进剂、推动剂。员工在组织中工作与生活，激励对于他们自然是十分重要和必要的，科学的激励有以下作用：

1. 吸引优秀的人才到企业来

发达国家的许多企业中，特别是那些竞争力强、实力雄厚的企业，通过各种优惠政策、丰厚的福利待遇、快捷的晋升途径来吸引企业需要的人才。

2. 开发员工的潜在能力，促进在职员工充分发挥其才能和智慧

美国哈佛大学的詹姆士（James）教授在对员工激励的研究中发现，按时计酬的分配制度仅能让员工发挥 20% ~ 30% 的能力，如果受到充分激励的话，员工的能力可以发挥出 80% ~ 90%，两种情况之间 60% 的差距就是有效激励的结果。管理学家的研究表明，员工的工作绩效是员工能力和受激励程度的函数，即绩效 = f（能力 × 激励）。如果把激励制度对员工创造性、创新精神和主动提高自身素质的意愿的影响考虑进去的话，激励对工作绩效的影响就更大了。

3. 留住优秀人才

德鲁克（P. Druker）认为，每一个组织都需要三个方面的绩效：直接的成果、价值的实现和未来的人力发展。缺少任何一方面的绩效，组织注定非垮不可。因此，每一位管理者都必须在这三个方面做出贡献，在三方面的贡献中，对"未来的人力发展"的贡献就是来自激励工作。

NOTE

4. 造就良性的竞争环境

科学的激励制度包含有一种竞争精神，它的运行能够创造出一种良性的竞争环境，进而形成良性的竞争机制。在具有竞争性的环境中，组织成员会受到环境的压力，这种压力将转变为员工努力工作的动力。正如麦格雷戈所说："个人与个人之间的竞争，才是激励的主要来源之一。"在这里，员工工作的动力和积极性成了激励工作的间接结果。

三、激励的特征

激励是以人为中心的管理思想的主要管理职能，人是管理的主体，激励是管理的核心，激励具有如下特征：

1. 方向性

积极性的方向表现为努力完成一件事，不论是为了个人私利，还是为了集体、国家利益。当然，也可以是国家、集体、个人都得到利益。

2. 选择性

人的积极性有时是捉摸不定的，这是因为每个人都是根据自己的个性特征，如气质、性格、爱好、兴趣、感情等来决定对事物的积极性的选择。

3. 时效性

积极性不可能持续高涨，而是起伏不定的。如发奖金时，职工的积极性会高涨，过后积极性也会下落。

4. 复杂性

人类的动机存在着矛盾和冲突。例如，一方面为了多增加收益而想加班加点，但另一方面却考虑应留些时间同家人团聚。

四、激励的应用

在当今变革时代，企业为了生存和发展，必须不断提高自己的竞争能力。最大限度地激励全体职工，充分挖掘人力资源的内在潜力，使更多的人自觉、自愿地去为实现组织目标而奋斗。然而有学者研究表明：只有37%的员工认为他们的老板懂得如何激发员工的积极性，因此，一个企业管理者必须要懂得激励。美国国际商用机器公司的副总裁巴克·罗杰斯认为："一个优秀的领导就是一个鼓励者，一个靠他的言论和行动来激发人们做出最出色的工作的人。"作为企业领导要经常考虑以下问题：

1. 寻求激励因素

采取多种激励办法（如多给金钱、友谊和关心、尊重，提供好的工作条件、有趣的和有意义的工作，提供养老金等）以激发员工积极工作的动机，促使职工想方设法把工作做好，从而保持工作的有效性和高效率。

2. 选择激励的方向

考虑激励是只对个人利益有利，还是国家、集体、个人利益的结合，力求提高激励的效能。

3. 不断采取新措施，保持激励行为的持久

每个人的要求不一样，能力不一样，不同时期人的需要也不一样。同时，注意保持激励的

时效性。因此，管理者应针对不同人、不同时期、不同的工作、不同的情况，即应考虑个体的差异性，不断采取新的有效激励措施，持续稳定地调动职工的积极性，促使更多的人能够自觉自愿地为实现组织目标而奋斗。

4. 制定科学的激励机制

各种组织都制定激励制度以调动员工的积极性，但激励机制是否得当，直接影响着企业职工的工作积极性。一般来说，制定激励机制应考虑 5 个维度：

（1）重要性 制定奖励制度应被多数人认为是有重要价值的。

（2）数量上的灵活性 即适应组织成员的不同特点，根据成员工作绩效的高低给予奖励。

（3）使用的频率 一般来说，奖励使用的次数越多，对职工工作绩效的影响也越大。理想的奖励方式应是被经常使用而又不失去其重要性。

（4）可见性 奖励要使人看得见，摸得着。要使奖励与工作绩效相联系，必须使奖励具有高度可见性，具有高度可见性的奖励会满足人们的荣誉感和自尊。

（5）低成本 从组织的角度来看，奖励的成本越低越好，这样可增加组织的效益。

这五个维度本身就存在着矛盾，完全符合这五个维度的激励机制是不存在的。在制定激励机制时只能权衡各种维度的利弊，择优选择，确保制定激励机制的科学性、适用性和可行性。

第二节 激 励 理 论

激励理论是关于激励的基本规律、机制和方法的概括和总结，是激励在管理活动中赖以发挥功能的理论基础。自 20 世纪 20 年代以来，西方的许多管理学家和心理学家分别从不同的角度对此进行了深入探索、研究，提出了许多激励理论。这些理论都从不同的侧面研究了人的行为动因，但每一种理论都有其局限性，不可能用一种理论去解释组织中成员所有行为激励问题。各种激励理论可以相互补充，从而使激励理论不断完善。按照研究层面的不同，激励理论可以分为三种类型：内容型激励理论、过程型激励理论和行为改造型激励理论。

一、内容型激励理论

需要是激励的源泉、起点和基础，是组织中员工行为动机体系中最核心的成分。内容型激励理论主要涉及激励过程的第一步，即需要与匮乏。它着重研究激发行为动机的因素——人的需要的内容、结构、特征及其动力作用的理论。主要有马斯洛的"需要层次理论"、奥尔德弗的"生存、关系、成长（E·R·G）理论"、麦克利兰的"成就需要理论"、赫茨柏格的"双因素理论"等。

（一）马斯洛的"需要层次理论"

亚伯拉罕 马斯洛（Abraham Harold Maslow, 1908 ~ 1970 年）是美国著名的社会心理学家、人格理论家和比较心理学家，是人本主义心理学的主要发起者和理论家，心理学"第三势力"的领导人。他在 1943 年发表的《人类动机的理论》一书中提出了著名的"需要层次理论"（Maslow's Hierarchy of Needs）。这一理论研究人的需要和动机及组织激励，自问世后在心理学领域和管理学领域产生了深远的影响，是心理学和管理学中应用最为广泛也是最广为人知的

NOTE

理论。

1. 需要层次理论的基本内容

马斯洛认为，人的需要按照其重要性、产生先后次序可以分为五个层次，即：生理需要（Physiological needs）、安全需要（Safety needs）、爱与归属需要（Love and belonging needs）、尊重需要（Esteem needs）和自我实现需要（Self‐actualization needs）。在管理活动中，员工在这五个层次的需要是一个由低逐级形成并逐级得以满足的。在日常工作中，对员工的需要分析后建立一个完整体系来激励员工是必不可少的，使其绩效与需要满足相辅相成。

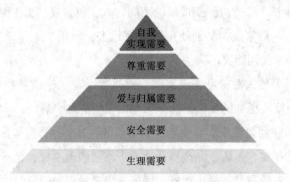

图5－4　马斯洛的"需要层次理论"

（1）**生理需要**　指衣、食、住、行、婚姻、疾病治疗等最原始、最基本的维持个体生存的物质性需要。即人对食物、水分、氧气、性、排泄、休息等的需要。当一个人受某种生理需要支配时，他的理想境界也可能会变化。例如，长期处于极端饥饿状态的人，他的追求目标首先是食物，为此生活的目标被看成是为了填饱肚子，一旦这种需要被满足，就不再是一种需要。当生理需要得到相对满足时，人们的注意力就会集中到高一层次的需要上去。

（2）**安全需要**　这是一种寻求依赖和保护、避免危险与不确定性、维持自我生存的需要。这类需要包括人身体健康与安全、劳动保护、职业安全、生活稳定、社会保险、社会秩序与治安、退休金及生活保障等。安全感在人的一生中都具有，但其需要程度以儿童时期最为强烈。如果从小受到过分的保护，到成年之后，就会发展成为一种带强迫性的寻求安全感，希望生活在一个井然有序的社会里。

（3）**爱与归属需要**　也称社交需要，它出现在人们安居乐业、丰衣足食之后。爱的需要包括给别人爱和接受别人爱两方面内容。即人们不仅渴望与亲人、朋友、同事等建立深厚的感情和友谊，获得他们的关怀、帮助与爱护；渴望获得真挚、热烈的爱情并建立幸福的家庭；渴望交友融洽、保持友谊、相互忠诚信任，有和谐的人际关系。除此之外，还渴望自己能在社会中有所归属，依附于一定的社会组织与团体，被团体接纳，成为团体的一员，在为别人带来关爱的同时体现自己的价值，简而言之，就是要有归属感。社交需要与一个人的生理和心理特性、社会经历、文化素养、社会信仰等都有关系。当社交需要成为人们最需要的需要时，便会促使人们形成和保持和谐的社会关系。

（4）**尊重需要**　尊重需要即指自重又有被别人尊重的含义。自尊表现为人们希望自己能够面对不同的情境，有实力胜任工作，能独立自主并充满信心。简而言之，就是独立、自由、自信、成就等。受人尊重是指在社会交往中，所有个体都希望别人能够尊重自己的人格，希望社会和他人能够公正地认可和客观评价自己的才能与劳动成果，希望在社会团体中确立自己的位置。简而言之，就是名誉、地位、社会认定、受人尊敬等。这是有关个人荣辱的需求，必须在前几种需要得到满足之后，才能出现并产生激励力量。也就是说，如果尊重需要得到满足，人们就会体验到自己的社会价值，进一步增强自信心，充满热情地更加努力向上；而一旦尊重需要受到挫折，就会产生无能、自卑、软弱的感觉，进而使人们丧失进取的信心和勇气。

（5）自我实现需要　自我实现需要是最高层次的需要。当上述所有需要基本得到满足时，除非人们正在从事合适的工作，否则便会产生新的不满，即自我实现的需要。具有这一需要的人们希望能够最大限度地发挥自己的才能和潜力，以实现个人的理想和抱负。马斯洛认为"能成就什么，就成就什么的欲望"，把"自己的各种禀赋——发挥尽致"就是自我实现的需要。换言之，人具有使自己的潜能变为现实的倾向，这种倾向就是希望自己越来越成为所期望的人，完成与自己能力相称的一切事物。

马斯洛特别指出："自我实现不是某一伟大时刻的问题，并不是在某日某时，号角一吹，一个人就永远地、完全地步入了神殿。自我实现是一个程度问题，它是一点一滴微小进展的积累。"

马斯洛先指出 5 个需要层次，后又在尊重需要和自我实现之间增加了求知、审美两个需要层次，求知需要包括好奇心、求知欲、探索心理及对事物的认知和理解。审美需要即指人有追求匀称、整齐、和谐、鲜艳、美丽等事物而引起心理上的满足的需要。

那么，马斯洛的需要层次之间是一种什么样的关系呢？归纳起来，主要有以下几点：

第一，人的需要是由低级向高级逐级递进和发展的，最基本的生理和安全需要得到满足之后，高层次的需要才能依次出现和满足。

第二，低级需要通过外部物质条件使人获得满足，高级需要则是从内在精神方面得到满足。

第三，在同一时期，一个人的需要会有多种，但在不同条件下，必定会有一种需要占主导地位，成为推动行为的优势动机。

2. 对需要层次理论的评价

马斯洛的需要层次论把人类的需要看成是一个组织的系统，并按优势出现的先后排列成一个系列，清晰地将人类的众多需要予以结构化，比较系统地探讨了需要的性质、结构、发生、发展及需要在人生中的作用，揭示了不同层次的需要对动机的激发和影响，强调了优势需要在动机形成中的相对重要性，指出人的内在需要是激励的主要诱因，揭示了"需要－激励－行为"的关系。

但这一理论忽视了社会环境对人的影响，也忽视了意识对动机的作用，强调了个人的发展，忽视了个人对社会的责任和义务。因此，马斯洛的需要层次理论已广泛受到心理学界重视并引起争论。正如里维特在《管理心理学教程》中说的："马斯洛理论的有效性、科学性是经常地受到人们的争论，但它的效用对于管理者可以成为一种思考的工具，似乎优点超过它存在的问题。"

3. 需要层次理论在管理中的应用

马斯洛的需要层次理论，尽管存在一些不足，但是辩证地看，作为管理心理学的一种理论，它还是值得借鉴和学习的。那么，在管理中，如何应用需要层次理论呢？

（1）激励的有效性在于需要　只有立足于本企业员工的需要，激励才会有积极意义。要

NOTE

消除盲目激励的现象，必须对员工需要做科学的调查分析，划分需要层次，有针对性地制定本企业的激励措施。例如，对于以生理需要为主的员工群体，如普通制造业的工人，关心的重点是生活中的衣、食、住、行等，激励时注重物质利益，将个人所得与贡献实行定量化的直接挂钩。而对于关心自我实现的员工群体，如知识型员工，除了物质激励以外，组织中的工作设计应注意考虑如何体现员工的个人意愿及价值，如尽可能地为员工创造一个既安全、舒畅又相互尊重、和谐有序的工作环境，使员工觉得工作本身就是一种享受，并能充分实现自我价值，最大程度地发挥工作积极性和创造性。

（2）对个体而言，各种需要的强度在不同时期和不同发展阶段不尽相同　企业管理者应对所属员工的需要进行细致分析和划分，从而找到激励的切入点。只有抓住员工需求的特点，针对其最强烈的需求进行激励，才能使员工产生最强的动机，从而解决激励不足的问题。

（3）制定激励机制应充分考虑国情因素和文化因素　在我国的企业中，不能盲目照搬国外流行的激励模式，而必须将激励理论与我国特有的各种因素结合起来，对激励模式进行长期规划，保持激励的长期有效性和高效性，使员工能够持续、充分地发挥自身的聪明才智，以实现人力资本效益的最大化。如对于国外一些较高收入水平的人来说，工资、奖金已不成为主要的激励因素，但对于我国相当一部分收入水平较低的人，包括很大一部分知识工作者来说，仍是重要的激励因素。

（4）创造企业文化，凝聚员工向心力，搞好员工培训　管理者要从社会需要这个层次出发，营造出员工健康成长和发展的企业环境，用事业留人、用感情留人、用待遇留人，满足员工的社会需要、尊重需要和自我需要等高层次的心理。同时，管理者应该明白，人最关心自己的利益和价值，为员工提供学习、培训机会，重视员工的个体成长和事业发展毋庸讳言。知识型员工的薪水和生活是有保障的，他们来到组织中的目的，是在争取劳动报酬的同时，寻求一种自我价值的实现，追求高层次的自我超越和自我完善。因此，企业除了为员工提供一份与贡献相称的报酬外，还应健全人才培养机制，为知识型员工提供教育和不断提高自身技能的学习机会，使其具备一种终身就业的能力。同时，要充分了解员工的个人需求和职业发展意愿，为其提供富有挑战性的发展机会，创造开拓出最大的空间。

总体而言，管理者不仅要一般了解员工的主导需要，而且特别要了解掌握员工在某一时期的主导需要，只有了解员工的主导需要，才能有针对性地采取措施，进行有效的管理激励。

（二）奥尔德弗的 ERG 理论

美国耶鲁大学的克雷顿·奥尔德弗（Clayton. Alderfer）在马斯洛提出的需要层次理论的基础上，进行了更接近实际经验的研究，于 1969 年提出了一种新的人本主义需要理论。奥尔德弗认为，人们共存在 3 种核心的需要，即生存需要（Existence needs）、关系需要（Relatedness needs）和成长需要（Growth needs）。由于这三种需要的英文首字母分别是 E、R、G，因而，这一理论被称为 ERG 理论。

1. ERG 理论的基本内容

（1）生存需要　是最基本的需要，它指的是生理需要、物质需要，对工作环境和条件的最基本要求等，包括衣、食、住、行及工资、津贴、工作条件等，这一需要与马斯洛的需要层次理论中的生理和部分安全需要相对应。

（2）关系需要　是指个体在组织中通过与他人之间的情感交流和相互关怀来满足自己的

某些需要，包括上下级、同级、个人之间、集体等人际关系的和谐，这一需要类似马斯洛需要层次理论中部分安全需要、全部归属需要或社会需要以及部分尊重需要。

（3）成长需要　是指一种要求得到提高和发展的内在欲望，是个人努力创造的或个人在工作中成长的所有需要，包括个人在事业上、前途方面的创造性、发展与成长的努力等。这类需要与马斯洛需要层次论中部分尊重需要及整个自我实现需要相对应。

ERG 的理论特点是改变了马斯洛"需要优先"的关系，奥德费指出，人的需要并不一定严格按照由低到高的顺序发展，而是可以超越的。在同一时间内，个体可能同时追求一种以上的需要。人们在寻求满足较高层次需要的机会的过程中遵循三个原则（图 5-5）。

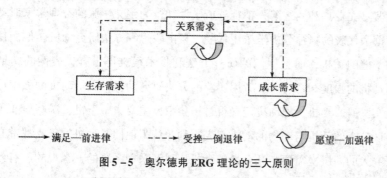

图 5-5　奥尔德弗 ERG 理论的三大原则

（1）愿望－加强律　即每一层次的需要，得到的满足越少，则对满足这种需要的渴望越大。

（2）满足－前进律　即较低层次的需要越是能够得到较多的满足，则对较高层次的需要越是渴望。如人的生存需要越是得到满足，渴望满足关系需要与工作成就的需要的强度就越大。

（3）受挫－倒退律　即较高层次的需要满足受到阻碍，则转向追求对较低层次的需要满足，而且这种低层次的需要可能会有所增加。如一个人社会交往需要得不到满足，可能会增强他对更多金钱或更好的工作条件的愿望。

2. 对 ERG 理论的评价

实际上，ERG 理论和马斯洛需要层次理论具有一定的共同性，这些理论所涵盖的激励因子在一定程度上是相互包容的。可以认为，马斯洛需要层次论是带有普遍意义的一般规律，而ERG 理论侧重于带有特殊性的个体差异，认为多种需要可以同时作为激励因素而起作用。因此，ERG 理论可能更切合实际，容易被人们所接受。

首先，ERG 理论认为可以同时有两种需要导致激励。例如，金钱的欲望（生存需要）、友情（关系需要）和学习新技能（成长需要）可以同时作为激励。其次，ERG 理论提出了需要满足过程中的"受挫－倒退律"原则。如果需要迟迟不能得到满足，组织中的员工就会感受到挫折，倒退到第一层级的需要，重新开始追求。例如，以前由金钱（生存需要）激励的员工可能获得了一次加薪，从而满足了这方面的需要。假定他接下来试图建立同事之间的友情满足关系的需要，如果由于某些原因导致他不可能同工作中的同事成为好朋友，他会因此受到挫折而退缩，只得继续争取更多的金钱来实现激励。

3. EGR 理论在管理中的应用

作为管理人员，应该了解员工的真实需要。需要分为 3 类，个人有不同的需要，而且这种需要不是一成不变的。这种不同的需要会导致员工工作中不同的行为表现，最终也决定了他们不同的工作绩效。管理人员想控制下属的工作行为和工作表现，首先要了解他们的真实需要，建立良好的沟通气氛，多倾听下属的意见，正确引导和提高下属的工作期望值。同时，只要下属的绩效好，就要给予相应的奖励，也就是要满足下属的需要。换言之，管理措施应该随着人的需要结构的变化而做出相应的改变，并根据每个人不同的需要判定出相应的管理策略，通过控制工作绩效（对于员工而言，也是一种需要）使之成为满足下属需要的东西。

（三）麦克利兰的成就需要理论

戴维·麦克利兰（David C. McClelland），美国社会心理学家，1987 年获得美国心理学会杰出科学贡献奖。在麦克利兰之前，精神分析学派和行为主义学派的心理学家对动机进行了研究。以弗洛伊德为代表的精神分析学派用释梦、自由联想等方法研究动机，他们往往将人们的行为归于性和本能的动机，而且他们的研究方法和技术很难得出有代表性的结果、可重复性差、无法得出动机的强度。行为主义者用实验的方法研究动机，使得动机的强度可以测量，但是他们用动机实验研究动机，把动机定义得过于狭窄，主要集中于饥、渴、疼痛等基本生存的需要上，没有区分人的动机与动物的动机。麦克利兰认为他们对动机的研究都带有一定的局限性，他注重研究人的高层次需要与社会性的动机，强调采用系统的、客观的、有效的方法进行研究。20 世纪 50 年代初，他提出了个体在工作情境中的成就需要理论。

1. 成就需要理论的基本内容

与马斯洛不同，麦克利兰不讨论人的基本生存需要，主要研究人的生存需要满足后所产生的其他需要。他认为，在人的生理需要、安全需要基本达到满足以后，人就有成就的需要。所谓成就，就是"克服障碍、运用权力尽可能多、快、好地解决困难"。麦克利兰认为，成就需要的基本内容有 3 种类型：一是对权力的需要；二是对亲和的需要；三是对成就的需要。

（1）权力需要（need for power）　权力是管理成功的基本要素之一，权力有个人权力和社会权力之分，前者只由个人行使，后者需要和组织共同发展，自觉地接受约束，从体验行使权力的过程中得到一种满足。权力需要是指影响和控制他人的欲望。具有较高权力欲望的人，总是对他人施加影响和控制表现出很大的兴趣，这种人总是追求领导者的地位。这些人常常表现出喜欢争辩、健谈、直率和头脑冷静，善于提出问题和要求，喜欢教训别人，乐于演讲，特别乐于奖赏其追随者。

（2）亲和需要（need for affiliation）　亲和需要也称为归属需要、合群需要，它是指个人建立友好亲密的人际关系的愿望，愿意建立和维持一种友好、融洽的人际关系，并总是设法避免因被某个组织或社会团体拒之门外而带来的痛苦，对同事保持亲和力，随时准备安慰和帮助困难中的同事，他们往往喜欢并从人际交往中得到满足。较高需要层次的人多具有亲和或友谊的需要。亲和需要是保证社会交往和人际关系和谐的重要条件，因此，管理者把这种需要看得比权力还重要。

（3）成就需要（need for achievement）　成就需要是指一个人按照最优秀者应该达到的标准进行工作或者在竞争中取胜的愿望或者驱动力。麦克利兰认为，几乎每一个人都认为自己有做出成就的愿望，但只有一小部分人受到成就需要的强烈驱动。有成就需要的人，对胜任和成功有强烈的要求。他们乐于甚至热衷于接受挑战，经常为自己树立有一定难度而不是高不可攀的目标；他们敢于冒风险，又能以现实的态度对付风险，不以侥幸心理对待未来，而是对问题善于分析和估计。他们愿意承担所做工作的个人责任，希望自己所从事的工作情况得到明确的反馈。这类人一般不常休息，喜欢长时间、一心一意地工作，并从中得到很大的满足，即便出现、遭遇了失败，他们也不会过分沮丧。

麦克利兰认为，高成就需要者具有与众不同的特点。首先，具备高成就需要的人，善于设置一定难度的成就目标，敢冒一定程度的风险，并在工作进程中及时调整自己的行为，不断获得成就需要的满足。其次，显示出强烈的事业心和独立性，喜欢获得能够发挥独立解决问题能力的工作环境。对成功有一种强烈的要求，把成就看得比金钱更重要，从成就中得到的鼓励超过物质鼓励的作用，把报酬看作是衡量成就大小的工具。最后，强烈希望获得工作绩效的具体反馈，随时了解自己的工作情况和上级的评价。

2. 成就需要理论评价

成就需要理论告诉我们，具有强烈成就需要的人喜欢有这样的情境，即"难度"和"风险"，身处其境者可以通过自己的努力去取得成功，可以承担个人风险，相信会有结果。难度也即任务艰巨，成功机会少，虽然满足动机的可能性低，但完成任务后会产生满足感。同时，受成就激励的人不得不考虑情境中的风险，因为它可能影响成就，但要迎接挑战，就不能不冒一定的风险。战胜风险的成就做起来才更富有刺激性。

麦克利兰认为有50%成功的机会往往最能激励人们去取得成就。任务成功的概率太高或太低都不能吸引人。所以，追求成功的行为取决于3个因素：一是动机强弱；二是期望大小；三是刺激性价值。至于外部因素，只是在取得成功的激励力量与逃避失败的抑制力量相等情况下，即二者相抵消时才能体现出来。

成就需要理论从另一侧面阐明了3种基本的激励需要，特别对人的成就方面进行了深入的研究。它的主要特点是，侧重于对高层次管理中被管理者的研究，主要对象是生存、物质需要都得到相对满足的企业经理、政府职能部门的官员、科学家、工程师等同级人才。

3. 成就需要理论在管理中的应用

麦克利兰利用调查结果来说明了成就需要同经济发展密切相关，高度成就需要的人对企业、对国家均有重要作用。一个公司拥有高度成就需要的人越多，其发展就越快；一个国家拥有高度成就需要的人越多，就会越兴旺发达。同时他认为，可以通过培训和教育来造就具有高度成就感需要的人，这一点，对于开发人力资源管理具有极大的启示。此外，麦克利兰还发现，成就需要与成功管理者的关系在小型组织中非常明显，其高层人员通常具有高水平的成就动机；而大型组织中的高层管理人员则更多地追求权力和社会需要，成就激励水平一般。这些研究成果，在管理中发挥着重要的作用。

（1）识人用人 成就的需要是一个组织的重要动力，如果把高成就需要的人放在有困难的工作岗位上，工作的挑战性就会成为成功的动力，这种动力会激发出致力于成就的期望。因此，善于发现和利用具有高成就需要的人才，是管理人员的主要职责。

（2）充分授权 高成就需要的人，敢于面对现实，渴望一个能充分发挥才干的工作环境。因此，管理者应该充分授权，创造并提供适当的工作环境和条件。这样，被授权的员工，在完成授权任务的过程中，即使遭遇到凭借原有的能力或技术无法解决的问题，他为了有效完成任务，就必须设法提升自己的能力与技术，力争上游，迎接挑战。在具体操作上，给出任务目标而不限定完成目标的手段或"战略图"，能极大地发挥员工的工作主动性、积极性、创造性，

NOTE

使员工乐此不疲、迎难而上，独立开展工作，适应适度风险，争取出色绩效。

（3）加强培训　麦克利兰强调，通过教育和培训可以造就出具有高成就需要的人。人都是有潜力的，也是有成功欲望和追求的，关键是如何被发掘或激发。而加强培训，宣传高成就需要人物的形象、交流成功经验者，则不失为一个有效的手段。榜样的力量是无穷的，通过宣传、培训，可以改善和优化组织的人力资源，形成人人争先、人人奋进的企业成就文化。

（4）因岗择人，优化结构　成就需要理论显示，高成就需要者并不一定就是一个优秀的管理者。高归属需要者渴望友谊，喜欢合作而不是竞争的环境，希望彼此之间的沟通与理解。最优秀的管理者都是权力需要很高而归属需要很低的人。这样就会给组织尤其是领导层带来一个现实的问题，既如何科学合理地搭配班子、优化结构，使独具不同心理特性的人各得其所、各得其位、各尽其职，并使得形成的合力最大，对组织最为有利。

（四）赫兹伯格的双因素理论

20 世纪 50 年代末期，美国的行为科学家弗雷德里克·赫茨伯格（Fredrick Herzberg）和他的助手们在美国匹兹堡地区对二百名工程师、会计师进行了调查访问。访问主要围绕两个问题：在工作中，哪些事项是让他们感到满意的，并估计这种积极情绪持续多长时间；又有哪些事项是让他们感到不满意的，并估计这种消极情绪持续多长时间。赫茨伯格以对这些问题的回答为材料，着手去研究哪些事情使人们在工作中快乐和满足，哪些事情造成不愉快和不满足。结果他发现，使职工感到满意的都是属于工作本身或工作内容方面的；使职工感到不满的，都是属于工作环境或工作关系方面的。据此，赫兹伯格提出了"双因素理论"。

1. 双因素理论的基本内容

在调查研究结果的分析中，赫茨伯格和他的助手们发现，促使职工在工作中产生满意感觉的因素与产生不满、厌恶感觉的因素是完全不同的。前者往往与工作内容本身联系在一起，后者则与工作环境或条件相联系。后来，赫兹柏格用"关键事件法"对调查结果进行综合分析，他从 1753 个案例中归纳出影响工作满意感的因素，有 81% 的人认为感到满意的因素主要有以下 6 项：①工作富有成就感；②工作成绩能够得到承认；③工作本身富有挑战性；④职务上的责任感；⑤个人成长发展的可能性；⑥职位升迁等。他将此类因素称为激励因素。又通过 1844 个案例中归纳出造成职工不满意的因素，有 69% 的人认为感到不满意的因素主要有以下 10 项：①公司的政策与行政管理；②技术监督系统；③与监督者个人之间的关系；④与上级的关系；⑤与下级的关系；⑥工资；⑦工作安全性；⑧个人的生活；⑨工作环境；⑩地位。他把这些因素称之为保健因素。这就是"激励－保健因素"理论，简称为双因素论（表 5－1）。

表 5－1　双因素理论内容

激励因素	保健因素
工作成就	公司的政策与行政管理
成绩认可	监督系统
工作挑战性与趣味性	人际关系
责任感	工作条件
发展	地位
成长	报酬

赫兹伯格认为，传统的"满意"与"不满意"互为对立面的观点是不确切的。他认为，"满意"的对立面是"没有满意"（而非不满意），而"不满意"的对立面应该是"没有不满意"（而非满意）（图5-6）。激励因素得到满足和改善，则往往能够激发职工的工作热情，调动起积极性，促使他们产生对工作的满意感，否则就会走向反面，即没有满意感；而保健因素如果缺乏，但会导致员工的不满，甚至会严重挫伤员工的积极性，但如果处理得当，则能防止员工产生不满意情绪，即没有不满意。

传统观点：满意 _____ 不满意

赫兹伯格观点：满意 ___激励因素___ 没有满意

不满意 ___保健因素___ 没有不满意

图5-6 赫兹伯格的观点与传统观点的比较

2. 双因素理论评价

双因素理论是目前最具有争论性的激励理论之一。对双因素理论有不同的评价：双因素理论的研究，采用半结构性面谈法，与量表法相比较，提供一种新颖而有趣的思考方法。在激励的看法上，代表了一种新观念，这种研究假设与方法，引起许多人在研究和应用上的兴趣，也受到批评和挑战。主要是认为赫氏调查对象特定，其结论缺乏普遍性；也有人批评这是一种先做结论再做推论的主观的"重组逻辑"等等。

争论是存在的，但是需要肯定的方面也是突出的。双因素理论不仅在理论上为我们简约地廓清了内在激励与外在激励，令人信服地指出除了物质需要之外，人尚有精神需要，而外在激励或保健因素仅能满足人的生理需要，只有满足人的精神需要，才能持久有效地激励人的积极性。这一理论被广泛应用于人力资源管理中，自从20世纪60年代以来相继提出并付诸实践的工作丰富化、扩大化，以及弹性工作时间等，均被认为是对双因素理论的验证与实践。

3. 双因素理论在管理中的应用

尽管对双因素理论的争论较多，存在许多不同的意见和看法，但是该理论仍然较为广泛地流传，大多数管理者都熟悉该理论，说明它确实有着独特之处。双因素理论认为，保健因素是一种外在因素，它的作用是预防性的，要调动职工的积极性，必须依靠工作本身带给人们的内在激励因素。因此，在管理中，应注意做到：

（1）重视保健因素 创造良好的工作外部环境和条件，可以消除职工不满的负面情绪和态度，这对提高工作效率和管理效能有积极的作用。

（2）有效的管理 应在保健因素的基础上，多采用赫氏的"工作内容丰富化"的激励因素，即改善个人工作本身的激励因素，获取成就、赏识、责任、进步和成长的机会。同时增加核心工作要素及技能的多样性、任务的完整性、任务意义、自主权和反馈，使职工体验到工作的意义和赋予的责任，并知晓工作的结果，给予职工更多的主人翁感，多安排有挑战性、关键性的工作，扩大工作范围，增强成就感，让工作本身成为一种强有力的激励因素。注重工作的多样性、工作目标的多元性，避免工作本身的"审美疲劳"。

（3）奖励适度 特别是使工资和奖金分开，使后者成为激励因素。奖金是一种工作报酬之外的"额外奖励"，必须与企业经营好坏，与部门、组织、个人的工作绩效联系起来，才能发挥其应有的激励效果。如果不顾经济效益好坏，不论工作、成绩大小，一律吃大锅饭，搞平均主义，把奖金变成"附加工资"，人人有份，则奖金就会变成"保健因素"，花钱再多，也起不了多大的激励作用，反而使职工认为这奖金是理所当然得到的；如果奖金取消了，或者是个人没有得到，反而会造成职工的不满情绪，从没有不满意变成不满意，那奖金对促进工作反而是不利因素了。

二、过程型激励理论

与内容型激励理论不同，过程型激励理论主要研究从动机的产生到采取具体行动的心理过程，试图弄清楚人们对付出劳动、功效要求和奖酬价值的认识，即从外在的诱因入手研究激励问题。主要包括弗鲁姆的期望理论、洛克的目标设定理论、亚当斯的公平理论等。过程型激励理论侧重于研究动机形成和行为目标的选择以及行为的修正和改变。在该理论看来，激励在人的心理上是一个相当长的过程，只有在激励对象接受激励内容的情况下，激励过程才得以开始。他们认为，内容型激励理论的主要不足在于缺乏对激励过程所达到的预期目标能否使激励对象得到满足方面的研究。过程型激励理论弥补了这一缺憾，着重研究了人们选择其所要做的行为过程，研究了如何转化人的行为，以达到组织预定的目标。

（一）弗鲁姆的期望理论

期望理论（Expectancy Theory），又称作"效价 – 手段 – 期望"理论，是著名心理学家和行为科学家维克托·弗鲁姆（Victor H. Vroom）于 1964 年在《工作与激励》中提出来的激励理论。

1. 期望理论的基本内容

期望理论的基本观点是，人们只有在预期其行动有助于达到某种目标的情况下，才会被充分激励起来，从而采取行动以达到这一预期目标。期望理论认为，激励就是选择的过程。也就是说，一个人在其行动的种种选择中所做出的最后抉择，必然和其行为同时发生的心理活动紧密相联。

弗鲁姆认为，任何时候一个人从事某一行动的动力取决于个人对行动的全部预期成果的主观估计乘以个人对这种预期成果实现可能性的主观估计，它是一个动态的变量。

这一理论的数学模型是：

$$M = V \times E$$

其中：M：激励力量，是直接推动或使人们采取某一行动的内驱力。这是指调动一个人的积极性，激发出人的潜力的强度。其数值变化范围在 0 至 1 之间。

V：目标效价，指达成目标后对于满足个人需要其价值的大小，它反映个人对某一成果或奖酬的重视与渴望程度。

E：期望值，这是指根据以往的经验进行的主观判断，达成目标并能导致某种结果的概率，是个人对某一行为导致特定成果的可能性或概率的估计与判断。

显然，只有当人们对某一行动成果的效价和期望值同时处于较高水平时，才有可能产生强大的激励力。

该公式说明，假如一个人把目标的价值看得越大，估计能实现的概率越高，那么激发的动机就越强烈，引发的内部力量也就越大。公式中的期望值是个人主观预期概率，并非实际概率或客观概率，也就是说期望值对行为导致结果（达到目标）可能性的大小的表示，是个人心目中感觉到的可能性，它取决于个人的主观判断。

为了使激发力量达到最佳值，弗鲁姆提出了人的期望模式。弗鲁姆认为，根据人的期望模式，为了有效地激发职工的生产动机，需要正确处理好以下三种关系：

（1）**努力与成绩的关系** 人总希望通过努力去达到预想的结果。如果他认为通过努力有能力去实现目标，即个体主观上认为实现目标的期望概率很高，就会有信心、有决心，从而激发出强大的力量。但如果他认为目标高不可攀或者是目标太低、唾手可得，就会缺乏干劲，失去内部的动力。努力与成绩的关系取决于个体对目标的期望概率。期望概率是个体对目标的一种主观估价，它既要受到认知、态度、信仰等个性倾向的影响，还要受到个人的社会地位、别人对他的期望等社会因素的影响。因此，个体对某目标的期望概率是一个由主观条件和客观条件相互作用而决定的函数。

（2）**成绩与奖励的关系** 人总是期望在达到预期的成绩后能得到适当的合理的奖励。这个奖励是广义的概念，既包括奖金、提升、表扬，还包括看到自己工作的成效，得到同事信任，提高个人威望等。如果只要求职工做贡献，而没有行之有效的物质或精神奖励进行强化，时间一长，人们被激发起来的内部动力就会逐渐消退。

（3）**奖励与满足个人需要的关系** 人总希望奖励能满足个人的需要，如生理需要、尊重需要、自我实现需要等。由于人与人之间在年龄、性别、资历、社会地位、经济条件等方面存在着差别，反映在需要上也有明显的个别差异。因此对同一种奖励，不同的人所体验到的效价不同，它所具有的吸引力也不同。

为了提高奖励的效价，使它对职工具有强大的吸引力，弗鲁姆认为要根据人们的需要，采取多种形式的奖励，才能最大程度地挖掘人的潜力，提高生产效率。

2. 对期望理论的评价

期望理论被许多学者验证和广泛应用，并在研究中不断得到发展和完善，并且更富有应用价值。首先，区别两种效价，把工资提升等外在效价和成就、个人发展等内在效价区别开来。外在效价是由个人的绩效从他人那里得到奖酬的结果，内在效价来自工作本身。其次，考虑到其他与工作激励有关的变量对期望理论的主要变量的影响，包括个性变量，生活经验变量，角色认识变量等等。简而言之，比较综合地考虑到了各个变量的影响。

3. 期望理论在管理中的应用

期望理论显示出了它在激励职工动机上的适用性和有效性，并对管理者有很大的启示，在管理中对期望理论要综合、辩证地应用。管理者不要仅泛泛地采用一般的激励措施，而应当采用多数组织成员认为效价最大的激励措施，而且在设置某一激励目标时应尽可能加大其效价的综合值，适当加大不同人实际所得到效价的差值，加大组织期望行为与非期望行为之间的效价差值，既体现效价的共性，奖罚分明，又体现效价的个性，采取多种不同的奖励方式，满足个体的不同需要。在激励过程中，还要适当控制期望和现实结果，加强期望心理的疏导。目标设置既要所愿，又应所能，目标既应该具有挑战性，又应该是经过努力可以实现的，不能估计过高，也不能过低。过高（期望概率过小）会使人感觉遥不可及，产生挫折，降低积极性；过低（期望概率过大）会使人感到唾手可得，也激发不起积极性。期望是激励中的一个重要因素，是一种主观，但期望并不等于现实结果。因此，管理者还必须适当控制好现实结果，了解

NOTE

不同的期望与不同的现实对人的心理的不同影响，正确处理期望与现实之间的关系才能更好地调动人的积极性。一般而言，现实结果应能使大多数人受益，最好现实结果大于平均的个人期望，并与效价相适应。

（二）洛克的目标设定理论

美国马里兰大学管理学兼心理学教授洛克（Edwin Locke）和他的同事们通过大量的实践研究发现，外来的刺激（如奖励、工作反馈、监督的压力）都是通过目标来影响动机的。目标能引导活动指向与目标有关的行为，使人们根据难度的大小来调整努力的程度，并影响行为的持久性。于是，在一系列科学研究的基础上，他于 1967 年最先提出"目标设定理论"（Goal Setting Theory）

1. 目标设定理论的基本内容

目标设定理论认为，目标本身就具有激励作用，目标能把人的需要转变为动机，使人们的行为朝着一定的方向努力，并将自己的行为与既定的目标相对照，及时进行调整和修正，从而实现目标。目标是指个体和组织期望经过一定的努力而得到的产出或结果。

目标有两个最基本的属性：明确度和难度。

从明确度来看，目标内容可以是模糊的，如仅告诉被试者"请你做这件事"；目标也可以是明确的，如"请在十分钟内做完这 25 题"。明确的目标可使人们更清楚要怎么做，付出多大的努力才能达到目标。目标设定得明确，也便于评价个体的能力。很明显，模糊的目标不利于引导个体的行为和评价他的成绩。因此，目标设定得越明确越好。事实上，明确的目标本身就具有激励作用，这是因为人们有希望了解自己行为的认知倾向。对行为目的和结果的了解能减少行为的盲目性，提高行为的自我控制水平。另外，目标的明确与否对绩效的变化也有影响。也就是说，完成明确目标的被试者的绩效变化很小，而目标模糊的被试者绩效变化则很大。这是因为模糊目标的不确定性容易产生多种可能的结果。

从难度来看，目标可以是容易的，如 20 分钟内做完 10 个题目；中等的，20 分钟内做完 20 个题目；难的，20 分钟内做完 30 个题目，或者是不可能完成的，如 20 分钟内做完 100 个题目。难度依赖于人和目标之间的关系，同样的目标对某人来说可能是容易的，而对另一个人来说可能是难的，这取决于他们的能力和经验。一般来说，目标的绝对难度越高，人们就越难达到它。有 400 多个研究发现，绩效与目标的难度水平呈线性关系。当然，这是有前提的，前提条件就是完成任务的人有足够的能力、对目标又有高度的承诺。在这样的条件下，任务越难，绩效越好。一般认为，绩效与目标难度水平之间存在着线性关系，是因为人们可以根据不同的任务难度来调整自己的努力程度。

目标设置是指通过把个体、团体、部门和组织所期望达到的结果具体化，从而提高其活动效率的过程。具体、明晰且具有一定难度的目标可对员工形成挑战性，并能带来更高的绩效。人们对于明确的、有挑战性的目标完成得最好；而对于模糊的、有挑战性的目标，则完成得一般；模糊的、没有挑战性的目标，则导致最低水平的成绩。

2. 目标设定理论的评价

目标设定理论的激励观点引起人们广泛的探讨和研究，并得出比较一致的观点，证明目标对行为的激励作用受行为者对目标认识的影响。后来的研究进一步表明，只有在个体从内心里接受了这个目标的情况下，目标设定理论才有效。

3. 目标设定理论在管理中的应用

（1）目标清晰度直接影响激励强度　目标是一种强有力的激励，是完成工作的最直接的动机，也是提高激励水平的重要过程。从激励的效果来说，有目标比没有目标好，有具体目标比空泛、号召性的目标好，有能被执行者接受而又有较高难度的目标比唾手可得的目标好。

（2）目标设置要有可操作性　要使所设置的目标真正产生激励的作用，还应当考虑目标是否能为员工所接受。对于难度很大的长远目标，可采取"大目标、小步子"的目标管理方法，通过分解使大目标变为一个个具体的小目标，使人常常看到工作的进步与成绩，使人经常处于受激励的状态。

（3）目标设置要兼顾组织目标和员工个人目标　管理者应该力求把组织目标与员工个人目标结合起来，并使个人目标有实现的可能。因为，让员工掌握组织的目标和明确自己的个人目标并让他们有参与实现组织目标的工作机会，就能使员工产生工作积极性。如果将组织目标强加于员工，他们又没有实现个人目标的机会，这将导致员工的不满，甚至危及组织的稳定。

（4）鼓励员工参与目标的设置　组织与员工的目标相一致，并不意味着员工必须以组织的目标代替自己的目标，而是两者之间必须协调。所以，设置组织的目标经常是反复的过程，要用不同的目标加以组合，直到获得符合意图的方案为止。在这个过程中，要注意让员工参与，这样既有利于职工个人目标的实现，又有利于组织目标的实现。

（5）创造有利于实现目标的条件　在员工为目标而努力工作的过程中，不仅反馈是重要的，而且需要提供相应的组织保证如创造有利于实现目标的条件，加强培训以提高员工自我效能感，建立奖惩制度等，来支持员工实现目标。

（三）亚当斯的公平理论

纵观有文字记载的历史，公平和公正的理念都是人类所关注的。因此，人们对他们被对待的公平程度的感知影响着他们完成任务的动机就不足为奇了。公平理论（Equity Theory）是由美国学者亚当斯（J. S. Adams）在综合有关分配的公平概念和认知失调的基础上于 20 世纪 60 年代提出的一种激励理论。

1. 公平理论的基本内容

公平理论侧重研究工资报酬分配的合理性、公平性对员工生产积极性的影响。该理论指出，员工的工作动机，不仅受其所得的绝对报酬（自己实际收入的数量）的影响，而且受到相对报酬（自己实际收入与他人的实际收入的数量）的影响。即一个人不仅关心自己收入的绝对值（自己的实际收入），而且也关心自己收入的相对值（自己收入与他人收入的比例）。每个人都会不自觉地把自己付出的劳动和所得的报酬与他人付出的劳动和得到的报酬进行社会比较，也会把自己现在付出的劳动和所得报酬与自己过去的劳动和所得的报酬进行个人历史的比较。如果当他发现自己的收支比例与他人的收支比例相等，或者现在的收支比例与过去的收支比例相等时，便认为是应该的、正常的，因而心情舒畅、努力工作。但如果当他发现自己的收支比例低于他人的收支比例，或现在的收支比例低于过去的收支比例时，就会产生不公平感，就会有满腔怨气。

要消除或减轻这种不公平感，人们可能会采取下列五种措施中的一个或几个：

（1）曲解自己或他人的付出或所得；

（2）采取某种行为使得他人的付出或所得发生改变；

（3）采取某种行为改变自己的付出或所得；

（4）选择另外一个参照对象进行比较；

（5）辞去他们的工作。

心理学的研究表明，不公平感的产生绝大多数都是由于经过比较后认为自己的报酬过低而产生的；但在少数情况下也发现，如果一个人经过比较，认为自己的报酬过高，也会产生不公平感。

2. 公平理论的评价

所谓公平与不公平，并非指客观上是否公平，而是指主观上产生的不公平感。比较客观、公平的分配制度可以在一定程度上减少人们在主观上的不平等感，但不能保证有客观公正的分配制度和规则，就一定可以消除人们的不公平感。因为在人们的心目中，每个人评价公平和不公平的参照标准各不相同。不公平感是增加职工的心理压力，降低职工积极性的一种社会心理现象。正因为如此，公平理论在企业和组织管理中成为比较流行的一种管理理论。

3. 公平理论在管理学中的应用

管理的公平理念必须贯穿到整个管理体系中去，只有从整个体系入手，才有可能实现员工所共同认同的公平，具体表现在：

（1）工作分析和个人绩效考核　工作分析在公平理论中的作用在于，它给每个员工提出了一个抽象的"参照者"，即系统参照人。员工无须与实际的他人进行比较，而是对照自己工作中的职责、工作内容、待遇等来衡量自己的成果，调整和控制自己的行为，达到一种满意的状态，体现公平性。

（2）把能力相近的人配置在相同的岗位上　员工在选择参照人时有就近比较的趋势，即先与同班组、同车间、同公司的相近专业人员比较，然后才进行更广泛的社会比较，而且在比较中会自动将一些诸如公司状况、地区因素考虑在内。尽量把能力相近的人配置在相同的岗位上，是维持公平的有效方法。

（3）扩大"得到"的范畴、增加公平比值　公平理论中所指的"得到"一般指的是工资报酬，在企业分配中主要是由工资、奖金、福利等实物型报酬组成，但在满足了员工的生理、安全需求的基础上，员工对职称、工作岗位重视程度、事业成就感、培训深造及精神奖励等也越来越重视。因此，要将这些因素加入"得到"的整体薪酬。

（4）以机会公平代替结果公平与形式公平　企业中绝对公平的结果是不可能的，结果公平与形式公平以表面的公平代替实质的不公平，使企业资源错置、浪费人力资本和人才资本，也容易造成人才流失。机会公平使员工比较容易接受即使是不太公平的现实，在实际工作中强调机会公平，做到程序合理，过程、标准和结果公开，自觉接受公众监督，就能提高员工的公平感。聪明的管理者往往能在不完全公平的结果中使员工获得公平感，所以公平感比公平更重要绝不是故弄玄虚，而是一种领导艺术。

（5）营造良好的企业文化氛围，塑造企业文化　企业文化是指企业员工群体在实现企业宗旨的活动中形成的共同价值观、行为规范和思维方式。企业文化建设的内涵之一，就是切实做好企业员工的相互沟通，包括企业的重大经营决策都要注意征求员工意见。这样做不仅真正体现了企业的业务公开和民主，而且有利于提高员工的综合素质，充分调动员工的积极性和创造性，因此在企业中塑造公平的文化氛围，对企业具有决定性意义。

三、行为改造型激励理论

行为改造型激励理论着重于研究人的行为是否受到激励而得到矫正与改造，认为受到激励的行为就会倾向于反复出现。这种类型的理论在实际中应用简便，又行之有效。行为改造型激励理论主要包括归因理论、强化理论和挫折理论。归因理论在前面相关章节已有介绍，在此主要介绍强化理论。

（一） 斯金纳的强化理论

1. 强化理论的基本内容

强化理论（reinforcement theory）是美国心理学家斯金纳（Burrhus Frederic Skinner）于 20 世纪 70 年代提出的。该理论主要研究人的行为与外部因素之间的关系，是以学习的强化原则为基础的关于理解和修正人的行为的一种学说。人们为了实现自己的目标，就必须采取一定的行为。行为产生结果，结果作用于环境，环境对结果做出评价，该评价对人的以后的行为产生影响。好的评价会加强该行为，使其重复出现；不好的评价或者不进行评价，则该行为将会减弱甚至消失。

斯金纳将强化定义为采用适当的强化物增加行为反应的强度、频率或者频度的过程。强化物是指使反应发生概率增加或者维持某种反应水平的任何刺激。也就是说，凡是增加行为反应概率的任何事件都可以起到强化作用。因此，他提出了几种行为改造的策略。

（1）正强化 正强化是指在某种行为反应发生后，引入一种刺激（这种刺激通常来说是积极的），使该行为反应发生的频率得到增加或者保持。也就是说，奖励那些符合组织目标的行为，以便这些行为得到进一步加强。在管理活动中，员工在成功完成一项重大项目之后得到奖励就是一种正强化，奖励的目的就是为了使类似的行为得到维持或者增强。

（2）负强化 负强化是指在某种行为反应发生后，去除或者避免一种刺激（这种刺激通常来说是消极的），使该行为反应发生的频率得到增加或者保持。负强化的方法包括撤销批评、处分、降级等，有时恢复减少的奖金也是一种负强化。比如，员工上班迟到会受到上司的批评，一旦他意识到错误，以后按时上班，上司就不再批评，这就是负强化。

（3）惩罚 惩罚就是对不良行为反应给予批评或者处分，它可以减少这种不良行为的重复发生，弱化该行为发生的频率。惩罚既可以是引入一种不愉快的刺激（比如要求加班、给予批评），也可以是取消一种愉快的刺激（如扣发奖金、不再给予表扬）。

负强化与惩罚两个概念被许多人混用。斯金纳为此做了区分：惩罚同强化一样都是针对行为反应的结果来界说的，但惩罚是为了抑制行为反应发生的概率，而强化是为了增强行为反应的概率。他认为，惩罚在改变行为方面是一种有效的方法，但不是一种使行为产生永久性变化的有效手段。也就是说，惩罚可导致不良行为反应的概率降低，但它只是抑制了这种行为反应而不是消除了不良行为。所以，在给予惩罚时，一定要及时，同时要强化正确的行为反应，让受罚的员工不仅知道自己什么是不可以做的，而且知道什么是可以做的。

（4）消退 消退是指对某种行为不采取任何强化措施，既不奖励也不惩罚。这是一种消除不合理行为的策略，因为倘若一种行为得不到强化，那么这种行为的重复率就会下降。例如，当员工表现出某种良好的行为反应时，上司却从不给予强化，屡次忽略其良好行为反应，甚至认为员工的表现是应该的，长此下去，员工的此类良好行为就会慢慢消失。

NOTE

总之，正强化和负强化都是用于加强所期望的某种行为反应；而惩罚和消退都是为了使某种行为反应减弱或者消失。这四种行为改造策略相互联系、相互补充，构成了强化理论中行为改变的有效手段，并成为一种制约或影响人的行为的特殊环境因素。

2. 对强化理论的评价

由于强化理论并没有研究引发行为的因素是什么，严格来说它并不是动机理论。但是它却是对行为控制进行分析的有效工具，有助于我们深刻理解人是如何学习和获得各种行为、习惯的。但同时不能忽略的是，强化理论过分依赖外在的强化物来控制人的行为，而无视人的情感、态度、愿望和已有的经验等心理变量对人的行为所产生的影响。强化的确是塑造行为的重要因素，但极少有学者认为它是惟一的因素。因此，管理者在运用奖励或惩罚等方式时必须注意，强化本身并不是目的。

3. 强化理论在管理中的应用

强化理论上述四种行为改造的策略中，正强化和负强化是影响行为发生的最有力工具，因为它能增强或增加有效的工作行为；惩罚或消退只能使员工处于一种被动状态，他们只知道自己不应该做什么，而不知道自己该做什么。因此在运用中，要注意以下的一些原则：

（1）要建立目标体系，遵循目标强化的原则　确定明确、可行的目标，只有目标明确而具体时，才能进行衡量和采取适当的强化措施，使强化有理有据，体现公平公正公开。

（2）贯彻及时反馈、及时强化原则　对职工奖勤罚懒必须达到一定的强度，同时注意及时性，要取得最好的激励效果，就应该在行为发生以后尽快采取适当的强化方法，这样才能起鼓励和改造行为的作用。

（3）实行奖罚结合，以奖励为主的强化原则　从需要的角度来说，人们更愿意接受正面的鼓励，而对于惩罚，要慎用、少用。

（4）贯彻因人而异的强化原则　人的需要往往是不相同的，有的人倾向于物质奖励，有的人倾向于精神奖励，也有的人兼而有之。同一个人，在不同时期，需要也可能变化。因此，强化要因人而异，与时俱进。

斯金纳的强化理论和弗鲁姆的期望理论都强调行为同其后果之间关系的重要性，但弗鲁姆的期望理论较多地涉及主观判断等内部心理过程，而强化理论只讨论刺激和行为的关系。强化的主要功能，就是按照人的心理过程和行为的规律，对人的行为予以导向，并加以规范、修正、限制和改造。它对人的行为的影响，是通过行为的后果反馈给行为主体这种间接方式来实现的。人们可根据反馈的信息，主动适应环境刺激，不断地调整自己的行为。

（二）多拉德的挫折理论

人们在生活和工作中，会遇到各种障碍，受到各种挫折。与其他激励理论不同的是，挫折理论研究的重点是探讨阻碍人们发挥积极性的各种因素，了解挫折产生的原因、挫折的表现以及如何应对等问题。

1. 挫折的定义及其产生的原因

（1）挫折的定义　挫折是指人们在从事有目的的活动时遇到障碍和干扰，需要得不到满足时产生的紧张状态或情绪反应。

（2）挫折产生的原因　引起挫折的原因多种多样，人们受挫折的程度也各不相同，但是总的来说，挫折不外乎由客观因素和主观因素造成。

由客观因素引起的挫折叫作环境起因的挫折（Environmental Frustration），这是由于外界事物或情况阻碍人们达到目标而产生的挫折。其中包括非人力所能及的一切自然因素，如自然灾害、台风、地震、酷热、洪水、疾病、事故等。也包括社会环境因素，如社会生活方式、价值观念、评价体系、行为模式等方面的社会环境及所在组织的管理方式、文化等组织环境等。人们之间的紧张关系、工作岗位不能使人充分发挥才能、教育方法不当、管理方式不妥以及不良的物理环境（如噪音很大、照明条件很差）等，都可能成为挫折的原因。

由主观因素引起的挫折叫个人起因的挫折（Personal Frustration），包括个体与生俱来的身体、容貌、健康状况、生理缺陷等先天素质所带来的限制、生活环境的不适应或难以承受理想与现实之间的反差以及自我认知偏差、动机冲突等等。

所谓挫折的耐受力是指当遇到挫折后，经受挫折、摆脱困境并采取积极行动的能力。挫折的耐受力不同，人们对挫折感受的程度也会不同。有的人遇到挫折，毫不灰心丧气；有的人遇到挫折，可能会意志消沉。有的人能忍受来自工作上的严重挫折，却不能容忍自尊心受到伤害；有的人能忍受别人的侮辱，但面对环境的障碍却会焦虑不安，灰心沮丧。心理学的研究证明，人对挫折的容忍力受到人的生理条件、过去经受挫折的经验以及个人对挫折的主观判断的影响。身体强壮的人比体弱多病的人更能容忍挫折，生活中历尽艰辛的人比一帆风顺的人更能忍受挫折。此外，人们对挫折的情境有不同的判断，对同样的情境，一个人可能认为是严重的挫折，另一个人可能认为是无所谓的事情。

2. 挫折的表现

挫折行为表现的主要特征是攻击、退化、固执和妥协。这些表现往往以综合的形式出现，把它们分开，只是为了更清楚地进行分析。分述如下：

（1）攻击（Aggression）　美国耶鲁大学心理学家多拉德（Dollard）及其同事于1939年提出了"挫折－攻击"假说。这种假说最初认为，任何挫折必然导致攻击行为。以后他们根据研究结果对这种假说做了修改。他们得出结论认为，攻击行为的产生依赖于四种因素：①受挫折驱力（Drive）的强弱；②受挫折驱力的范围；③以前遭受挫折的频率；④随着攻击反应而可能受到惩罚的程度。应当指出，"挫折－攻击"假说有很大的片面性。多数心理学家都指出，挫折与攻击之间没有必然的因果关系。攻击只是人们遇到挫折时的表现形式之一，而不是唯一的表现形式。攻击行为通常包括两种类型：直接攻击和转向攻击。

直接攻击是职工及行为直接指向阻碍人们达到目标的人或物，如对人嘲笑谩骂，甚至动手打人等。有时攻击行为也可能转向其他的代替物，如寻找"替罪羊"。美国的一项研究证明，父母不和的家庭中打骂孩子的情况要比夫妻关系和谐的家庭中多2.5倍，而孩子在受到打骂后又把攻击的矛头指向学校和社会，这是产生少年犯罪现象的原因之一。

（2）倒退（Regression）　倒退是指人们在受到挫折时表现出的与自己年龄不相符的幼稚行为。倒退的一种表现形式是受暗示性（Suggestibility）。受暗示性最经常的表现是人们受挫折后会盲目地相信别人、盲从地执行某个人的指示。在组织中，倒退现象表现为不能控制自己的情绪，盲目地追随某个领导人，缺乏责任心，无理取闹，毫无由来的担心，轻信谣言等。管理人员也会表现出倒退的迹象。有些管理人员在受到挫折后不愿承担责任，难于做出简单的决策，敏感性降低，不能区别合理的要求与不合理的要求，盲目服从于某个人或某个组织等等。

（3）病态的固执（Abnormal Fixation）　固执通常是指被迫重复某种无效的动作。尽管反复进行某种动作并无任何结果，但仍要继续这种动作。由于这种行为具有强制性的特点，它们往往不能被更适当的反应取代。人们处于惊慌失措的状态下往往会发生固执行为。例如，发生火灾时，人们往往拼命推拉上锁的大门，越重复这种动作，越可能丧失逃避的时机，但人们往往还要继续这种动作。

（4）妥协（Compromise）　人们受到挫折时会产生心理或情绪的紧张状态，这种状态在心理学中称为"应激"。人们长期处于过度应激状态会引起各种疾病，因此需要采取妥协性的措施来减轻应激状态。妥协性措施有下面几种表现形式：

①文饰作用（Rationalization）：人们在受到挫折后会想出各种理由原谅自己或者为自己的失败辩解。文饰作用起着自我安慰的作用，这非常类似于我们平常所说的"阿Q精神"。

②投射作用（Projection）：一个人把自己身上存在的不良品质强加于别人身上就是投射作用的表现。把自己的不良品质投射到别人身上，会减轻自己的内疚、不安和焦虑。投射作用是一种无意识的反应。

③替代作用（Replacement）：升华（Sublimation）是替代作用的一种主要表现形式。当一个人确立的目标与社会的要求相矛盾，或者受到条件的限制而无法达到时，他会设置另一个目标取代原来的目标，这就是替代作用。

④反向作用（Reaction Formation）：人们表现在外的行为或情感，与他们内心的感受完全相反，称之为反向作用。反向作用往往是为了掩盖内心憎恨、敌视的感情。

⑤表同作用（Identification）：表同作用是与投射作用完全相反的表现。投射作用是把自己不良品质强加到别人身上，而表同作用则是把别人具有的、使自己感到羡慕的品质加到自己身上。这往往表现为模仿别人的举止言行，以别人的姿态风度自居。如儿童在游戏中扮演成人的角色以及成年人模仿演员的穿着打扮等等。

3. 应对挫折的方法

采取什么方法应对挫折，如何减轻或消除人们的挫折感，是心理学研究的一项重要课题。

（1）正确对待挫折　人生遇到各种挫折是不可避免的。对于生活和工作中可能遇到的困难和失败应有充分的心理准备。对于生活和工作中的困难和失败作好充分准备的人，面对挫折时会冷静地分析失败的原因，及时总结经验教训，找出解决问题的办法。相反，对于困难和失败毫无准备的人，面对挫折时会惊慌失措，进而灰心丧气，失去继续前进的勇气和信心。

（2）改变情境　应对挫折的有效方法之一是改变引起挫折的情境。特别应注意心理环境的改变，在组织管理活动中主要表现在人际关系的调整、沟通的改善等方面。

（3）适当的精神发泄方法　这种方法是要创造一种情境，使受挫折者可以自由表达他们受压抑的情感。因为人们处于挫折情境时会以紧张的情绪反应代替理智行为，因此，只有使这种紧张的情绪发泄出来，才能恢复理智状态。

精神发泄可以采用各种形式。例如，可以给使自己受到挫折的人写信，发泄自己的不满，但信写好后不要寄出，否则会伤害别人。有时，一个人晚上写好信，第二天早晨就会心平气和。在"霍桑实验"中，采用个别谈话方式让工人发泄对工厂管理当局的不满和抱怨，研究人员只是洗耳恭听，详细记录。经过上万人次的谈话以后，霍桑厂的产量大幅度上升，这也可以说是精神发泄方法的结果。日本有一家电气公司，设立所谓情绪发泄控制室，墙上挂着公司老板和蔼微笑的照片，室内放着橡皮做的人形靶，旁边架子上有各种棍子，有不满情绪的职工可以进去用棍子或拳头痛打人形靶，以发泄自己的气愤。

（4）了解受挫者的心理状态并给予帮助　受挫者是迫切需要帮助的人，组织应该充分了解和掌握受挫者的心理状态和行为反应方式，甚至对其攻击行为要有容忍态度，一般不应采取针锋相对的反击和惩罚，而应当尽量采取其他有效的方法。同时，还要帮助受挫者改变受挫折的情境。比如，对于犯错误的员工，组织领导要有意识地创造一种谅解的情境，使他们感到集体的温暖，从而树立起继续前进的信心和勇气。

第三节　激励的方法

要研究企业管理与激励课题，以调动员工的积极性，有必要从员工需要出发分析与掌握有效的激励原则和激励方法。激励原则是激励方法的指导思想与理论原则；激励方法是调动人的积极性的具体措施与运作方式。前者较概括，后者较具体。

一、激励的原则

激励是以人的心理作为激励的出发点，激励的过程是人的心理活动的过程，而人的心理活动不可能凭直观感知，只能通过其导致的行为表现来感知。从认识的角度来看，激励产生的动机行为不是固定不变的，受多种主客观因素的制约，不同的条件下，其表现不同。因此，必须以动态的观点认识这一问题。从激励的对象来看，由于激励的对象是有差异的，所以人的需要也千差万别，从而决定了不同的人对激励的满足程度和心理承受能力也各不相同。要求对不同的人采取不同的激励手段。从激励的程度上看，激励不能超过人的生理和能力的限度，应该讲究适度的原则。激励的目的是使人的潜力得到最大限度的发挥。但是，人的潜力不是无限的，受到生理因素和自身条件的限制，所以，不同的人发挥的能力是不同的。

（一）全心全意依靠员工的激励原则

企业要发展，必须加强组织管理，调动员工的积极性。要调动员工的积极性就应首先培养职工的主体意识和主人翁精神，贯彻全心全意依靠员工的激励原则，这也是以人为本在企业管理中的具体运用。企业组织要相信员工，尊重员工的民主治企，当家做主的合法权益；员工要热爱企业，要有责任心、事业心，有"企业荣我荣，企业衰我衰"的意识。

（二）物质激励与精神激励同步的激励原则

物质需要是基础，精神需要是主导，两者相辅相成，不可抵触和偏废。激励过程应把物质与精神奖励结合起来，做到物质文明与精神文明一起抓，处理好员工的物质需要与精神需要之间的关系。

（三）遵循因人而异的激励原则

由于不同员工的需求不同，相同的激励政策起到的激励效果也会不尽相同。即便是同一位员工，在不同的时间或环境下，也会有不同的需求。激励取决于内因，是员工的主观感受，所以，激励要因人而异。在制定和实施激励政策时，首先要调查清楚每个员工真正需要的是什么。将这些需要整理、归类，然后制定相应的激励政策帮助员工满足这些需求。

NOTE

（四）遵循奖惩适度的激励原则

奖励和惩罚不适度都会影响激励效果，同时增加激励成本。奖励过重会使员工产生骄傲和满足的情绪，失去进一步提高自己的欲望；奖励过轻则起不到激励效果，或者让员工产生不被重视的感觉。惩罚过重会让员工感到不公平，或者失去对企业的认同，甚至产生怠工或破坏的情绪；惩罚过轻会让员工轻视错误的严重性，可能继续犯同样的错误。

（五）遵循公平公正的激励原则

企业要改革，必须破除平均主义，坚持按劳分配为主，多种分配方式并存，效益优先的原则。同时，要把竞争机制引入企业，根据绩效高低与效益差异，使员工的工资、奖金拉开档次，但又要兼顾公平，防止两极分化。

公平公正是员工管理中一个很重要的原则，员工感到的任何不公都会影响他的工作效率和工作情绪，并且影响激励效果。取得同等成绩的员工，一定要获得同等层次的奖励；同理，犯同等错误的员工，也应受到同等层次的处罚。如果做不到这一点，管理者宁可不奖励或者不处罚。管理者在处理员工问题时，一定要有一种公平的心态，不应有任何的偏见和喜好，要一视同仁，不能有任何不公的言语和行为。

（六）兼顾个人、集体、国家三者利益的原则

激励过程中要注意处理好个人需要与集体需要、国家需要的关系。满足集体需要应注意兼顾个人利益；满足员工的个人需要，不应损害国家、集体、他人利益。

二、激励方法及激励方法中的几个辩证关系

（一）激励的方法

一提起员工激励，很多人都会想到涨工资或发奖金。实际上激励是对员工需求的满足，员工的需求是多种多样的，所以激励的方法也是多种多样的。在贯彻上述激励原则的基础上，可以采取多种多样的激励方法。目前采取较多的激励方式有：

1. 组织激励

在企业的组织制度上为员工参与管理提供方便，这样更容易激励员工提高工作的主动性。管理者首先要为每个岗位制定详细的岗位职责和权利，让员工参与到制定工作目标的决策中来。在工作中，让员工对自己的工作过程享有较大的决策权。这些都可以达到激励的目的。

2. 目标激励

为那些工作能力较强的员工设定一个较高的目标，并向他们提出工作挑战。这种做法可以激发员工的斗志，激励他们更出色地完成工作。这种工作目标挑战如果能结合一些物质激励，效果会更好。

3. 物质激励

物质激励的内容包括工资奖金（如效益工资、效率工资、股权分享等）和各种公共福利。它是一种最基本的激励手段，因为获得更多的物质利益是普通员工的共同愿望，它决定着员工基本需要的满足情况。同时，员工收入及居住条件的改善，也影响着其社会地位、社会交往，甚至学习、文化娱乐等精神需要的满足情况。

4. 榜样激励

群体中的每位成员都有学习性。企业可以将优秀的员工树立成榜样，让员工向他们学习。

虽然这个办法有些陈旧，但实用性很强。就像一个坏员工可以让大家跟着学坏一样，一位优秀的榜样也可以改善组织的工作风气。

5. 荣誉激励

为工作成绩突出的员工颁发荣誉称号，代表着企业对这些员工工作的认可。让员工知道自己是出类拔萃的，更能激发他们工作的热情。

6. 绩效激励

在绩效考评工作结束后，让员工知道自己的绩效考评结果，有利于员工清醒地认识自己。如果员工清楚公司对他工作的评价，就会对他产生激励作用。

7. 工作内容激励

用工作本身来激励员工是最有意思的一种激励方式。如果我们能让员工干其最喜欢的工作，就会产生这种激励。管理者应该了解员工的兴趣所在，发挥各自的特长，从而提高效率。另外，管理者还可以让员工自主选择自己的工作。通过这种方式安排的工作，工作效率也会明显提高。

8. 环境激励

政策环境激励：企业良好的制度、规章等都可以对员工产生激励。这些政策可以保证企业员工的公平性，而公平是员工的一种重要需要。如果员工认为他在平等、公平的企业中工作，就会减少由于不公而产生的怨气，提高工作效率。客观环境激励：企业的客观环境，如办公环境，办公设备，环境卫生等都可以影响员工的工作情绪，在高档次的环境里工作，员工的工作行为和工作态度也会向"高档次"发展。

（二）激励方法中的几个辩证关系

上述各种方法各有利弊，存在许多辩证关系，如果处理不好，不仅不能给企业带来正面的影响，反而可能带来负面的影响。所以，实施激励方法时，一定要谨慎处理好激励方法中的各种辩证关系，采取因人而异的激励措施，才能满足职工不同层次的需要，收到较好的管理绩效。

1. 奖励和惩罚之间的关系

奖励，能使符合社会期望和组织要求的行为加强、保持、巩固和推广；惩罚，能使不符合社会期望和组织要求的行为得到尽快控制、减弱、矫正、消除。在我国各级组织和企业的管理实践中，经常采用的奖励有奖金、奖品（物质）、奖状、嘉奖记功、勋章、评先进、标兵、英模（劳模）、提级晋升、委以重任、保送学习等。惩罚的形式有扣发奖金、降级降薪、赔偿经济损失、警告、严重警告、记过、留用察看、开除等。心理学的条件反射学说与强化理论研究表明：奖惩结合，以奖为主；强化要优于不强化的效果；直接强化要优于间接强化（通过对他人的奖惩而影响自己）；正强化要优于负强化的效果；强化要及时。强化的效果还和社会心理气氛、个人受奖惩的历史及个人需要与心理状态有关。就个人而言，对强化形式和内容的认识和感受有很大差异。

2. 个人奖励和集体奖励的关系

个人奖励即以劳动者的个人工作绩效为衡量劳动成果的指标单位，并以此给予劳动者个人奖励的方法；集体奖励是以某一团体的工作绩效为衡量劳动成果的指标单位，并以此给予团体奖励，然后再由团体奖励个人的方法。管理心理的研究及实践表明：个人奖励和集体奖励各有利弊，它们对企业管理都有重要作用。一般来说，个人奖励强调的是个人的努力和能力，个人对集体和国家的贡献。它能激发个人对工作的责任心、事业心、进取心；促使大家提高技术，钻研业务；增强个人与个人之间的竞争意识；有助于破除企业、团体内部的大锅饭、绝对平均主义弊端。但是，个人奖励若处理不当，则可能削弱职工之间的交往、团结与协作；导致人际关系紧张，士气下降，团体凝聚意识降低等。集体奖励着重是强调团体的协作与努力，强调团体对组织或国家做出的贡献。其有利于增强领导成员和骨干的责任感、紧迫感和竞争心理意识；有利于团体内部职工之间的交往、团结、协作，增强团队意识和团体凝聚力；有利于发挥团队整体的功能和力量，增强整个团体同其他团体之间的竞争能力；有利于打破团体之间的平均主义、吃大锅饭的弊端。但是，集体奖励不利于团体内部一般成员的竞争意识，团体内部仍存在平均主义的倾向。管理实践还表明：简单的、协作性小的行业或工种，适合于以个人奖励为主；复杂的、协作性强的行业或工种，适合于集体奖励为主。大多数企业可以采取集体奖励与个人奖励相结合的方法，即采取加权比例法，调节奖励幅度的大小，奖励时除受个人的工作绩效影响外，还要受团体工作绩效影响，团体绩效高，效益好则加权比重高，否则就低。这样，个人与集体两个加权比例相乘，就比较能真实根据集体与个人的绩效水平来提高激励效果。

3. 内部激励和外部激励的关系

内部激励也称直接激励，即指工作本身直接含有能激发行为动机的激励因素。这种激励主要用于满足职工的高级需要，例如，兴趣与爱好、理想与信念，荣誉和成就的需要，承认和尊重的需要，发展、成才、自我实现的需要等。这些需要的满足是个人在工作和事业中，经过奋斗和拼搏之后，从内心体验到的。如果离开了工作的责任心和对工作社会价值的认识，离开挑战性的工作和对工作的浓厚兴趣与热爱；离开了事业的发展和取得创造性的成就；离开了社会的承认和个人的成长等因素，内部激励则无从说起。内部激励是一种带有自我激励性质的主导性的、更稳定、更持久、更强有力的激励因素。这种激励一方面有赖于职工本身的特点（如思想觉悟、需要状况和水平、兴趣爱好、个性特征等）；另外也依赖管理方式，如给予职工自主性、丰富性、趣味性、创造性、挑战性的工作，提供个人成长和发展的条件，抓目标责任制，调适职工的情绪和态度等等，都是较通行的内部激励方法。随着生产水平的提高，内部激励方法越来越受到普遍重视。外部激励也称间接激励，即指来自职工生活、工作的外部环境（而不是工作本身）的激励，这种激励主要用于满足职工的生理、安全和社交需要。这种激励主要包括企业内部的社会环境，如人际关系，领导作风，组织结构，企业文化等；职工工作的自然环境，如灯光、噪音、温度、湿度、色彩及安全装置等；各种形式的精神和物质的奖励等。富于成就感的内部激励和宽松舒适的外部激励，二者结合起来，就能满足人的高低不同层次的需要，能更有效地调动职工的积极性。

4. 报酬性激励和非报酬性激励的关系

非报酬性激励即指存在于职工生活和工作环境中的一种"保健性"激励。具体的如良好的人际关系、领导方式和作风、组织气氛、组织结构和规章制度、工作物理环境、各种福利设施、安全设施等。这些刺激虽然不带报酬性质和直接激励的性质，但仍是满足职工需要的重要内容，它有助于防止和消除职工的不满状态，保持心理上的平衡，从而调动人的积极性。报酬性激励即指运用物质奖励或精神奖励等的激励形式。这种激励能使职工获得生理和精神需要的满足，从而产生满意感。在非报酬激励的基础上采用报酬性激励，才能收到良好效果。否则，力量相互抵消会降低激励的作用。

5. 物质奖励和精神奖励的关系

物质奖励即指以工资、奖金或实物的形式表现出来的激励，具体有计时工资、计件工资、月薪或年薪制、浮动工资、结构工资、岗位津贴、各种奖金、各种承包工资、年终分红、期股权等，还有赠送各种生活用品、学习用品、文艺体育用品、工艺纪念品等。这种激励主要用以满足职工最基本的生活需要，但也具有精神激励的作用，能满足职工的某些高级需要。精神奖励主要指表扬、表彰、奖状、勋章、授荣誉称号等形式的激励。主要用于满足人的尊重、成就、自我实现等高级水平的需要。这是一种主导的、持久的激励形式，对人的整个行为有教育性、激励性、调节性和增力性的作用。但是，如果没有物质性激励的支持和充实，精神激励的力量会大大减弱甚至落空。当然，物质激励如果没有精神激励的主导和调节作用，其激励力量也会大大减弱。人失去了精神力量，就会失去做人的尊严。物质奖励和精神奖励应紧密结合起来，才能产生实际的、持久的、强有力的激励作用。例如目前我国企业与各级组织中普遍采用的生产效率与产品质量奖、节约资源奖、竞赛优胜奖、科技成就奖、创新与发明奖、效益与贡献奖、安全生产奖、突出事迹奖及其他奖励，均包括物质与精神两方面的奖励，得到很好的效果。

三、完善激励方法的具体措施

（一）以人为本设计奖励制度

1. 奖励要以人为本

奖励职工固然是为了组织经济社会效益的提高和可持续发展，但更重要的是，通过奖励使职工实现其符合社会需要的个人需要，从而推动社会的和谐发展。在奖励制度设计上，要充分体现为什么奖励、奖励是为了什么这个中心内容，坚持维护职工最根本的利益。

2. 要使奖励制度体系化

组织的发展是有长远目标、中期目标和近期目标的，经济社会效益的体现既可能是"暴风骤雨"式的，也可能是"润物细无声"的。因此，在奖励制度的设计上，也必须体现这个特点，即奖励既要有综合性的奖励如年终质量奖；也要有单项性的奖励如月产量奖、节能奖等，长短结合，形成奖励制度体系化，并且保持相对稳定性。

3. 奖励制度要有可操作性

按照鼓励原则，鼓励要有一定的难度，但是也要有可操作性。使制度管住人、管得事、见成效，奖罚分明。在具体上，要建立健全各种规章制度，如考勤制度、质量考核制度、岗位考核制度等，通过这些可执行的制度来保障奖励落到实处，发挥奖励的应有作用。

（二）与时俱进完善奖励制度

1. 从社会发展需要完善奖励制度

社会的发展是不以人的意志为转移的，社会发展表现在方方面面，技术进步、思想观念、生活观念的变化，必然导致价值观念的变化，从而影响到组织管理和职工行为中。作为管理形式之一的奖励制度，也要在内容、形式、效果等方面，及时更新、完善。作废不合时宜的、改进落后于时代的、创新符合于主流的奖励制度。

2. 从满足职工需要多样化完善奖励制度

人始终是先进生产力的重要因素，人的多样性决定了需求的多样化。奖励作为满足职工需

NOTE

要的重要手段，就必须要特别注意满足这种需要的差异性，不能一刀切。在操作上，就应该既要有原则性，又要有灵活性。如对于看重物质形态的，则以物质奖励、发放奖金为主；对于看重精神奖励的，则以广泛宣传、号召学习为主。

（三）科学合理设计物质奖励

1. 物质奖励应客观地反映职工完成任务的个人贡献与报酬数额之间的相互关系

在准确地测定和评价职工完成劳动定额的质和量的标准，企业的经济效益高低及按劳分配为主、多种分配并存原则的基础上，根据职工的生产绩效、成就和贡献来确定报酬与奖金。

2. 物质奖励应客观反映职工劳动条件的特点、劳动内容的特殊性和某项具体劳动（职业）的社会意义

必须根据劳动条件的舒适与差劣，劳动技术的简单与复杂，劳动性质的普通与创新，承担责任的大小，技术职称等级的高低，劳动强度的大小和风险、安全程度等有区别地支付劳动报酬。

3. 物质奖励应加深职工的个人奖励对集体最后劳动成果与集体劳动效益的依赖性

不断完善劳动中的个人计酬与奖励方式，同时要注意保障个人利益和责任与集体利益和责任的相互联系。集体与个人相结合支付劳动报酬的方式，不仅是解决经济问题的有效形式，也是解决社会心理问题的有效形式。

总之，激励的前提是必须了解员工的需要，了解员工的需要结构对于激励的成败具有相当的重要性。对于组织来说，在了解员工需要结构的基础上，设置某些既可以满足员工需要、又符合组织要求的目标，并通过目标导向使员工出现有利于组织的并按组织所需要的行为方式自觉行动。激励就是通过影响员工的需要的实现来提高他们的工作积极性、引导他们在组织中的行为，以利于组织目标的实现。合理的激励措施有利于充分调动员工的积极性，发挥员工的潜力，提高员工的工作效率，从而提高企业效益。

【复习思考题】

1. 为什么领导者要特别重视对员工的激励？
2. 激励的内容理论、过程理论和行为改造理论的研究内容有何不同？
3. 解释目标设定理论的原理。目标设定理论和简单地告诉员工"好好干"有什么不同？
4. 试述双因素理论。
5. 试析亚当斯的公平理论的主要观点及其贡献。
6. 案例题：

甲、乙两人一同大学毕业后进了同一家医药企业并同在一间科室工作。最初，两人在试用期的工资也被定在同一档次：每月4000元。

一年试用期过后，甲的工资被定为每月5000元，而乙的工资被定为每月5500元。甲拿到5000元工资后很高兴，因为比原来试用期的工资增加了1000元；但当他得知与他同时进企业的乙的月工资是5500元后，则十分气愤，工作积极性明显下降。

针对该案例，请回答以下问题：

（1）从管理心理学的角度分析，造成乙工作积极性下降的原因是什么？

（2）运用激励的相关理论，你将如何处理这个问题？请提出相应的对策。

第六章　工作压力与管理

工作压力是员工不可回避的职业经历，也是管理工作的一项重要内容。员工来到组织，在遵守工作规范、接受工作任务的同时，工作压力也会随之产生。工作压力不仅受员工个性的影响，更与工作环境、人际环境、工作任务性质等因素密切相关。如果工作压力过大，就会影响员工的身心健康，进而影响组织绩效，为组织带来重大损失，因此，工作压力管理，不仅是员工的义务，也是管理者的责任。

第一节　工作压力概述

一、压力与工作压力的含义

压力（stress），是个体察觉到"需求 – 能力"不平衡而引起的身心紧张状态，当压力发生在工作场所时，就称为工作压力（work stress 或 occupational stress）。

个体觉察压力的过程也是对"需求 – 能力"不平衡的认知过程，压力对个体的作用表现在生理、心理以及行为三个方面。

1. 生理表现

个体经历压力时，从一种"高亢奋"状态，发展到"衰竭"状态。感受到压力的初期，机体试图通过积极的反应消除压力带来的不良反应，处于"应激状态"。由于机体内激素分泌旺盛、血糖升高，个体呼吸加快、血压增高，有些人的食欲会有所改变，或减少进食量，或增加进食量，还有不少个体会有睡眠障碍，这一时期的个体处于亢奋状态。随着时间的延长，压力导致内分泌功能失调，个体处于"抑制"状态，体力下降，并伴有注意力下降、抑郁情绪，再也无力应对压力情境。长期的心理压力可以导致身心疾病的发生甚至致命。

2. 心理表现

在生理发生变化的同时，个体会出现紧张、恐惧、愤怒等心理反应。有些个体总是处于一种对未来莫名其妙的担忧之中，也有些个体的表现是易激惹，即所谓的"点火就着"，还有一些人表现刚好相反，他们反应冷淡，对任何事情都漠不关心。

3. 行为表现

在压力之中的个体，往往会在行为上有所改变。例如攻击行为，外向的人会表现出对他人的攻击，包括口头的，如出言不逊，这些人可能会和同事争吵，对客户失去耐心；打人以及其他破坏性行为。内倾的人多表现为自我攻击，如自责自残，甚至是自杀。

个体的生理、心理与行为是相互影响、相互作用的，处于压力中的个体会产生生理上的变化，例如激素水平的改变，而激素水平的改变又会影响个体的情绪，并直接影响人的行为。例如，一个面对患者无端指责的医生，可能会血压增高、心跳加快，这种生理上的不适可能导致其情绪不稳定，因而有过激的言行或者冷漠的沟通方式。

二、工作压力的影响

事实表明，过度的工作压力会引起员工个人的烦躁、焦虑、抑郁等负面情绪，严重的甚至会导致身心疾病。而且，员工因过高工作压力导致的效率低下、工作满意感下降、人际关系紧张，缺勤、离职率升高等负面结果，也不利于企业正常运作。概括起来，工作压力对员工的影响主要表现在员工的工作满意度、身心健康与组织绩效三个方面。

1. 工作满意度

工作满意度是指个人在组织内进行工作的过程中，对工作本身及工作环境或工作经历的满意程度。工作满意度是个体职业生活质量的一项重要心理指标。对医生工作满意度的研究表明，适应性较强的医生，工作压力较低，其工作满意度更高。他们已经学会如何安排他们的工作，如何完成担负的任务以及在工作中采取更现实的态度。与之相反，适应性较差的医生工作压力较大，更多地表现出焦虑，在家庭生活和工作之间产生更多的冲突以及对工作有更多的不满。

2. 身体健康与心理健康

工作压力对员工的身体健康与心理健康均有较大的损害。压力过大往往是医生健康危害的根源，易导致抑郁的产生、缺乏社会认同感、精疲力竭、愤世嫉俗等。医生最常见的职业危害问题有焦虑和抑郁。

现有的数据显示医生整体的健康状况并不好于其他知识类从业人员。与之相反的是，医生的心血管疾病发病率不低于甚至高于其他知识类从业人员。一方面，这与医生对自身健康问题的忽视有关，由于职业的原因，医生也存在忽视体格检查甚至怀疑这些检查价值的现象。另一方面，与医生的工作压力有直接关系。现代研究表明从事医疗职业的人员更容易患抑郁症和其他心理方面的疾病，个人、组织和职业各个因素及其相互之间的互动，决定着医生的健康。美国的一项研究显示，在美国大约有12%的医师在一生中曾经患过抑郁症，同时，与一般民众相比，医师自杀的几率更大。

3. 组织绩效

工作压力对组织的影响也是多方面的，主要有：

（1）迟到早退现象增多　压力之下的员工，处于焦虑或抑郁状态，常常伴有躯体症状，一般都会采取消极的方式来躲避工作以缓解自身承受的压力，迟到早退的现象明显增多，类似的情况还有旷工。有的医生留下自己的手机号码，让实习医生或者进修医生替自己值班而离开岗位，希望获得较多的休息时间。

（2）不良的组织氛围　当组织中的个体处于压力之下时，会产生焦虑情绪。易激惹是焦虑的一大特点。焦虑中的个体较之一般情况更容易与他人发生争吵或有攻击倾向。不良的人际关系又加重了个体心理的压力，形成恶性循环。其后果是给组织中的人际关系带来负面影响，带来不和谐的组织氛围，从而影响组织的绩效。由于工作压力过大，出于职业道德，医生不与患者争吵，取而代之的是对患者的冷漠或者回避交流。

（3）员工流动性大　压力使得员工认为自己和工作不匹配，从而产生离职的念头。员工离职率的上升，直接的损失是人力资源成本的加大。组织竞争的实质是人才竞争，人才流动直接威胁组织中技术梯队的形成，而新员工的补充需要招聘、录用、培养等多个环节，都需要人力资源管理的投入。有研究表明，护士、医药代表等职业具有较高的流动率。

（4）产品质量下降　由于工作压力的影响，个体的心理与机体处于不良状况，工作责任感与积极性下降，缺乏思考和创新，久而久之会漫不经心地对待工作，忽视工作中应注意的细节问题或一些小技能，这必然导致产品质量或工作质量低下。

（5）工伤数量上升，医疗费用加大　为了适应残酷的竞争，组织不断地变革，并普遍使用裁员策略，组织力求用最小的费用获得最大的经济效益。然而常常事与愿违，裁员使得员工不得不负担过大的工作量，致使工伤事故发生率上升，组织中医疗费用与抚恤金的数量加大。据美国有关统计显示：60%～80%的工作意外事故与压力有关。工作场所压力导致美国每年花费3000亿美元，投入健康保护、失业人员救护、降低压力等项目上。

无论是消极怠工、不良的人际关系还是高流动率，最终，工作压力对组织的直接影响就是人力资源成本上升，高人力资源成本又会导致产品成本上升，最终会降低组织的市场竞争力。

三、工作压力的感受性差异

工作压力的感受性指的是个体对于工作压力的感受程度，包括压力的大小，压力对于生理、心理、行为的影响程度。面对同样一件事情，有的人感觉不是压力，而有的人感觉是压力，甚至有人可能感觉是灭顶之灾。例如，实习医生面对第一个病人时，有些人觉得是一个很好的实践机会，坦然面对，而一些实习生会感到紧张，担心病人提出的问题自己解决不了，个别实习生甚至不敢与病人独处。为什么个体对工作压力的感受不同？大约有四个方面的原因：

1. 认知差异

认知是选择、组织、理解信息的重要心理过程，不同的个体对同一事物的认知存在差异。例如，护士长告诉一个护士，下班留下，护士甲面对这样的问题可能会感到担心，认为可能是自己哪里做得不好，可能会受到批评而感到沮丧，显然，护士甲经历了工作压力过程；护士乙则可能认为这是因为自己做得好，护士长可能要嘉奖自己，她就会非常愉快，毫无压力之感。在这里护士甲和护士乙对护士长找自己谈话这一事件的认知不同，直接导致了对压力的感受差异。

2. 过去的经历

过去的经历是指个体以往相关的压力经历。个体过去的经历对压力产生强化作用。如果一名员工曾有过被解雇的经历，就会非常小心地对待现有的工作。相反，个体成功的经历能使其面对工作压力时充满信心。

3. 社会支持

社会支持是指一个人通过社会联系所获得的能减轻心理应激反应、缓解精神紧张状态、提高社会适应能力的影响。是否能够得到他人的支持直接影响个体对工作压力的体验。例如，一个医生面对一个通情达理的患者，有助于减少医生的压力，发挥潜能。相反，面对一个挑剔的患者可能使人焦虑，会加大医生的压力。

4. 个性差异

由于个性不同，个体对压力的感受也不尽相同。例如，员工的动机、态度、能力等，也会对工作压力产生一定的影响。有研究表明性格对于工作压力有着重要的影响，如 A 型性格的个体对压力敏感，容易患心脏病。

工作压力感受的差异性表明，对于同一个事件个人的感受不同，这也间接地证明了不是事件本身导致压力，压力是个体知觉的结果，而知觉又受个性、过去的经历、社会支持的影响，在他们的共同作用之下个体表现出不同的压力感受性。

四、工作压力的来源

工作场所中的压力来源多种多样，概括起来，工作压力主要来自于组织结构、工作量、人际关系、角色认知和职业发展等。压力作用于个体，个体的认知、个性差异、经历以及受到的支持等中介变量就会共同发生作用，个体就会感知这样或那样的压力（图 6 - 1）。

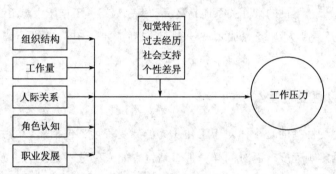

图 6 - 1　工作压力示意图

（一）组织结构

组织结构反映了各个部门之间的隶属关系与协作关系。在组织中，各个部门、各个职位承担着不同的工作任务，这些任务是相互关联的，因此可能给员工带来以下冲突和压力：

1. 部门或岗位之间的冲突引起的压力

在完成任务时，形成了多个任务群体与个体，上下级之间、协作部门之间、个体之间因发生纵向与横向冲突而产生工作压力。例如，手术室的护士早早地为患者清洗与准备，但是医生由于有门诊病人要处理，迟迟未到，患者则不断地埋怨护士让自己暴露着，这种埋怨自然会给护士带来较大的工作压力，但是如果医生能够及时来到手术室，可能类似的问题就不会出现。

2. 资源引起的冲突和压力

资源的限制使员工不能将能力转化为高动力，因此组织中的资源常常是部门、个体间争夺的对象，在争夺中常常伴有冲突发生。掌握资源的部门，人力资源管理部、财务部、设备供应部等部门不得不常常与其他部门发生冲突。例如，一个医生有开住院单的权力，但患者拿到住院单以后，必须到住院处去办手续，住院处不给办理，患者依然不能住院，那么，医生的压力就产生了，他虽然有让患者住院的意愿，却受到了住院处的制约。

3. 权力的争夺

权力是指个体在组织中的影响力。在组织变革与发展的过程中，会出现新的任务和职务，同时，组织的权力将形成新的平衡，权力的争夺是工作压力的另一个来源。例如，一个著名的医院，其住院处病房总是供不应求，为了满足患者的需求，成立了一个住院分部，分部需要有人领导，而这个领导必然从原来的住院部产生，合格的候选人不止一个，到底谁能得到这个职位？这时候权力之争很可能在这几个人中展开，因而这几个人就会经历由于权力争夺而引发的工作压力。

4. 组织变革引发的冲突和压力

组织变革是指为组织为了适应环境，在发展过程中对组织战略、组织结构、工作流程、人员安排所做的调整，它是工作压力的来源之一。面对全球性的竞争，组织必须在变革与发展中求生存，许多组织准备裁员。美国管理学会的一项调查表明，1000 个接受调查的组织里有40% 准备以减员方式压缩劳动队伍，不少已经尝试大幅度地裁员。组织的变革与大量的裁员给组织带来了很大的不确定性，使员工忧心忡忡，担心自己的前途。

（二）工作量

变革中的组织大规模的裁员不仅给濒临解雇的员工带来冲击，留守员工也由于工作量过大或工作时间过长而产生压力。所有关于工作压力的研究结果都显示，工作量过大是压力来源之一。有研究表明，在医务工作者中，工作量带来的压力要大于其他行业。夜班和超长的工作时间也是医生职业中常见的问题。

当然，工作量不足也会使员工产生压力，难以满足员工自我实现的心理需求。工作复杂程度是一个与工作量相关的因素。工作复杂程度过高或过低都会导致压力。过于简单的工作使人觉得枯燥，过于复杂的工作会使人疲惫，两种结果都会导致负面压力。

（三）人际关系

组织内部不良人际关系是导致工作压力的源头，也是造成工作流动的原因之一。有关文献调查表明：来自工作环境的担忧，如同事的高声喧哗、电话铃声、其他人在旁边来回走动是构成压力的来源之一。"办公室政治"更是导致工作压力的罪魁祸首。在医院中，医患纠纷时有发生，对医生造成的压力不容忽视。

（四）角色认知

1. 角色冲突与角色模糊

角色冲突和角色模糊始终是造成个体压力的重要来源。在医疗行业，组织中的角色冲突表现在以下几个方面：

（1）*治疗的准确性与风险性*　作为医生，需要治病救人，他所开具的检查和药品都应该是适当的。但事实是，为了避免风险，一些医生采取过度检查和过度治疗等问题。例如，对于一个疑似肝癌的病人，有的医生宁可让病人化疗而放弃一般肿瘤的治疗方案，因为这样对患者来说会更"保险"。对医生来讲，总比漏治了癌症患者的风险小得多。不难看出，医生在选择适当治疗可能贻误病情还是过度治疗可能伤害病人这两者之间陷入了角色冲突。

（2）*医患关系*　医生在治疗过程中往往要触及患者最为隐私的部分（既有身体上的，也有精神上的），特别是当触及到与性有关的问题的时候，往往会引发患者的误会和反感。一项调查表明，有 58 % 的医务人员认为得到一般的社会尊重，32% 的人认为没有得到社会的尊重，医务人员认为"患者对医疗行为的不理解"导致其不尊重医生、不遵医嘱，拒绝交流。

（3）*医疗纠纷*　有研究表明，70% 的医生在工作中与患者发生过医疗纠纷。由于用药、治

NOTE

疗方案引发的医疗纠纷时有发生，使得医生身心疲惫，更多的医生"愿意采取防御性的医疗行为"。长此发展，造成医疗资源的极大浪费，医生回避高风险手术和其他治疗措施，使一些危重病人丧失治疗机会，还可能影响医学的进步和发展，医患关系淡化。

2. 工作与社会角色的冲突

个体不仅属于组织中的一员，同时还在社会环境中扮演着多种角色。这些角色常常与工作角色形成冲突，导致压力的产生。员工要在组织中成长，追求职业发展的目标，常常需要超时工作，因而生活变得单调而乏味，同时还减少了与家人相处的时间，这就使得员工陷入巨大的压力之中。

除了角色冲突，压力也来自角色模糊，员工不清楚所分配的工作内容和相应的责任，特别是组织中的新员工需要融入组织时，往往感到角色模糊而产生巨大的压力。此外，对员工委以重任又不授予决策权，使得工作难以开展，也会使员工角色模糊而陷入压力之中。

（五）职业发展

在当代组织中，多数员工的工作动机不再是解决温饱，有相当的人希望组织给予学习和发展的机会。20世纪末至21世纪，组织变革的特点是扁平化，服务性组织迅猛发展，这种变革的特点，使得组织中层管理职位变少，晋升困难或受挫，对于高权力动机的个体无疑是巨大的压力。服务性组织可以提供的发展空间有限，对于高成就动机的员工的压力不言而喻。另外，组织的重组与裁员不断挑战员工的自信，员工对自己是否能够胜任新的工作、工作的保证与对新环境的适应感到信心不足因而产生巨大的压力。对医务人员工作压力的调查显示，职称晋升难、缺乏业务培训、业务技术得不到提高是医生压力的来源之一。

应该看到组织中的压力来源是相互关联和影响的，组织结构的变化可能会引起职位的变化，员工必须重新认识自己的角色，组织结构的变化也可能导致工作量的变化，这种变化可能会促进员工的职业发展，也可能阻碍员工的发展。

第二节　工作压力的管理

一、个人层面的压力管理

1. 降低员工的期望

工作压力是一种主观感受，个体的期望过高往往是造成工作压力的原因。组织中的员工，特别是组织中的新员工往往对组织抱有不切实际的期望，期望与现实之间的落差导致压力的产生。帮助员工适当地降低期望，树立可以达到的目标以减轻工作压力。

2. 提高员工的适应性

提高员工的适应性可以减低工作压力。组织应该将培养员工的适应性作为人才培养的内容之一。知识与实际能力的转换、沟通与人际交往能力以及抗挫折能力的培养都是提高员工适应性的基本内容。

3. 改变员工的认知

帮助员工减轻工作压力，最重要的一项工作就是帮助员工改变对工作压力的不良认知，帮助员工树立自信，正确地认识工作压力，面对挑战，变被动应对压力为主动挑战自我。

二、组织层面的压力管理

组织层面的工作压力管理应该本着以人为本的原则，注重员工职业发展，提供心理支持。

1. 结构重组与工作再设计，提供职业发展的平台

组织中的管理者应该善于发现和解决组织结构和工作设计中的问题，进行工作再设计，尽量避免不必要的冲突来源。职业发展的受挫，是工作压力的根源之一，组织应该提供职业发展的平台，加强员工职业发展的管理，帮助员工实现职业发展规划，从多种角度使员工感受到成功带来的喜悦。

2. 改变工作量和完成时间，避免超负荷工作

实行目标管理，与员工共同商讨、制定组织目标以及完成阶段性目标的计划与方案。与此同时让员工有更多的参与机会，特别是参与对其有影响的改革的规划，激励员工成为组织中的主人，最大程度地调动员工的工作积极性。

3. 消除组织中不确定因素

分清责任、澄清角色，执行新员工的岗前培训计划，让员工了解组织目标以及如何完成组织目标，明确员工组织任务以及所承担的责任。在分配任务的同时，让员工承担相应的责任。

4. 增加沟通渠道，提供社会支持

降低工作压力的重要举措之一就是为有工作压力的员工提供心理支持和工作援助，使员工感到组织的温暖与力量，走出压力带来的阴影。沟通可以降低或缓解工作压力的影响。健康的组织应该提供多种沟通渠道，使员工的压力有释放的出口。

5. 创造和谐的组织氛围

改变有形的工作环境，创造和谐的组织氛围，创造健康的组织文化，培养员工的团队合作精神，彻底避免工作设计给员工带来的压力。

6. 提高组织的内聚力和组织认同感

高内聚力和组织认同感，可以降低个体由于压力带来的不良影响，所以组织应该努力提高组织的内聚力和组织认同感以减弱工作压力带来的影响。

对于医药行业的管理者还应该注意以下问题：

7. 建立良好的人际关系

建立良好的人际关系，有利于员工的身心健康。在组织中，上下级关系、同事间关系、业务关系都属于工作中人际关系范畴。对于医生来说，医患关系很重要；对于医药代表来说，与医院或者药店的关系应该放在首位。良好人际关系的建立和维系重点在于沟通。医院管理者应该引导医生对患者治疗的目的、过程与疗效作介绍，让患者有正确的预期，减少患者不切实际的期望或者产生不必要的担心。医药企业则应该为医药代表提供切实可行的政策和帮助，以保障医药代表与客户代表的有效沟通。

8. 维护员工的尊严与名誉

在马斯洛的层次需要理论之中，保持自尊是一种重要的心理需要。医生与患者的矛盾是不可避免的，在医患关系紧张的时候，医院管理者应该客观分析问题，如果医生没有过失，应该帮助医生澄清责任，减轻与患者的紧张关系。

9. 给员工更多的心理支持

心理支持有利于缓解员工的心理压力。在治疗过程中医生与患者都处于焦虑状态，医院管理者应该给医生更多的心理支持，帮助员工共度难关。同样，医药代表在工作中也会遇到很大的心理压力，医药公司也应该鼓励医药代表，帮助他们成功。

10. 加强职业生涯管理

职业生涯发展是激励员工的重要途径，组织在职业生涯管理方面扮演着重要角色。组织不仅应该鼓励和指导员工进行职业生涯的设计和规划，还应该为员工的发展提供便利条件，如提供职业信息、向员工指出组织内部职业发展的途径等。例如不少医院都鼓励医生进修、出国深造或者从事研究工作，医药公司对医药代表在业务方面的培训、心理支持也有利于员工的职业生涯发展。

三、工作－生活的平衡

工作－生活平衡，是现代企业与员工竞相追逐的目标。对组织而言，工作－生活平衡能够提高员工的工作效率，改善员工的参与意识，增加企业的吸引力，留住员工，减少与健康相关的成本（如缺勤、病假），提升客户体验，打造更具激励性和满足感的工作团队，特别是在保留员工方面已经成为一个有竞争力的工具；对企业员工而言，克服心理混乱，追求内心平静也是非常重要的。因此，制订工作－生活平衡计划，寻求工作－生活平衡，已经成为企业与员工必须面对的重要课题。

1. 工作－生活平衡的概念

工作－生活平衡（Work & Life Balance），又称工作－家庭平衡。工作－生活平衡计划亦即员工帮助计划，是指组织帮助员工认识和正确看待家庭同工作间的关系，调和职业和家庭的矛盾，缓解由于工作－家庭关系失衡而给员工造成压力的计划。工作－生活平衡关系是影响员工职业生涯发展与个人生活幸福的重要因素。随着经济全球化，越来越多国家的劳动者开始面临如何平衡工作和生活的挑战，相关的学术和实践研究在很多国家和地区开展起来。工作－生活平衡计划，希望可以达到提高员工平衡工作和生活的能力的效果，如微软（中国）、惠普（中国）、宝洁（中国）等都有自己的工作－生活平衡计划。

2. 工作－生活平衡的内容

工作－生活平衡计划通常是以组织买单的形式为员工提供相对的支持或帮助，主要内容包括：

（1）职场管理　是指帮助员工融入组织，解决人际沟通与人际关系问题，冲突的化解等等。职场管理还试图帮助员工提高与职业或岗位相关的技术或技能，提高他们的岗位胜任能力，以提升员工组织满意度、自豪感与自信心。

（2）情绪－心理管理　情绪管理或心理管理，目的是提高员工的心理健康水平，通常是为员工普及心理学知识，传授对抗挫折、调节情绪的技巧，帮助员工摆脱由于情绪或心理问题带来的困惑与苦恼。

（3）恋爱－婚姻管理　对员工进行情感教育，传授人际交往和沟通技术，使其更加善于与伴侣交流与合作，获得幸福感。

（4）亲子教育等　通过宣讲、案例分析、角色扮演等技术，促进员工亲子关系的良好发展。

（5）家庭问题　帮助员工处理好自己与父母、自己与伴侣、伴侣与父母的关系，在和谐的家庭氛围中生活，提高生活满意度。

（6）职业生涯管理　帮助员工制定与组织发展一致的职业发展的双赢规划，提高员工的工作满意度。

（7）成瘾及其他问题　帮助员工采取健康的生活方式，远离危险，快乐生活。

3. 工作－生活平衡干预的方法

（1）教育　通过对员工进行工作－生活平衡教育，分享工作－生活平衡的方法与经验，促进员工身心健康。

（2）心理支持　在员工遇到困惑或者身体疾病时，及时地给予员工心理的援助，帮助他们度过难关。

（3）心理干预　通过专家介入的形式对于有心理问题或者心理障碍的员工实施心理干预，促进员工心理健康与人格发展。

（4）法律援助　在员工遇到法律问题时，及时给予法律援助。

目前，工作－生活平衡已经在世界范围被越来越多地讨论。虽然一些组织开始重视工作－生活平衡计划，但多数流于形式，例如，简单地进行工作管理、婚姻、家庭、亲子以及职业管理的相关教育，包括宣讲或互动游戏。工作－生活平衡计划有待于进一步的成熟与发展。

第三节　情绪劳动

一、情绪劳动概述

（一）情绪劳动的概念

情绪（emotion）是人对客观事物是否符合个人需要而产生的态度体验及相应的行为反应。1977年，美国社会学家霍奇德（Hochoschild）对Delta航空公司空服人员的情绪表达进行了深入的个案研究，首先提出了"情绪劳动（emotional labor）"的概念，是指在工作中员工为了表达符合组织要求的情绪而付出的情绪上的努力。将劳动分类，可分为三类：第一类是体力劳动，即员工通过体力的付出换取报酬，如搬运工人；第二类是脑力劳动，即员工凭借智能换取报酬，如程序设计师；第三类是情绪劳动，即员工通过表达符合组织要求的情绪换取报酬，如服务行业员工。

情绪劳动广泛存在于服务行业中。随着经济体制改革的深入，我国的经济产业结构发生了巨大的变化，服务业所占比重逐步上升，情绪劳动也日益受到重视。医疗行业是服务业的一个分支，也是情绪劳动密集的行业。随着医疗体制的改革、群众维权意识的增强，患者对医院的自主选择空间日渐增大，社会对医疗工作者的要求日益提高，医疗工作者的服务内容不断扩充。在此形势下，医疗工作者提供优质服务成了医院生存与发展的必要条件，优质服务已不仅仅局限于使用熟练精湛的医疗护理技术对患者进行身体上的病痛治疗，它还包括对病人进行心理上的抚慰照护。因此，当医疗工作者在为病人提供优质服务时，他们既需要付出其体力和技术上的支持，还需要付出其情绪上的努力，给病人展示一个适宜的情绪，利用情绪的感染和交流使患者在心理上产生医院所需要的变化，即付出体力、脑力劳动的同时付出情绪劳动。

（二）情绪劳动的特征

1. 目的的间接性

员工利用情绪的感染作用和交流效果，通过恰当的情绪表达，影响服务对象的情绪、态度和行为，使服务对象在心理上产生组织所需要的变化，从而达到实现组织目标、提高工作效率、增加组织信誉的目的。如许多调查显示，汽车推销员惊人的销售业绩总是与其独具魅力的友好笑容分不开的。

2. 调节的主动性

情绪性工作情境通常由员工与服务对象面对面的交互作用而构成，因此员工的情绪表达不仅影响服务对象的情绪反应，而且也受服务对象的情绪反应的影响。员工为达到一定的服务质量则必须积极主动的观察服务对象的情绪反应，并根据服务对象的反映来积极调整自己的情绪状态。

3. 表达的规则性

情绪的表达方式是按照某些规则的要求来进行的，并且这些规则也是组织为提高绩效和服务质量在相应的环境及具体的条件下做出的。如护士职业的规则是协助医生做好对病人及其家属的咨询、辅导、接诊和治疗工作。对病人要有高度的同情心，体贴爱护，主动热情，表情亲切，说话温和，工作耐心细致，有问必答，绝不与病人争吵。

4. 要求的职业性

不同的职业，员工在工作中表达和管理情绪的要求是不同的，与岗位职责、职业道德、行为规范和企业文化等息息相关。如监狱工作人员需要表现出严肃的特性，宾馆服务员需要表现出热情的特性，银行理财顾问需要表现出冷静明智的特性。

（三）情绪劳动的效应

1. 情绪协调

情绪协调是指情绪劳动者在表达组织所期望的情绪时，同时能符合个人内心的实际感受。如当护士见到受伤的患儿时，表现出同情，内心感受与医院规范一致。

2. 情绪失调

情绪失调是指情绪劳动者虽然已经表现出符合组织规范的情绪，却与个人内在感受不一样。如当护士与酗酒呕吐的患者接触时，虽然内心讨厌但仍表现耐心的态度。这种内心感受与外在行为表现的分离最终可以导致个人或与工作有关的失调，如缺少自尊、抑郁、缺乏工作认同感等。

3. 情绪偏离

情绪偏离是指情绪劳动者不理会组织，其表现不符合组织期待的情绪表达规则。如临床上与难缠的患者或家属接触时，有的护士可能怒不可遏地与之争吵。这显然是不合医院要求的，会增加护士的心理压力，是情绪劳动的负面效应。

二、情绪劳动的作用与后果

（一）情绪劳动的积极作用

对于组织来说，员工在工作中进行情绪劳动，如销售人员按照组织的要求对顾客微笑，会使顾客心情愉快而提高购物量，可以提高公司产品的销售额，进而使组织的整体绩效提高，并且能够保证工作效率和服务质量。

对于员工个人来说，情绪劳动保证了工作正常有效地开展，是自身职业发展的基础。有效的情绪劳动可以提高员工的自我效能感、提高处理与顾客关系的效率，同时还有利于解决突发事件和应急事件等。

（二）情绪劳动的后果

众多研究表明，员工在工作中进行过度的情绪劳动会产生一定的消极作用，降低工作满意度，导致职业倦怠，甚至会在工作中出现服务破坏现象等等。

1. 降低工作满意度

工作满意度，是指员工在工作过程中，对工作本身及其有关方面（包括工作环境、工作状态、工作方式、工作压力、挑战性、工作中的人际关系等等）有良性感受的心理状态。员工进行情绪劳动的程度与工作满意度息息相关。大多数研究表明，当员工进行过度的情绪劳动时，工作满意度较低。

2. 导致职业倦怠

职业倦怠是个体在身心俱疲的情况下，对其工作服务产生厌倦、逃避、退缩、冷漠的现象。职业倦怠因工作而起，直接影响到工作的状态，然后又反作用于工作。它导致工作状态的恶化，又使职业倦怠进一步加深。它是一种恶性循环，对工作具有极强破坏力。Maslach 和 Jackson（1981）提出的三维职业倦怠概念，侧重于从心理 – 社会角度来探讨工作中的情感压力，分为情绪衰竭、去人性化及个人成就感降低三个维度。

（1）情绪衰竭 是指情绪过度耗费之后，个体已经无力再负荷更多的情绪要求，从而出现各种身心俱疲的负面情绪症状。

（2）去人格化 是指情绪过度伪装之后，个体对自己服务工作的相关人员逐渐丧失感觉，缺乏耐性和同情心，以消极、冷漠和拒绝等负面的方式进行人际互动。

（3）个人成就感降低 是指个体在情绪过度操劳之后，个体对其事业工作的自我效能降低，个体对于工作的胜任感与成就感大幅滑落，再也无法肯定自我工作的意义和价值，因而对工作产生逃避心态。

3. 产生服务破坏

Harris 和 Ogbonna（2002）认为破坏行为是指服务型组织成员故意对服务造成负面影响的那些行为。在前人研究的基础上，他们的研究发现，在服务业的背景下，员工异常行为在两维度下变化：隐藏—公开，惯例—偶发。隐藏是对顾客隐瞒，而公开则是故意在许多观众前展现出来；惯例是服务文化与气候里根深蒂固的行为基准，而偶发是指不常发生、非常见的。依据这两个维度可以将服务破坏区分为四种：

（1）习惯且私下的服务破坏 指的是员工的行为与行动是谨慎且暗中进行的，渐渐在公司文化中根深蒂继而成为行为基准。

（2）习惯且公开的服务破坏　此种行为也是惯例型行为。不同的是，这种破坏行为通常公开在观众（通常是工作伙伴）面前表现。

（3）偶发且私下的服务破坏　这类行为通常会隐藏起来而且是偶发性的，并不会每天都发生。

（4）偶发且公开的服务破坏　这类行为与第二项类似，是故意且公开的，但并不是惯例，被认为是不常见的。这种行为在众多员工破坏行为中显然是最需要经验的，需要谨慎地计划与执行。

三、情绪劳动的管理策略

（一）情绪劳动的自我管理策略

霍奇德（Hochoschild）根据员工表现特定的情绪所付出心力的程度将情绪劳动策略分为三种：

1. 表层扮演（surface acting）

表层扮演是指个体感知到自己的情绪和组织所要求的情绪不一致时，只是改变个体外部可见的行为（如手势、声音和面部表情等）来表现所要求的情绪，而其内心情绪是没有改变的。这种策略关注个体的外部行为，是暂时的一种假装情绪表现。例如：当急诊科分诊台护士面对患者的无礼行为时，虽然内心很气愤，但依然表现出很耐心的表情和用柔和的声音继续询问患者病情。

2. 深层扮演（deep acting）

深层扮演是指个体感知到自己的情绪体验与所要求的情绪行为不一致时，通过主动的思考、引入想象、记忆等产生或压制某种情绪，使内心的感受与组织所要求表达的情绪相符合，这种策略强调内部情绪和外部行为的共同改变。例如，一名曾经发生过骨折的护士当受到亲人逝世的打击时，仍对骨折患者表现出专业的护理精神。

3. 自然表现（natural acting）

自然表现是指当个体内心感受的情绪与组织所要求的表现恰当时，个体表现出与规则一致的情绪行为。例如，护士看到刚出生就被抛弃或受伤的小孩自然地表现出同情。

（二）情绪劳动的组织管理策略

实际管理活动中，组织可以从人力资源管理实施的六个具体环节实现对由于情绪劳动带来的负面情绪效应的控制与改善：

1. 招聘

组织在招聘环节中应做到"真实工作前瞻"，事先尽可能详尽地告知应聘者所应聘职位的职位要求，目的即在为应征者提供所有跟组织与职务相关的真实信息，避免事后期望落差大从而衍生出失落感以及其他的负面情绪效应。具体来说，企业在招聘时首先应该提供各种不同讯息渠道以协助应聘者得知所应聘工作应具备的性格以及能力条件等各方面的要求；在提供有关招聘内容时，特别强调公司文化与应征工作间的关系；在录用前即告知应聘者从事所应聘工作必须随时且持续保持良好的情绪状态，以符合公司所需的气氛。

2. 甄选

在工业社会背景下产生的人力资源管理，其甄选标准是以能力为核心的，而非工作本身。

这个现象对于重视智力而不重视人格特质的社会，特别容易产生脑力劳动比情绪劳动更有价值的误解。甚至以为，担任情绪劳动工作者，都是因为无法胜任脑力劳动，只好转向担任情绪劳动。就管理实际操作而言，各种劳动都有其独特价值。情绪劳动不是每个人都能适任的，就像其他劳动一样。更重要的是，它可能是科技永远不能取代的劳动。针对情绪劳动甄选的关键仍在工作描述。它包括澄清工作职责与组织所期待的工作质量，以便组织筛选合适的员工，另一方面也使新招员工对将要从事的工作有更深入的了解。甄选要多以心理特质测评为主。甄选标准的设置不一定都要强调员工的正面特质。

3. 引导

引导是组织带领新进人员认识工作环境与任务的措施。对情绪劳动者而言，情绪规则，组织文化、工作角色、工作规范、任务环境介绍以及即将接受的各种不同训练方式、培训内容都属于引导的范畴。引导改善情绪劳动的负面情绪效应的机制在于，引导历程有助于情绪规则的内化（是指将组织要求的情绪规则转化成自己内在的真实情感），即使员工无法表现组织要求的情绪，也会试着学习表现与想象，进而降低负面情绪效应。

4. 培训

针对情绪劳动者可进行的培训内容很多，包括沟通、人际关系、团队建立、解决问题与决策技巧培训，或利用真实生活的个案模拟或角色扮演，让员工更熟悉工作所需的情绪能力。例如，提供关于如何表现合宜情绪状态与服务行为的在职培训；在培训时着重塑造一致性、整体性的服务态度与情绪表现行为；在培训中针对服务过程中可能发生的各种状况及应对措施做实地的模拟演练或个案讨论、分组讨论，而不仅是单向的沟通或填鸭式的培训；安排督导或资深人员随时以一对一或小组的方式指点员工应如何表达正确的情绪或服务行为。

5. 绩效评估

对组织而言，即使甄选和社会化运作不能完全激发组织期待的情绪，仍可透过此机制，传达情绪劳动者紧迫性情绪的诱因。绩效评估过程可以采取工作绩效考评以员工是否表现出公司所要求之特定的情绪状态或行为作为主要的评估标准；评估员工是否表现出合宜的服务行为方面，辅以团体成效作为评量基础；评估工作绩效或员工时，从上司、同事与顾客等多种角度进行综合考虑；根据情绪控制表达程度来考核，并把该项列入组织对个人生涯管理的一部分，让其感觉到，公司对他们情绪劳动的付出以及付出的程度和效果是重视的。研究表明，组织认同和支持可以调节情绪劳动与其负面情绪效应间的关系。

6. 激励与薪酬

针对情绪劳动者，组织的人力资源管理部门在激励、薪酬环节，应考虑当情绪劳动员工持续表现出公司所要求的情绪状态时，公司提供精神或物质上的奖励；设计合理的升迁渠道或机会来支持、奖励情绪劳动者表现出正确合宜的情绪状态与服务行为；定期关心情绪劳动者的情绪状态；提供适当的情绪宣泄或纾解压力的方法或场所；制定一套工作改善措施或制度协助员工避免过度的情绪失衡；透过一致性的报偿措施，可有效降低员工的倦怠。

【复习思考题】

1. 处于工作压力的员工具有哪些特征？
2. 工作中的压力来源有哪些？

NOTE

3. 如何在医药行业进行工作压力管理？

4. 简述哪些从业人员具有情绪劳动？

5. 情绪劳动的策略有哪些？

6. 案例题：

我是一名三甲医院的大夫，医学硕士毕业。我从大学实习就开始值夜班，时间从上午7：30到第二天早上。少的时候一周一次，多的时候一周两次，好的时候晚上能睡三四个小时，还要时刻警醒以处理紧急情况，运气不好的话，通宵不睡也是常见的。好羡慕那些没有值夜班的工作，如邮局、银行，以及大多数公司白领。当他们在娱乐场所欢笑到天亮时，我们医生又度过了一个忙碌的不眠之夜。就在一年之前，值班费还是15元，说出来别人都不敢相信。晚上急诊手术结束买个夜宵都不止这个钱。不过想想这一晚解决了多少人的痛苦，心情一下好了不少。

每天上班，告诫自己的第一句话就是今天千万别出事，根本不会想到要拿什么钱。三甲医院，没有简单的病人，更多的是危重疑难病人。下级医院治不了可以向上面推，我们唯有直面解决，出了问题只能自己兜着。红包的事情根本不用考虑，因为我们想的是怎么让病人赶快康复好快点出院，我们才能安心回家，根本没有可能会因为没有红包而做有害于病人的事情，因为那样会带给我们自己更多的麻烦。

针对该案例，请回答以下问题：

(1) 这个医生的工作压力来自哪些方面？

(2) 如何能够缓解他压力？请你给出建议。

第七章　群体心理与管理

每一个人都不可能离开社会而生存，从而也就决定了个体行为的社会性。个体无论是在工作中还是生活中都要与社会环境发生不同程度的关系，使得个体行为的效能不仅与自身特性相关，而且也与社会特性密切相关。群体作为一种社会现象，它是介于个体与组织之间的一种特殊"关系体"，是众多个体为了某种需要而结合在一起的一种组合体。群体是由个体组成，但群体中个体的行为效能大于单个个体行为的效能。因此，在管理心理学中的研究与运用过程中，群体及群体行为越来越受到社会的广泛关注，成为管理心理学研究和围绕以人为中心的管理运用的一个重要课题。

第一节　群　体　概　述

心理学家麦独孤（McDougall）曾经指出："合群"是人的一种本能。群体作为一种普遍的社会现象，是社会分工与协作的产物。群体是社会结构的重要组成部分，由个体所构成的，同时群体又是组织的构成单位。群体是开展组织工作的形式，因此，管理者直接面对的不仅仅是组织中的个人，更要对组织中的群体予以关注。

一、群体的概念

（一）群体的本质

群体在管理活动中是一个普遍存在的现象。从管理的角度来说，群体是管理者协调个体行为实现管理目标的主要方式。管理者不仅指挥个体的活动，而且更注重指挥和协调群体内的成员互动，以此提高群体的效能，实现管理目标。例如，提高销售部的绩效既要注重个体在销售活动中的各种行为表现，也要注重个体所在群体在销售活动中所产生的群体效应。因此，群体被看作是管理目标得以实现的有力武器，在管理领域中占有十分重要的地位。

关于群体的概念，目前还未形成统一的解释，不同的学者因其强调的重点有差异而对有着不同的表述。群体问题研究的创始人勒温认为，群体成员间彼此相互依存是群体的本质特征。所以说，群体是在管理活动中，为了实现特定目标，由两个或两个以上的独立个体，通过社会交互作用，相互影响，并依据一定社会规范而建立起来的有机整体。由此可见，两个在位置上相互接近或者靠近的人不一定构成群体，除非他们之间存在交互作用、相互影响并且拥有共同的目标。同事之间可能坐在一起履行相关的任务，但如果没有相互的影响，没有交互作用，他们也不能称之为群体。

由群体的定义可以得出，群体通常具备以下特征：①群体成员必须一致认同某种特定的共

NOTE

同目标；②由两个或者两个以上的独立个体构成；③群体成员在实现目标的过程中必须相互作用，相互影响；④群体属于更大的社会系统（组织），具有遵守一定的关系结构及行为规范；⑤群体成员在开放性的社会环境中体现其动态的差异性特征，拥有不同的角色地位。由此可见，群体并不是个体成员的简单叠加，而是具有其特定内涵的、综合体现群体各种内外特征的复杂人群的组合体。因此，认知和掌握群体特征的目的在于：有效利用并发挥群体特征优势资源，抑制其不利于目标发展的特征。例如，在群体沟通中，正式群体更强调规范性的指令传输；非正式群体并不突出规范性的指令传输，而更多的是适合群体成员双向沟通的传输方式。又如，正式群体中地位较高的成员与一般成员相比，往往因其在群体活动中承担着一定的管理职权而使用的群体规范的行为内容和表现方法不同。

（二）群体的发展阶段

人们加入群体的原因是多种多样的，群体形成的过程也是多种多样的。因而，群体的发展呈现出较强的动态性。虽然每种群体都有各自不相同的特性及变化特点，但各类群体在许多重要方面仍存在一些相似的演化模式，表现出群体发展的阶段性特征。围绕着群体发展所遵循的一些演变规律，学者们提出了许多有关群体发展的理论。其中最有代表性的是布鲁斯·塔克曼（Bruce Tuckman）的群体发展五阶段模型（five - stage group - development model）。

群体发展五阶段模型可以被用来辨识群体构建与发展的关键性因素，并对群体的历史发展给以解释。该模型认为，群体发展过程主要包含五个阶段，即：形成阶段、震荡阶段、规范阶段、执行阶段以及解体阶段。

1. 形成阶段（forming stage）

以群体在群体目标、组织结构、领导关系等方面存在着大量的不确定性（常处于混乱状态）为特点。成员常常是"摸着石头过河"，以确定哪些行为能够被群体接受。群体领导在带领群体的过程中，要确保群体成员之间建立起一种互信的工作关系。群体领导者应该采取指挥或"告知"式领导，与群体成员分享群体发展阶段的概念，达成共识。当群体成员开始把自己视为群体的一份子思考问题时，这一阶段就算结束了。

2. 震荡阶段（storming stage）

这是一个突显内部冲突的阶段。此时，群体成员虽然接受了群体的存在，但对于群体对个人的约束较为排斥，抵制群体对个体所施加的控制。进一步，在由谁控制群体的问题上发生较多的冲突，而且群体成员面对其他成员的观点、见解，更想要展现个人性格特征。群体领导者应该采取教练式领导，强调群体成员的差异，相互包容。这一阶段结束时，群体内部出现了比较明朗的领导层级，群体成员在发展方向上也达成了共识。

3. 规范阶段（norming stage）

群体进一步发展了密切的群体内成员关系，同时也表现出了较强群体凝聚力。这时，群体成员有一种强烈的群体认同感。群体领导者应该采取参与式领导，群体领导允许群体有更大的自治性，群体成员调适自己的行为，以使得群体发展更加自然、流畅，能有意识地解决问题，实现组织和谐。当群体结构比较稳固，群体成员对那些正确的成员行为达成共识时，这一阶段就结束了。

4. 执行阶段（performing stage）

此时群体的结构发挥着最大作用，并得到广泛认同，群体成员对于任务层面的工作职责有了清晰的理解，即便没有监督也能做出决策，成员的主要精力从互相了解认识进入到了完成当前的工作任务上。群体领导者应该采取委任式领导，让群体成员展示"我能做"的积极工作状态，相互协作，执行必要的决策。

5. 解体阶段（adjourning stage）

对于长期存在的群体，执行阶段是发展的最后一个阶段，但临时群体，比如临时委员会、特别行动小组或其他类似的团队，他们是为了完成某种具体任务而建立的，也会因为完成某种具体任务而解散，因此，群体还存在解体阶段，即为群体的解散做准备。此时，高工作业绩不再是群体关注的头等大事，取而代之的是，人们关注如何做好善后工作。在此阶段，群体成员的反应各不相同：一些人为群体所取得的成就兴奋不已、心满意足；也有一些人可能为即将失去在群体生活中所获得的和谐与友谊而闷闷不乐。所以，也有人将这一阶段称之为"哀痛期"，反映了群体成员的一种失落感。群体成员动机水平下降，关于群体未来的不确定性开始回升。

群体发展五阶段模型的许多解释者都这样假定：当群体一路经历了四个阶段后，它就会更为有效。尽管总体上说这种假设可能是对的，但是，"哪些因素决定群体的效率"这一问题远比该模型所涉及的因素更为复杂。在某些条件下，高冲突的特点反而有助于更高水平的群体业绩。大家可能都看到过这样的情境，处在第二阶段的群体的工作成绩超过了处于第三或第四阶段的工作群体。另外，群体的各个发展阶段之间也并非泾渭分明，有时几个阶段还可能同时并存。例如，一方面群体正处于震荡和调整之中，另一方面它又在执行任务。偶尔一些群体还会倒退回先前的发展阶段。因此，所有群体都精确地遵循这一发展历程向前发展，或者认为群体的第四阶段总是效果最好的。

在理解工作相关行为方面，五阶段模型中存在的另一个问题是它忽视了组织所处的背景。一项关于飞行员的研究发现，当指定三名互不相识的飞行员同舱驾驶一架飞机时，他们在开始合作后的 10 分钟内就会成为高绩效群体。这种群体之所以能够快速建立与发展，原因在于飞行员的工作处于强组织情境中。这种情境本身提供了规章制度、任务界定、信息和资源，而这些都是群体发展过程中的必要内容。因此，这种群体无需像五阶段模型中预测的那样完成以下工作：提出计划、分配角色、确定和分配资源、解决冲突和建立规范。

二、群体的种类

人们在生活、工作中会形成不同的群体，群体的类型也比较复杂，按照不同的标准可以对群体做出不同的分类。

（一）实际群体和假设群体

按照群体是否实际存在，将群体分为实际群体和假设群体。

实际群体是指在现实生活中实际存在的群体。群体成员之间有直接或间接的联系，他们由共同的目标和活动相互结合在一起，如一个治疗区的医护人员，他们为了共同的工作任务整天工作在一起，每个人的行为活动与其他人息息相关。

假设群体也叫"统计群体"，是指实际上并不存在，只是为了研究和分析需要而假设其存在的群体，如年龄群体、性别群体、职业群体等。例如，我们要研究不同文化层次人们的特点，可以将本科生、研究生、博士生分到不同的群体中去研究，这是按文化程度划分的假设群体。我们要分析组织成员的思想动态，常常将组织中的人群分为青年、中年、老年，这是按年龄划分的假设群体。在一个大型的组织里，这些不同文化程度、不同年龄的人可能从来没有聚集在一起，没有直接的交往，甚至可能互不相识，只是由于他们有共同的文化程度及年龄而具有某些共同的典型的社会心理特征。我们只是为了研究问题的需要，把具有某种类似特征的人在观念上聚集在一起。由此可见，假设群体实际上客观上并不存在，但却是我们研究和分析问题的有用手段。

（二）大型群体和小型群体

按照群体规模的大小和人数的多少，可以将群体分为大型群体和小型群体。群体的大小是相对的概念。从社会心理学的角度来说，大小群体的划分是以群体成员之间有没有直接的面对面的联系和接触为标准的。

大型群体中成员之间的联系和接触是通过间接方式进行的。如民族、国家、政党等，由于成员之间的联系主要依靠组织机构和组织目标，所以相对来说，社会因素比心理因素有更大的作用，因此是社会心理学研究的课题。小型群体中成员间有直接的、面对面的接触和联系。由于小型群体内心理因素的作用相对大于大型群体，因此它是管理心理学研究的对象。

（三）正式群体和非正式群体

按照群体的构成原则和方式，可以分为正式群体和非正式群体

1. 正式群体

（1）正式群体的定义　正式群体（formal group），即有正式文件明文规定的群体，它是由组织结构界定的，根据工作岗位来确定工作任务的群体，职责明确、分工清晰的相对完善的群体。正式群体中成员的行为是由组织目标规定，并且致力于实现组织目标。正式群体如学校的教研室、班级、党支部、医院科室、行政组织等等都是正式群体。

（2）正式群体的特征

①是为了完成组织赋予的任务而设立的有固定编制的群体；

②成员之间有共同的目标和利益关系；

③每个成员有明确的分工，并且要承担规定的职责和义务；

④有成员必须遵守的完善的规章制度和行为规范；

⑤加入正式群体要履行一定的手续；

⑥有明确的上下级关系，成员之间的关系正式而稳定。

2. 非正式群体

（1）非正式群体的定义　非正式群体（informal group）是既没有正式结构，也不是由组织指定的群体，是为了满足共同利益或者社交需求而在工作环境中自然形成的组合。

（2）非正式群体形成的原因　由于人的需要是多层次、多方面的，而正式群体以解决工作任务为目的，难以满足人们工作以外的各种需要，如种花、下棋、集邮、参加某种体育活动等，因此，人们常通过加入非正式群体的办法来满足这些心理需要。

①兴趣与爱好的一致性：有共同兴趣爱好的人很快就能找到共同语言从而结成非正式群体，如汽车发烧友、足球俱乐部等。

②有共同的利害关系：有共同利害关系的人具有"患难与共"的情感，相互同情和支持，为了追求或维持利益而结成非正式群体。

③有相似的经历或社会背景：由于是老乡、同学等具有类似经历的人，因拥有相同的生活体验和感受，容易相互认同进而形成非正式群体。

（3）非正式群体的特征

①形成的自发性：非正式群体不是由组织或职能部门组建的，而是人们以感情为纽带，在共同的利益、观点、爱好等的基础上自发形成的。

②有较强的凝聚力：非正式群体是由于成员情趣一致、爱好相仿、利益相近或观点相同以及彼此需要等原因形成的，有较好的感情基础，具有较强的凝聚力和影响力。在非正式群体里，成员的信念和行为有着高度的一致性。

③有自然形成的核心人物：非正式群体虽然没有特定的领导人，但一般都有自己的核心人物。这些核心人物由于自身的威信和吸引力，往往比正式群体的领导者更具有权威性和影响力。

④信息传递迅速：由于非正式群体成员间感情亲密，没有隔阂，可以无话不说，并且交往频繁，因此群体内信息的传递渠道通畅、反应灵敏、传递迅速。

（4）非正式群体的分类及作用

按照非正式群体的性质，一般将其分为四类：

①积极型非正式群体：它能促进正式群体工作的开展，使之更有效的发挥其功能。最理想的情况是正式群体的成员同时也是非正式群体的成员，而前者的领导也正好是后者中最有威望的人。

②中间型非正式群体：它对正式群体的作用可能是积极的促进作用，也可能是消极的阻碍作用，最终作用如何，关键在于引导。

③消极型非正式群体：与组织目标不一致，但未违法，仅起消极作用。也许会阻碍正式群体工作的开展与目标的实现。

④破坏型非正式群体：与组织和社会对立，如各种违法集团。

非正式群体的极端情况是宗派主义、小群体主义与派性，他们对社会和正式群体都有严重的破坏作用。

（5）非正式群体的管理

任何一个组织或正式群体中都必然存在着非正式群体，这是社会发展的必然规律，不以人的意志为转移。管理者首先要正确认识非正式群体，承认它的客观存在，才能因势利导，发挥它的作用。

首先，应根据非正式群体的类型和作用区别对待。对积极型的非正式群体因其活动能促进正式群体目标的实现，应予以支持。对破坏型的非正式群体，应采取措施予以改造、中止和制裁。对中间型、消极型的非正式群体应积极地加以引导。引导时应注意目标导向，使非正式群体的目标和正式群体的目标相一致。其次，要同时做好核心人物的工作。核心人物对成员的影响力大且威信高，管理者要关注他们、信任他们，并赋予他们一定的权利，充分调动他们的积极性，通过他们的榜样作用带动其他成员，使非正式群体的活动向有利于组织目标的方向发展。

（四）集体、联合群体和松散群体

按照群体成员间关系的密切程度可以分为集体、联合群体和松散群体

集体是群体发展的最高层次，集体纪律较为严格，组织较为严密，其成员不仅有共同目标、

共同利益和共同活动，每个人都职责明确，承担相应责任，在群体的行为规范内相互交往，关系非常紧密，具有组织性和心理上的团结一致的特征。集体不仅对个人有重要意义，而且因其广泛的社会意义对整个社会都有积极作用，任何集体都是群体，但不是任何群体都是集体。

联合群体是处于中间发展水平的群体，群体成员之间有共同活动，但共同活动都是以个人利益、目的为基础的，群体的活动与个人利益密切相关。群体成员虽然能意识到自己是群体的一份子，但其行为会带有明显的个人利益色彩，对于群体活动可以接受，也可以拒绝。

松散群体是群体发展的最低水平，成员之间虽然在时间和空间上接近，但并没有形成共同的目标，某些特定因素会促成松散群体发展为水平较高的联合群体。

三、群体的功能

组织、群体及个体，三者是不可分割的整体，群体是介于个体与组织之间的人群组合体。群体对于组织来说，其功能主要是促进组织的发展，完成组织任务；群体对于个体来说，其功能主要是满足个体的心理需求。

（一）群体是促进组织发展和完成组织任务的原动力

群体成员各司其职，协调合作，共同完成组织赋予的任务，以促进组织实现目标。成员在合作中，掌握不同专业知识的成员经过深入沟通，集思广益，通力协调，有利于新想法、新方法的产生，激发群体的创造力，提升群体的创新能力。群体成员拥有较强的归属感，积极参与组织决策中，使得组织决策更贴近实际，同时能减少协调时间，提高工作效率。

（二）群体是满足个体心理需要的重要途径

人具有社会性，每一个人在一定的群体中生活与工作，都有得到群体评价的欲望，都有一种对群体的依赖和归属感，群体对个体的主要功能就是满足其成员的心理需要。

安全需要，个体可以在群体中减少独处时的恐惧、寂寞以及孤独等感受，当个体遭遇挫折时，群体可以为个体提供帮助、支持，减少无助感，同时也会因为困难的及时解决，个体会增强自信心；爱和归属的需要，人需要社会交往，群体为成员提供社会交往的平台，群体中的成员也会因为相互交流合作、互帮互助而产生情感，自然会对群体产生较强的归属感；尊重的需要，个体在群体中无论是在职位上还是心理上都会找到属于自己的一席之地，会赢得他人的尊重、信任和欢迎等等，都会满足个体自尊的需要；自我实现的需要，个体在群体中会就出现的问题进行相关的探讨，一方面拓展自己的知识面，另一方面可以为问题的解决贡献自己的能力，从而实现自己的价值。

第二节　群体动力

一、群体动力因素

（一）角色

群体中的成员为达成共同目标会承担不同的工作任务，因而也扮演了不同的角色。有些人是领导，有些人做专业工作，有些人负责内部衔接，等等。群体会按照这些社会角色的一般模式对成员提出不同的角色要求，领导角色不仅要负责决策与控制，还可能需要承担向群体成员提供社会情感支持，而承担专业工作的专家角色可能主要专注于完成任务。在家庭生活、社会事务和工作中，个人占有复杂众多的社会关系位置，属于许多群体，也由此形成不同的角色关系及其结构。在群体中，个体所有角色构成的网络关系中，无论处于主要社会身份和地位的角色还是派生的其他角色，最终影响人们行为的主要是群体中的角色期待。角色期待是群体认为你对某种角色应表现出来的特定行为的期望，如果一个的态度、行为偏离了期望就会引起周围人的反对。群体成员会将角色期望传达给相应个体，而被传达个体会产生自己所感受到的角色期望，应该如何扮演角色。从期待角色转换为发送角色，再从发送角色产生感知角色，最终个体真正所做的角色行为，即实际角色，这一过程就是我们所说的角色事件的发展过程。一般而言，角色事件的发展过程并非如此顺利，会受到各种因素的干扰，个体在群体中可能会体验到角色模糊、角色过载或角色冲突。

1. 角色模糊

角色模糊是当发送角色期待不清晰时所发生的情况。在工作环境中，角色模糊可能是由于工作描述不准确，主管指示模糊不清，或者同事的暗示不明确，从而导致员工或者下属不知所措。比如，一个老板要求员工早点到岗又不具体说明时间，此时员工就会犯糊涂，到底是提前十分钟，还是半小时。在群体中角色模糊，一方面可能是因为领导者并未有十分明确的想法，因而传达出的指令也是不清晰；另一方面可能因为传达者并不了解实际情况或者表达存在障碍等。角色模糊会引发个体的行为大打折扣，继而严重影响群体的绩效。

2. 角色过载

由于社会生产的丰富化和复杂化，角色过载成为员工的普遍感受，其中角色过载包括角色量过载和角色质过载。具体说来，角色过载既包括由工作任务的工作量太大或时间要求紧张，已经超过了个体精力承受范围的角色量过载，也包括个体对角色的要求过高，缺乏相应的知识、技能、能力和资源去完成，从而感受到角色过载。比如，经理一次性交代员工办理好几件重大事项，但在时间和资源上的支持又不够，这就极大地增加了这名员工的工作负担，产生角色过载现象。在管理活动中，无论管理者还是被管理者，都有可能因为自己承担的角色太多，难以应付。尤其是对于一些中层管理者，他们的角色是"弥漫性"的，也就是说，他们要认同的角色之多，面对的角色期待也多种多样。这种没有"边界"的角色过载自然对其在群体中的行为产生影响。

3. 角色冲突

在角色信息传递很清晰的情况下，个体可能会遇到各个角色期望本身是相互冲突或者排斥的，即按照某一角色的要求会与达成其他角色的期望相矛盾，这就会出现角色冲突。个体不仅是某个工作群体的成员，而且也可能是其他群体的成员，因此，角色冲突是个体无法兼顾各种角色所面临的问题。角色冲突可以分为角色内冲突和角色间冲突，前者是指与角色承担者相关的冲突，如个体的价值观、信念与角色期望不一致；后者是指与角色传递者相关的冲突，如多个角色传递者的角色期望不一致，多个角色要求的不一致。比如群体需要你加班，而家庭成员要求你早点下班，这就是角色之间相互冲突。管理者应该特别留意群体中的各种角色冲突。这些冲突可能在各种情境下都会发生，也常常会导致不利的后果，包括员工的压力、绩效的下降和员工离职率的提高。

在群体中，管理者可以采取步骤避免群体成员的角色模糊、角色过载和角色冲突。清楚而合理的预期和发出清晰而坦率的信息有助于消除角色模糊；通过对群体成员能力及局限性的科学评估来解决角色过载；考虑员工其他角色和对个人价值观的前后一致的预期可以将角色冲突最小化。

（二）群体规范

群体同个体最显著的区别在于群体是作为一个整体在社会中发挥作用的，整体性是群体存在的一个最重要条件，而整体性又是通过成员的协调一致实现的。如何才能达到个体的协调一致呢？首先必须有群体内的行为规范。

管理心理学家认为，群体规范是群体形成以后，为保障实现群体目标和群体活动的统一性，用以约束群体成员的信念、价值和行为准则。群体规范涉及范围想当广泛，可以是国家的法律法规、民族的风俗礼仪、生活习惯、传统文化或者是人们的价值观念等，甚至可以是单位中的规章制度等。

群体规范实现了成员可以明确自己在特定情境下应该做什么，而不应该做什么的目标。不同的群体都有各自的规范，某些群体可能会要求成员在工作期间内要穿正装，而有些群体可能认为成员可以穿得随意点。群体规范也不是一成不变的，会随着环境的改变或者某些规则的打破而变化，比如群体一般都会约定所有成员都准时开会，但随着领导一次两次的迟到，成员可能渐渐也会迟到。

群体规范是个体从局外人转变为局内人的重要途径，新进入群体的成员通过学习规范可以尽早地融入到群体的日常工作中。群体规范也是群体得以维持、巩固并发展的重要载体，一个有生命力、发展前景的群体都会有严密的群体规范，群体规范可以促成行为日渐趋于一致达到模式化、固定化水平，在面对同类事物时会做出快速反应。同时，在群体成员相互作用下易产生遵从、顺从、从众等心理，群体成员之间相互认同，形成统一的意见。

（三）群体结构

1. 群体规模

群体规模是影响群体行为的重要因素。一般而言，小群体的速度要比大群体快得多，同时，个体在小群体中的表现更佳。但也不可一概而论，若任务较为复杂，大群体会比小群体解决问题的效率更高，研究表明，成员人数大于或等于12人的大群体在获得各方面投入方面更具有优势，7人组成的群体在执行力方面更有效。群体规模的选择需要慎重，不仅需要为成员之间的相互交往提供机会，更要有利于充分发挥成员的积极性、创造性。

2. 成员地位

地位是指他人对群体成员或群体的位置或层级进行的一种社会界定。每个群体都会形成一系列的角色、仪式或者权利来区分其成员。地位的来源主要有三个方面：首先是能够驾驭他人的权利，其次是对群体具有突出贡献的能力，最后是个体具有群体所看重的个人特征。地位会对群体规范具有一定的影响力，研究表明，群体中地位较高的个体往往比地位低的个体有较多群体规范的自由。地位还会对从众压力产生一定的影响，地位高的个体可以更好地抵制从众压力，如果个体不在乎群体带给他的奖励，甚至会漠视从众压力。通常群体内具有对地位划分的一致认同的标准，所以群体成员的地位也会达成共识，但当新成员从一个群体转入另一个群体，就会因为地位划分标准的差异产生冲突，群体的领导者要特别注重来自不同群体的个体所面临的地位问题。

3. 同质性与异质性

同质性群体是指群体中成员之间的差异较小，异质性群体是指群体中成员的差异较大。世界上没有两片完全相同的树叶，同理，组成群体的个体也会在年龄、性别、民族、学历、专业以及价值观、兴趣爱好等方面存在较大的差异。这种差异会对群体成员的态度、行为以及整体的绩效有重要的影响。同质性群体与异质性群体各有优劣，应根据完成工作的实际情况确定群体是同质性的还是异质性的。当工作相对单纯，成员之间需要密切配合以及成员之间的工作具有连续性时，同质性群体较好；工作较为复杂，决策需要慎重以及对创新要求较高的工作则异质性群体较好。

（四）群体凝聚力

凝聚力（cohesiveness），又被称为"内聚力"，是指群体对其成员的吸引力以及群体成员之间的相互吸引力。凝聚力是维系群体存在的必要条件，是影响群体目标达成的重要因素。在凝聚力水平较高的群体中，成员之间相互了解、相互协调、相互信任、共同合作，有效完成目标；而凝聚力水平较低的群体成员之间难以相互支持，缺乏群体合作的协调能力，难以达成目标。

1. 影响群体凝聚力的因素

管理心理学研究表明，群体凝聚力的高低受到多种因素的影响，但概括起来主要有以下几种。

（1）**成员的同质性** 群体成员有共同的奋斗目标、理想、信念，或相同的需要、动机、兴趣与爱好，或相同的民族及文化背景、个性倾向性及个性心理特征等都是群体的同质性。一般来说，同质性有相互吸引的作用，同质性越高，群体的凝聚力就越高。但是，有时群体成员之间工作性质相同，工作能力和水平相当，彼此间不服气，可能出现嫉妒、"同行是冤家"等现象，这样会破坏群体的凝聚力，造成群体内部的不团结。

（2）**群体目标** 个人目标和群体目标如若一致，而且能够有机地结合，就会进一步增强群体观念和凝聚力。当然，有效地达成群体目标会使群体中的个体产生自豪感，增强凝聚力，而凝聚力反过来又会促进目标的达成。

（3）**群体规模** 群体规模小，彼此作用与交往的机会多，其凝聚力就强，但规模过小就会失去平衡，矛盾难以调解；相反，群体规模过大，容易出现意见分歧，信息交流不畅，就不可能有高度的凝聚力。因此，只有适当规模的群体可以增强凝聚力。

（4）**领导者和领导方式** 领导者是群体的核心，领导班子自身是否团结一致、齐心协力，是否坚强有力，会直接影响群体的凝聚力。如果领导班子自身不团结，群体便失去核心，因而凝聚力将受到很大影响。如果领导班子是团结的、协调一致的，那么群体成员就会紧密地团结在他们的周围，使群体产生较强的凝聚力。当然，不同的领导方式对群体凝聚力影响也不同。在民主、专制、放任三种领导方式中，民主型领导方式能使全体群体成员有充分表达自己意见的机会，群体成员有较强的参政意识，成员之间团结协作、互助友爱，因而有较高的凝聚力，而专制型和放任型领导方式则往往降低凝聚力。

（5）**群体的社会地位** 群体社会地位的不同对群体凝聚力也有影响。往往表现在两个极端上。一是当群体社会地位高时，如先进群体，它的凝聚力会由此而提高。二是当群体社会地

NOTE

位低时，也会在一定程度上增强凝聚力，一致排外。如有的犯罪团伙，因损害社会利益而受到人们的冷落、蔑视及鄙弃，他们抱团思想严重，凝聚力极强。

（6）满足个体需要的程度   一个人参加某群体，总希望该群体能实现或满足他在工作、学习、生活及其他方面的心理需要。这种需要越是能得到满足，群体对个人所具有的吸引力也就越大，个人对群体的依赖性就越强，表现出来的凝聚力就越大。

（7）人际互动的形式   群体人际互动的主要形式有两种，即合作与竞争。研究结果表明，合作解决问题的群体要比竞争解决问题的群体协调，合作群体成员比竞争群体成员更能采纳别人的意见，更能友好相处。而竞争群体成员彼此很少沟通，观点重复，容易产生误解，成员间互相侵犯，心情压抑。研究说明，在一般情况下，竞争影响群体内人际关系的协调，破坏群体凝聚力。同样，个人奖励与群体奖励两种不同方式会影响到成员之间的感情和期望。有研究证明，个人与集体相结合的奖励方式，有利于增强群体的凝聚力。只提倡个人成功，进行个人奖励，会增加群体成员之间的矛盾，不利于彼此之间的协作、团结，从而影响群体的凝聚力。

（8）外部影响   一个群体与外界相对隔离、孤立，这个群体的凝聚力就比较高。如若外部存在压力，则压力越大，凝聚力就越高。例如，一个国家民族矛盾尖锐，受到外来侵犯时，阶级矛盾便趋于缓和，会出现团结起来一致对外的局面；一个企业面临激烈竞争的威胁，为了在竞争中求得的生存和发展，也需要团结一致，齐心协力，增强群体的凝聚力。

2. 群体凝聚力与生产效率

群体凝聚力与生产效率之间的关系比较复杂，凝聚力越高并不意味着生产效率也会相应提高，因为凝聚力既是生产效率的影响因素，同时也是由生产效率引发的结果。现有研究发现凝聚力与生产效率的关系可能受到与绩效规范、诱导以及群体与组织目标是否一致的影响。

（1）绩效规范   如果绩效规范的要求比较高（比如高产出，高质量，积极与群外员工合作），那么高凝聚力的群体的生产效率就会高于凝聚力水平较低的群体；如果凝聚力水平较高，但绩效规范要求较低，那么群体的生产效率也会下降；如果凝聚力水平较低，但绩效规范要求比较高的话，则群体的生产效率也会提高；如果群体凝聚力和绩效规范要求都比较低的话，群体的生产效率可能处于中低水平，图 7 - 1 则说明了这些结论。

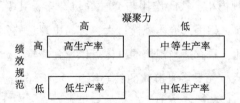

图 7 - 1   群体凝聚力、绩效规范与生产率之间的关系

（2）诱导   社会心理学家沙赫特（Schachter）采用对照试验的方法，研究群体凝聚力和生产效率之间关系。实验中以凝聚力和诱导为变量，诱导分为"加速工作"的积极诱导以及"减速工作"的消极诱导两种，最终形成了 4 种组合为：高凝聚力积极诱导组、低凝聚力积极诱导组、高凝聚力消极诱导组、低凝聚力消极诱导组。实验表明，凝聚力水平不同的群体其生产效率也有较大差异，其中积极诱导的群体均提高了生产效率，且高凝聚力的群体其生产效率提高的幅度大于低凝聚力水平的群体；给予消极诱导的群体其生产效率都下降了，且高凝聚力群体的生产效率降低幅度要大于低凝聚力群体。最终生产效率由高到低分别为高凝聚力积极诱导组、低凝聚力积极诱导组、低凝聚力消极诱导组以及高凝聚力消极诱导组。

（3）群体与组织目标的一致　根据群体与组织目标的一致性高低以及群体凝聚力高低，也可以分为4种组合，分别为：群体目标与组织目标高度一致、凝聚力水平较高的群体；群体目标与组织目标不一致、凝聚力水平较高的群体；群体目标与组织目标高度一致、凝聚力水平较低的群体；群体目标与组织目标不一致、凝聚力水平较低的群体。结果表明，群体目标与组织目标一致、群体凝聚力水平较高，则产生较高的生产效率；群体目标与组织目标一致，即使群体凝聚力水平较低，也有可能出现较高生产率；群体目标与组织目标不一致，群体对组织的目标比较漠视，如果此时群体的凝聚力水平又很高，则会产生较大的破坏性，如果凝聚力水平不是很高，则对生产效率的影响不是太大。

二、群体内的行为

（一）群体压力与从众行为

群体压力是指在心理或精神上的一种压抑感、压迫感。当个人意见与群体内大多数成员的意见不一致时，就会有紧张、压抑感，这是一种无形的压力，被称之为群体压力。群体压力虽然不同于强制性的命令，但个体在心理上是难以违背的，一般而言其效果会比强制命令大很多。

从众现象源于20世纪30年代谢里夫（Sherif）所做的"游动效应"实验，之后，阿希（Asch）又做了经典性的"三垂线"从众实验研究。阿希将7~8个人编成一组，这些人中只有1名是真被试者，其余均为假被试者。让他们围在一张桌子旁，给被试者们看18套卡片，每套卡片有两张，一张卡片有一条垂线（参照线段），另一张卡片有三条长度不同的垂线（比较线段），要求被试者选择与参照线段等长的比较线段，并且真被试者做最后判断（图7-2）。正常情况下，可以很明显地选择出正确答案，但若群体一开始就会选择错误答案，那么真被试者的答案准确率会达到多少？阿希在实验开始之前就做了安排，让6名假被试者故意答错，而真被试者毫无知情。在真被试者独立选择答案时，大多能做出正确答案，但在与其他被试者一起进行实验时，竟出现了戏剧性的结果。结果发现，有75%的被试者至少给出一个从众答案，即明知答案错误，却宁愿改变正确答案而选择与他人同一结果。实验说明了，每个人都渴望成为群体中的一员，而尽量避免特立独行。

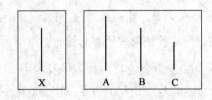

图7-2　阿希实验中所使用的卡片

心理学界一致认为，从众（conformity）是由于真实的或者想象的群体压力而导致个体行为、态度的改变。作为群体一员，个体都会希望被接受、被认可，因为会按照群体规范行事，同时也有大量实验研究表明，群体是可以对成员施加压力，使成员能改变原有的态度、行为，从而与群体相匹配。从众行为可以分为心理上的从众和行为上的从众，个体可能只表现为心理

NOTE

从众或行为从众中一种，也可能二者兼有，这样就出现四种情况：独立拒绝、自尊拒绝、权宜从众以及完全从众。独立拒绝，是指不论心理还是行为都拒绝从众，坚持己见，"心不服口也不服"；自尊拒绝，是心理已经接受，但碍于面子，在行为上认为坚持自己一贯作风，"心服口不服"；权宜从众，是心理并不认同，但由于群体规范的压力，而在行为上委曲求全，"口服心不服"；完全从众，是和拒绝独立完全相反的一种情况，是在心理和行为上都接受认同，"心服口服"。

从众的影响因素影响从众的因素主要包括群体因素、个体因素以及情境因素这三个方面：

1. 群体因素

群体规模较大、群体对个体有较大的吸引力、群体间成员的相似性较高、过去有成功的经验以及群体内部交互性较强等因素都会促使从众行为的发生。

2. 个体因素

个体较为年轻、自尊水平较低、能力较弱、任务导向等因素更易促使从众行为的发生。

3. 情境因素

任务较为复杂、困难、模糊，或群体处于危机状态、群体内奖惩较为频繁、群体压力较大等因素会促使从众行为的发生。

现实生活中，从众现象是较为常见的，但从众行为不可一概而论，群体领导者要注意区分，具体问题具体分析，恰当地运用从众行为的优势，对群体实现目标具有重要意义。

（二）社会促进与社会惰化

19 世纪末，特里普利特（Triplett）通过实验研究发现一个现象，在自行车比赛中，与他人比赛时的成绩往往要好于单独训练的成绩。之后，实验社会心理学的创始人 F. H. 奥尔波特（Floyd Henry Allport）在哈佛大学进行了他人在场对个体绩效影响的研究，并提出了社会促进的概念。社会促进（social facilitation），也叫社会助长，是指由于他人在场，个体绩效会提高的现象。社会促进包括结伴效应和观众效应，结伴效应是指在结伴活动中，个体感受到社会比较的压力，进而提高工作效率；观众效应是指个体在工作活动时，是否有观众在场或观众数目的多少会对工作活动效率产生影响。

与社会促进相对的概念是社会惰化。社会惰化（social loafing），也称为社会逍遥，是指个体在群体中工作表现并没有单独工作时那么努力。在这值得一提的是心理学家瑞格尔曼（Ringelmann）的拔河实验，瑞格尔曼在实验之前初步预测：3 个人拔河拉力是单个人的 3 倍，8 个人的拔河拉力是单个人的 8 倍。但实验结果表明并非如此，单个人的拔河拉力平均为 63 公斤，而在 3 人组中的平均拉力为 53 公斤，在 8 人组的平均拉力为 31 公斤。这一实验打破了群体会激励成员提高效率的刻板印象，这是社会惰化的现象。社会惰化一方面可能由于群体成员认为他人并未尽心尽力，自然自己的工作完成也会打折扣；另一方面是个人的评价焦虑减弱，责任分散的原因，造成了"搭便车"现象。群体领导在提高群体绩效方面，一定要注意识别群体自身的努力程度。社会惰化会对群体绩效产生较大影响，群体的领导者应通过评价体系或者专人检查的方式，尽可能地凸显个人绩效，使得每个人的付出都能被注意到，也可以通过加强群体凝聚力，减少社会惰化的倾向。

NOTE

第三节 组织中的人际沟通

美国著名未来学家约翰·赖斯比特指出："未来竞争将是管理的竞争，竞争的焦点在于每个社会组织内部成员之间及其与外部组织的有效管理沟通之上"。沟通是群体管理的重要内容，群体领导者需要将自己对群体的目标及愿景传达给群体成员，同时也需要群体成员的反馈，只有这样群体管理才能与时俱进、因地制宜。群体拥有良好的沟通环境，促进信息的及时有效传达，是影响群体实现目标的重要因素。

一、人际沟通概述

（一）沟通的概念

沟通（communication）是个人间或群体间传达思想观念或交换信息的过程。沟通一方面可以传达发出者的知识经验等，从而使接受者改变其思想态度及行为；另一方面，沟通可以传达发出者的情感、情绪，征求信息接受者的共鸣。一个完整的沟通过程应包括信息的传递以及信息的反馈，信息的传递是指信息从发出者到接受者的传达过程，信息的反馈是指信息接受者将结果反馈给信息的发出者。沟通是群体存在的重要前提条件，只有通过沟通，不断地交换信息，群体成员才能形成一致的群体目标，才能形成大家认可并遵循的群体规范。

（二）沟通的功能

在社会或者家庭中，缺少沟通交流会导致不满、沮丧、紧张和生气等情绪。在商业领域也同样会出现这种情绪，从而会降低一个组织的工作效率，降低的幅度取决于这种情绪的强烈程度或者带有这种情绪工作的人的工作性质。组织内部沟通的最终目的是为了激发人们的行动以达到成功，否则行动将按原路直接返回沟通的起点。群体中的沟通主要有以下4种功能：

1. 沟通满足群体成员的社交需要

群体可以是满足个体社交需要的重要平台，个体通过沟通来表达自己意见，表达自己的情绪，寻找到志同道合的朋友。个体通过群体间的沟通来表达自己的满足感或者挫折感。因此，沟通提供了一种宣泄情感的情绪表达机制，并满足了成员的社交需要。

2. 沟通可以控制群体中员工的行为

通过让群体成员遵守组织中的权力等级和正式指导方针实现对群体成员的控制。比如，员工要首先与直接主管交流有关工作方面的不满和抱怨，要按照工作说明书工作，要遵守公司的政策法规等，通过沟通可以实现这种控制功能。另外，非正式沟通也控制着群体中成员的行为。比如，当群体中的某个人工作十分努力、工作绩效过高，并使其他成员相形见绌时，其他成员会通过非正式沟通的方式控制该成员的行为。

3. 沟通通过不同的途径激励群体成员

明确告诉员工应该做什么，如何做，没有达到标准时应如何改进工作。设置具体目标、反馈目标实现的情况、奖励理想行为、就成员表现进行反馈或者指导如何改进工作等，都可以激励成员，同时这些过程中都需要沟通。

4. 沟通为个人或者群体提供决策信息

在管理过程中，经常有或大或小的各种决策需要定夺或确定方向。通过沟通可以为群体和个体传递资料、提供信息，从而有助于制定决策或者有效评估各种决策备选方案，使决策更加正确、科学、合理。领导者可以从企业内部的沟通中获取大量的信息情报来提升判断力，然后进行决策；下属人员也可以主动与上级管理人员沟通，提出自己的建议，供领导者做出决策时参考。

这4种功能并无轻重之分，群体中的沟通几乎都会发挥这4种功能的一种或几种。要使群体运转良好，就需要在一定程度上控制员工、激励员工、提供情绪表达的手段，并做出科学决策。

（三）沟通的类型

1. 按沟通的渠道，可分为正式沟通和非正式沟通

正式沟通是指按组织内部明文规定的渠道所进行的信息传递和交流，比如群体内的通知发布、正式文件传递、工作汇报以及各种会议制度等。正式沟通是组织内主要沟通方式，具有严肃性、程序性、稳定性、保密性以及强制性，有较强的约束力，信息难以失真，同时正式沟通具有速度慢、难以沟通情感等缺点。

非正式沟通是指正式渠道之外的信息传递与交流，比如群体成员私底下散布谣言、小道消息以及议论其他人等。非正式沟通是正式沟通的有效补充，具有自发性、灵活性，约束较小，速度较快，易吐露真实情感，接近人际关系，同时其传播的信息具有不可靠性的特点。

2. 按沟通方向可以分为上行沟通、下行沟通以及横向沟通

上行沟通是自下而上的沟通，群体成员通过上行沟通可以及时向领导反馈信息，上行沟通使领导者随时掌握成员的想法，做出符合实际的科学决策。

下行沟通是自上而下的沟通，群体的领导者一般向成员进行工作指导、反馈工作绩效、分配目标以及解释规章制度等都是运用下行沟通，下行沟通未必都是采用面对面或口头形式。

横向沟通又称平行沟通，是同一层级的组织、群体或个体之间的信息传递、交流。横向沟通可节省时间、促进协调，其中部分横向沟通关系是组织规定的，另一部分则是绕过垂直层级，提高工作效率的非正式捷径。

3. 按沟通的载体，可以分为语言沟通和非语言沟通

语言沟通是借助语言文字为媒介的沟通，又可进一步分为口头沟通和书面沟通。口头沟通是建立在口头语言基础上的沟通，比如日常的电话联系、演讲、会谈等，口头语言具有灵活迅速、简便易行、反馈快捷以及情感交流等优点，同时其信息容易在传递过程中失真，保留时间短、无法再追认等缺点。书面沟通是建立在书面文字基础上的沟通，比如信函、书面报告、刊物、通知文件等，书面沟通具有可靠性、准确性以及规范性，在传递过程不易被歪曲，易保存，可反复研究等优点，同时沟通具有受到用词的影响，缺乏灵活性，理解难度较大，难以传达情感，传递和反馈时间较长等缺点。在口头沟通与书面沟通的选择上应该根据实际情况的需求来确定，较为正式、需长期保存、较为复杂的信息可以采用书面沟通的形式，需要及时反馈、沟通情感以及不需要长期保存的信息可以采用口头沟通的形式。

非语言沟通是不需要以语言文字为媒介的沟通，主要运用肢体语言、语音、语调、表情等方式进行沟通。比如肢体语言可以传达出沟通者对沟通对象的喜爱程度以及对双方相对地位的感知等，如果认为自己比对方地位高，可能会有懒散坐姿或者双腿交叉这种随意、放松的肢体动作。

4. 按信息发出者和接受者是否可以转换，分为单向沟通和双向沟通

单向沟通是信息的发出者和接受者身份不变换，信息单向流动的沟通，比如演讲、作报告、发指示等。信息发出者始终处于发出者的地位，另一方也始终处于接受者的地位，双方不存在信息反馈以及情感交流。单向沟通具有严肃、快捷、有序等优点，同时具有缺少反馈等缺点。

双向沟通是信息的发出者和接受者处于不断变换中的沟通，双向沟通之间具有信息反馈和情感交流，比如讨论、会谈以及协商等。双向沟通具有反馈及时、感情融洽以及信息的准确性较高的优点，同时其完整性以及传递速度有待提高。

5. 按信息发送者和接受者对信息的需求程度可以分为主动沟通和被动沟通

主动沟通是信息发出者和接受者在沟通中有意识、有针对性地收集需要的信息的沟通方式，比如汇报工作以及向榜样学习的过程。主动沟通具有目的性强、沟通质量高、能对传递过程进行有效控制等优点，同时其主观选择性较强，会过分强调一部分而忽视其他部分，容易对信息曲解。

被动沟通是信息发出者与接受者并无意识、无针对性以及对信息需求不强烈的沟通方式。被动沟通具有偶然性、无目的性等特点。

（四）沟通的过程

沟通是一个复杂的过程，主要包括以下 7 个环节：沟通主体、编码、信息、媒体、解码、沟通客体、反馈（图 7 - 3）。

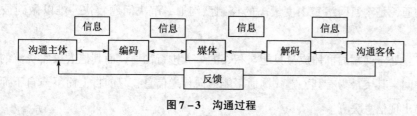

图 7 - 3　沟通过程

1. 沟通主体

沟通主体也被称为信息发出者，是有目的的信息传播者，是信息的来源。

2. 编码

编码是沟通主体将需要传递的信息转换成接受者能理解的信息。

3. 信息

信息是编码之后进入沟通渠道的有效信息。

4. 媒体

媒体又称为沟通渠道，是信息传送的工具和途径，是信息的载体，是信息发出者和接受者之间的连接体。

5. 解码

解码是信息接受者对其接受到的编码信息进行解析和理解的过程。

6. 沟通客体

沟通客体又称为信息接受者，是信息达到的沟通对象。

7. 反馈

反馈是沟通客体对沟通信息的反应，反应作为反馈信息会还给信息源。

这 7 个环节构成了一个完整的沟通过程，其中编码、媒体以及解码是沟通是否有效的关键环节。

（五）沟通网络

群体中的沟通，往往并不是由信息发出者直接传递至接受者，会经过一系列的转送，所以就出现了沟通网络。沟通网络就是信息的流动通道，主要分为正式沟通网络和非正式沟通网络。

1. 正式沟通网络式是由组织建立的，主要传递规定的工作活动，比如布置任务、命令的传达等。20 世纪 50 年代，里维特研究了 5 种典型的沟通网络，分别为：轮式、链式、Y 式、环式以及全通道式（图 7 - 4）。

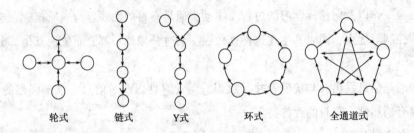

轮式　　　链式　　　Y式　　　环式　　　全通道式

图 7 - 4　沟通网络类型

①轮式：处于中间地位的成员（领导者）可以与其他成员之间进行交流，而其他成员之间却没有沟通，是沟通网络集中度最高的控制型沟通，解决问题较快，难以做到彼此之间的协调。

②链式：处于两端的群体成员只能与相邻的一人进行沟通，而其他人虽然交流的人数是相同的，但中间人其实最为有利，链式沟通不能横向传递信息，只能自上而下或自下而上，层层传递，容易出现信息失真。

③Y 式：处于末端的成员各有一个交流者，中间成员可有两个或三个人进行沟通交流，可以表示两个领导通过一个人与下级沟通，Y 型结构的集中化程度较高，传递速度较快，但不利于鼓舞士气。

④环式：沟通网络中的每个成员都是平等的，每个成员都只能与两个相邻的成员交流，成员之间依次进行沟通，不存在中心成员，有利于调动成员的积极性，但沟通速度较慢。

⑤全通道式：所有成员可以进行直接的联系沟通，是开放式的沟通网络，网络中的各成员的地位平等，不存在中心人物，是最分权化的沟通网络，信息可以在所有成员之间自由流动，有利于群体成员之间相互了解，但沟通速度较慢。

2. 非正式沟通就是指正式沟通渠道以外的信息交流、传达，是自发形成的，是个体选择的结果。非正式沟通主要有流言型、偶然型、集束型以及单线型。

①流言型：是某个成员主动将信息传递给其他人，这个成员也是传播信息的核心人物。

②偶然型：信息的传递是偶然性的，并不存在选择性和核心人物。

③集束型：信息的发出者有选择地传递信息，再由信息接受者传播出去，这也是小道消息的最常见的传播形式。

④单线型：信息的传递是由发送者经过一系列的成员依次传递给接受者的形式。

二、人际沟通障碍

有效的沟通是能实现信息沟通的实时性、准确性以及效率，但信息在传递过程中会因为各种原因而产生信息失真，接受者无法正确理解信息。影响信息沟通障碍的因素有很多，可以概括为信息发出者的表达障碍、信息传达障碍和信息接受者接受障碍。

（一）信息发出者的表达障碍

在沟通过程中，信息发出者需要将信息整理为信息接受者所能理解的内容，并准确地发送给信息接受者。信息发出者的表达障碍主要有以下几种：

1. 过滤

在沟通过程中，信息发出者有意识地操纵信息，以便将信息转化为信息接受者希望接受的内容，例如在工作汇报中，汇报者可能会有意识地将信息表达为领导想听到的。在群体中垂直层级越多，信息过滤的机会也会越多，只要沟通双方存在地位差异，则过滤现象就会存在。

2. 语言及文化

一方面由于地域差异，很多词汇及语义会存在很大的差别；另一方面，信息发出者如果不善于表达，或者社会经验与知识积累欠缺，会导致接受者难以理解其意图。由于文化差异，像中国、日本、韩国等国家都是高情境文化（high－context culture），在沟通中对非语言和情境线索的依赖度很高，给沟通也带来了一定的难度，比如沉默在一些文化中是可以理解的，而在另一些文化中则认为是极为不礼貌的。

3. 信息反馈

信息发出者能根据信息接受者的反应，及时控制信息流向以及信息内容的传递质量，是信息准确、及时到达的重要保证。

（二）信息传达障碍

信息传递过程中，会因为传递人数、组织环境、情境理解、通道选择等因素，造成沟通效率大打折扣。

1. 传递人数

信息经手的对象越多，沟通越容易出现问题，每个人都有意识地将信息转变为接受者更容易清晰理解的形式，很容易使原有信息出现误差。

2. 组织环境

组织中的文化气氛、机构状况以及民主氛围，甚至自然环境都会对沟通产生负面影响。例如噪声，不仅影响接受者接受信息的完整性、清晰度，还会因为噪声给人带来的不适感对信息也产生一定的负面印象。

3. 情境理解，也被称为情境知觉

沟通过程中，由于双方对情境的理解不同，在沟通上就会存在问题，比如两位员工发现另一名员工最近经常迟到早退，一名员工可能会认为他最近遇到一些问题需要解决，另一名员工可能就认为他在偷懒，那么这两名员工在谈起这件事的时候可能就会产生分歧。

4. 沟通渠道

选择不同的信息传送的工具和途径，对于沟通的及时性、准确性以及情感等方面均会带来差异，例如领导跟员工沟通同样信息，一种是口头电话沟通，另一种是面对面给到书面通知，那么员工可能会对后者传递的信息内容更为重视。

（三）信息接受者的接受障碍

沟通过程中，即使是信息发出者传递相同的信息，面对不同的接受者，沟通的效果可能都会产生差异。影响信息接受者接受信息的障碍主要有以下方面：

1. 选择性知觉

在沟通过程中，信息接受者会根据自己的需要、经验、动机和个人特质等选择性地接受信息，甚至在信息中融入自己的期望以及兴趣等。一般而言，听者听到的内容并不是现实，而如何解释听到的信息才是现实。

2. 倾听

良好的倾听习惯是有效沟通必不可少的条件，在信息发出者正传达信息时，接受者如果不能聚精会神地倾听，或者打断发出者，那么很难接收到完整的信息，现实生活中经常会发现自认为自己很认真地听，但事后却很难回忆具体细节的现象。

3. 情绪

对于同样的信息，在狂喜或愤怒的情况下对其解读肯定是截然不同的，极端的情绪下，人们很容易失去理性思维，取而代之的是情绪化判断，这样很容易阻碍有效沟通。

4. 信息过载

不同个体的信息处理能力是不同的，当需要处理的信息超过个体的处理能力就会出现信息过载。信息量过大，超过了个体正确理解和处理信息的限度，个体可能会筛选、跳过、忽略甚至忘记信息，会造成信息的丢失，影响沟通效果。

三、组织中人际沟通的改善

组织中的有效沟通对信息发出者、信息传达过程以及信息接受者都有一定的要求。

（一）信息发出者

1. 目的意识

在沟通过程中，人会有表达观点、获取信任、增进友谊、获取信息以及取得理解等目的。信息发出者要对沟通有清晰的认识和有效把握，明确此次沟通需要达到什么样的目的，在整个沟通过程中都要围绕此目的进行，不能受到其他因素的影响而被随意牵引，信息发出者要坚定立场，用接受者能理解的方式进行表达。

2. 对象意识

信息发出者要对信息接受者有全面、客观的认识，了解其心理、生理和社会等方面的特征。心理特征包括性格、气质、兴趣等；生理特征包括身体健康状况、生理周期等；社会特征包括社会地位、人际关系、受教育程度等。就同一件事面对不同的对象时，需要不同的传递方式，婉转暗示马虎大意的人，力图说服固执的人，积极鼓励缺乏自信的人等。

3. 场合意识

沟通场合是沟通空间、时间以及参与者的统一。信息发出者要能清晰认识沟通的环境，沟通存在场合适宜和场合忌讳的情况，发出者要考虑接受者更愿意在什么样的场合接受信息。除此之外，还要考虑场合中的人际关系、场合中的氛围等。

4. 方法意识

沟通过程中要有意识地储备多种方法，有效及时应对各种沟通情况。说服的方法有很多种，比如晓之以理、动之以情、引经据典、直截了当以及婉转迂回等。

（二）信息传达过程

1. 信息内容

在沟通过程中，不仅仅需要注意听觉信息的传递，还要注意视觉、肤觉以及味觉等感官信息的传递，沟通过程中要注意知觉的选择性、整体性，知觉的对比以及内容与背景等信息。

2. 信息的量

在沟通过程中，信息的传递需要衡量接受者适宜接受和记忆的范围，信息发出者传递的信息总量不能过多，同时单位时间内传递的信息量需要在接受者能掌握的范围内。

3. 沟通环境

沟通环境的物理条件对沟通有不同程度的限制影响，影响信息的编码量、解码质量、通道选择以及反馈等。例如调整办公室的设置也可以提高沟通的效率，现代组织中经常采取开放式的办公室，领导者和员工共处一室，促进沟通。

4. 沟通渠道

在沟通过程中，发出者需要根据对象、话题选择适宜的渠道，选择的渠道要能让接受者明白表达意图，能使接受者信任发出者。

（三）信息接受者

1. 学会倾听

成为一名优秀的倾听者是提高沟通效率的重要途径，信息接受者在沟通过程中要做好倾听准备，切勿轻易打断对方说话，在对方说话过程中要注意语句以及含义，选择恰当的机会进行提问。

2. 集中注意力

注意力是否集中直接影响沟通效果，信息接受者在沟通中要掌控注意力的分配，在发出者强调重要信息时，接受者务必保持高度集中。

3. 换位思考

由于个体之间的差异，信息接收者对发出者传递的信息难以做到理解一致，因此信息接受者需要站在发出者的立场上进行思考，组织中的相互理解具有重要意义。

4. 反馈意识

沟通中接受者要向发出者提问并明确表达意见，信息发出者可以检验接受者对发出者的意图是否有清晰、完整的领会，必要时，发出者应该向接受者再次复述反馈内容，以核对接收者是否彻底理解。发出者需要注意接受者信息的执行过程，以确保接受者是按发出者的意图行动的。

第四节 群体决策与团队管理

一、群体决策概述

现代管理活动中，对于很多复杂的问题，往往涉及到目标的多重性、时间的动态性和状态的不确定性，决策变得更为复杂，已无法依靠个体单独完成，更多的是凭借特定的决策团体。为此，群体决策因其特有的优势得到了越来越多的决策者的认同并日益受到重视。

（一）群体决策的概念

群体决策（group processes）是决策科学中一门具有悠久研究历史和现代应用价值的学科。它是数学、经济学、政治学、行为科学、计算机科学以及社会心理学等多门学科研究的共同交叉点，而各学科的研究视角、研究假设等各方面都有差异，产生了对群体决策的不同认识。

在决策过程中，环境信息、个人偏好、方案评价方法是衡量一个决策好坏的关键要素。而这些又与个人的经验和对问题的理解有关，特别是对于复杂的决策问题，个人的能力已远远达不到要求，为此需要发挥集体的智慧，由多人参与决策分析，这些参与决策的人，我们称之为决策群体，群体成员制订决策的整个过程就称为群体决策。因此，群体决策主要研究如何将一群个体中每一位成员对某类事物的偏好汇集成群体偏好，以使该群体对此类事物中的所有事物做出优劣排序或从中选优。作为一种抉择的手段，群体决策是处理重大定性决策问题的有力工具。

（二）群体决策的特点

1. 群体决策的优点

（1）群体决策可以提供更完整、更全面的信息 群体决策可以集中不同学科的专业知识，借助更多的信息形成更多方案。通过不同学科成员的参与，提出针对决策的专业建设性意见，同时不同成员也从事不同工作，掌握不同的信息，产生互补优势，有利于在决策实施之前，发现存在的问题。

（2）群体决策增加观点的多样性，给决策过程带来异质性 参与决策的成员具有不同的经验、不同的知识背景，在信息的选择收集、问题的解决思路等都存在较大差异，进而提出多样性的决策观点，决策也不再单一。

（3）群体决策可以提高决策的接受程度 群体决策具有广泛的参与性，决策综合了各成员的意见，有一定的代表意义，因而有利于决策实施成员的理解。群体基础也产生了工作分工，实施过程中也减少了磨合，可以得到各部门的相互支持，提高决策质量。

2. 群体决策的缺点

（1）耗费时间 群体的产生，造成成员之间相互作用，效率降低，因而，群体决策比个体决策需要更多的时间来解决问题，也限制了领导者做出快速反应的能力。

（2）从众压力 群体的产生必然会带来社会压力，成员会希望被接受认可，所以成员可能会选择压制不同意见。

（3）少数人控制 群体讨论可能被少数人控制，如果控制的成员能力中等或偏下，会导致整体绩效下降。

（4）责任不清 个体决策，肯定是由个体来承担责任，但群体决策是成员共同承担责任，因而每个成员的责任都会降低。

由此可见，个体决策与群体决策各有优势，如何权衡取决于对效果的界定。就准确性而言，群体决策的准确性低于群体中判断最准确的成员做出的决策；就速度而言，个体决策所需要的时间要远远低于群体决策所耗费的时间；就最终决策的被接受程度而言，个体决策明显不如群体决策有优势。不过既然已经谈到效果，就不得不提效率，在效率这个层面上，个体决策优势比群体决策更为明显，因为在同一个决策上，群体决策需要比个体决策所需时间多得多。

（三）群体决策的类型

1. 投票决策

投票决策，也就是少数服从多数决策，其基础是民主原则。在时间有限，而决策结果不会对反对者产生消极影响的情况下，可以选择投票决策的方式。投票决策允许多数人就问题提出自己的看法；投票表决耗费时间较少，形成最终决策更为高效；投票决策是遵从少数服从多数，因而可以保证大多数人获胜。但小范围内的投票会引发成员分派的情况，小团体之间的派别竞争严重影响决策的质量和执行；投票决策是以投票表决，取多数票一方为形式的，必然带来输赢之争，输方难以全力投入、尽职尽责。

2. 权威决策

当群体领导者具有决策权和否决权，并做出最终决策，对决策全权负责的情况下，可以选择权威决策。权威决策相比其他的群体决策更为高效；出现燃眉之急的情况下，也是最切合实际的；在权力界限明显的地方最有效。但权威决策虽然可快速做出决策，同时也会带来因考虑不周而带来负面影响，其实际的贯彻实施也容易遇到阻碍。

3. 无异议决策

当决策较为重要，并要求群体内的所有成员对决策完全赞同时，可以选择无异议决策。无异议决策是在群体成员公开表决下产生的决策，出现意见不合和冲突较少，同时无异议决策也保障了群体每个人都认为最终决策是最佳的。但无异议决策一般可能会为了集体的利益，而牺牲个人的想法；由于群体成员的差异性，无异议决策要花费很长的时间，同时无异议决策通常很难实现。

4. 共识决策

共识决策是不仅追求多数参与成员的同意，而且还解决和减轻少数人的反对以达成最多同意的一种决策过程。当群体成员都不同程度地支持决策，并且成员都有否决权的情况下，可以选择共识决策。共识决策保证所有问题和思想都能公开化，每个群体成员都可以发表自己的观点；成员具有选择权和否决权，因而能提高成员参与以及实施决策的积极性；同时共识决策也是群体成员深思熟虑产生的，具有较高的质量。但共识决策需要很长时间才能达成一致，实现较为困难；共识决策的前提是所有成员都有机会发表意见，需要大力推动；在决策过程中需要成员之间进行沟通、耐心聆听，并理解别人的观点。

（四）群体决策的技术

1. 头脑风暴（brainstorming）

头脑风暴，旨在克服互动群体的从众压力，并鼓励群体成员发挥想象力，随心提出各种备

NOTE

选方案，并延后对备选方案的评价。头脑风暴一般是 6～12 人围在一张桌子上，群体领导阐明问题，参与成员自由发言，其具体的操作步骤如下：

（1）参与成员不分职位高低，平等议事；

（2）所有的人自由发表意见，越多越好；

（3）公布头脑风暴产生的备选方案，供大家参考；

（4）鼓励并结合他人的想法提出新方案；

（5）不允许在意见汇集阶段评价某个方案的好坏；

（6）最终对已有的主意进行评价、选择，并达成共识，形成决策。

研究表明运用头脑风暴的方法可以产生更多的选择方案，但并不代表是一种最有效率的方式，研究发现成员单独思考可能会产生更多的创意，因其在思考过程中产生了阻滞，是因其他人在说话的同时影响其思考过程。研究者也提出了对群体头脑风暴进行改进的方法，比如将个体头脑风暴与群体头脑风暴相结合，先进行群体头脑风暴，再进行个体头脑风暴，还可以让群体成员原本口头表达替换为书面表达等等。

2. 德尔菲技术（Delphi technique）

德尔菲技术，最早是 Rand 公司开发的，是系统收集和组织多个专家观点并做出最终决策的方式。德尔菲技术目前已得到广泛应用，采用德尔菲技术可以跨越空间的限制，收集世界各地专家的意见，扩大了信息的来源，同时节省了大量的人力物力以及财力。德尔菲技术的具体操作步骤如下：

（1）决策组织者需要首先找出与待决策问题相关的所有专家，并列出能通过信件或计算机网络联系各专家；

（2）就待决策专题设计出一份调查问卷，并就该专题任务完成的意义、可行性、所需资源、使用的方法与技术及其解决途径等一系列问题，逐一征询被调查的专家意见。问卷可采用多重选择的形式，并留有填写答案的空白，请专家就其选择标记出相应的依据和理由；

（3）将调查问卷寄给专家，附调查说明和已付邮资的回信信封。专家之间相互保密，彼此间不沟通；

（4）专家填写自己的意见和想法，并寄回给决策组织者；

（5）组织者在收到专家的问卷后，进行分类整理与统计处理，将结果整理成书面材料，说明第一轮调查中持各类不同观点者的百分比与主要理由，列出专家的名单与背景，再附上统一问卷及回信信封，再次发给各位专家。专家结合他人意见和想法，修改自己的意见并说明原因；

（6）视具体需要，重复上一步骤。每轮调查都会使分散的观点还渐趋于统一。反复几次，直到基本达成共识，形成最终决策。

3. 名义小组技术（nominal group technique）

名义小组技术在决策过程中，对群体成员的讨论进行限定，因而被称为"名义"小组。群体成员都会出席决策会议，但首先需要进行单独决策，名义小组技术并不像群体那样限制成员的独立思维，研究发现，名义小组技术较头脑风暴更有优势，其具体包括以下几个步骤：

（1）预先通知决策小组成员开会的时间、地点，但不预告议题。每次只讨论一个议题，不超过 2 小时；

（2）沉默准备。主持人在成员到齐后，宣布决策议题，并指定一段时间（通常 15～20 分钟）让各成员各自准备，写下尽可能多的方案，期间内不允许交头接耳，不允许参考各类资料；

（3）轮流发言，陈述己见。任何人都不得一次性将准备的方案全讲完，每轮发言每人只能陈述一种方案，当别人已经谈过与自己相似的方案时就跳过不谈，要将每种方案的要点记录在黑板或大纸上。每轮发言均由主持人随机指定发言顺序，以保证人人获得均等的发言机会，如此反复直到陈述完全部方案；

（4）提问与回答。对已陈述的方案有不够清楚的地方，可提问要求澄清。在提问及补充说明时，都不得作任何评论，客观说清事实；

（5）主持人要求每个人在记录方案的黑板上，按其有效性，以书面形式选列出最佳方案（一般 8～12 条），随后唱票统计，由主持人确定筛选标准，从中获得一定数量支持的方案，即是群体决策。

二、群体决策中的心理现象

虽然群体决策可以产生积极影响，但因其社会性也会导致消极影响，群体决策过程中并不能使备选方案得到充分讨论，群体规范、成员地位以及沟通方式等都会导致群体决策的无效，群体决策陷阱主要包括以下方面：

（一）群体思维

群体思维（group think），是群体成员以牺牲对真实意见的坚持为代价，一味追求与群体其他成员保持一致的情形。群体成员为了追求一致性，抑制了成员独立思考的能力，破坏了正确的判断，阻碍了不同意见的发表，引发决策无效。群体思维具体表现为：

1. 自我压抑

自我压抑即使发现群体决策是存在缺陷的，但仍选择保持沉默，尽量避免与群体发生冲突；

2. 压力

群体成员会对任何发表意见，影响群体和谐的成员施加压力，对其予以有效批判，进而产生无懈可击的错觉；

3. 全体一致

自我压抑以及压力会误导成员认为该决策是大家一致认可的最终决策，成员会试图维护这一"无懈可击"决策，过分乐观，忽略了任何风险；

4. 思想僵化

群体成员可能对其他成员或群体产生僵化的负面看法。

为什么会出现群体思维呢？其原因可能有：

（1）**责任分散** 群体决策把责任分散到群体中的每个成员身上，因此每个人所承担的失误的责任和失败的恐惧感就会大大减小，因而可能持轻率态度做出冒险的决定。

（2）**受团体领导人物的影响** 强而有威望的领导者或专制型领导倾向于冒险，凭借他的影响力，使其他成员对他的意见不敢再提出异议，引导其他群体成员赞成其观念而做出冒险性的决策。

（3）**从众心理** 群体凝聚力越强，越容易产生群体思维，因为群体中一个人的意见容易得到其他人的支持，其他成员容易顺从他人的意见而避免交锋，即使有不同看法，因担心被孤立或被排斥而保持沉默。

真理有时掌握在少数人手中。压制和排斥少数人的意见不利于群体做出正确的决策。要想做出正确决策，必须防止群体思维的产生。群体的领导者和管理者应注意以下几点：

第一，对群体决策给予指导，集思广益收集广泛的信息，充分利用可取的信息，以便做出准确的决定。领导者先把问题告诉大家并提出目标和期望，但不要先发表自己的见解，要求大家独立思考，尽可能清晰地合乎逻辑地提出各自意见，欢迎大家用各种形式提出不同的意见，包括匿名或书面形式提出的意见。

第二，领导者在决策过程当中应当鼓励、听取、尊重不同的意见和想法，必要时可在群体讨论过程中，挑选专人扮演挑战的角色，专门提出反对的意见，鼓励大家对有的方案表示疑问和反对，进而提出批评和改进意见，促使决策更加准确。

第三，重大决策，先由小组讨论，充分酝酿，然后把各组不同意见或方案提交大组讨论，从中选出最佳决策。有些问题不是群体成员知识能力能够胜任的，就要听取专家的意见，再做决策。

第四，已经做出的决策，在实施前，还应进行专家与群众相结合的复审，看有无漏洞和新问题。在实施过程中，也应及时反馈，及时听取与采纳修订意见。

（二）群体极化

群体极化（group polarization），群体决策不同于成员的单独决策，群体决策可能会比个体决策更为保守，被称为保守转移（cautious shift）；但更多的情况是群体做出的决策比成员的单独决策风险更大，也被称为风险转移（risky shift）。群体极化就是群体讨论会加强成员的初始平均倾向，使群体的观点向极端的方向转移，即保守的更为保守，冒险的更为冒险。为什么会出现群体极化的现象？可能是由于以下几个原因：首先，群体成员在群体讨论中接受的说服性信息较多，而且成员提出的论据往往是支持初步立场的，从而更加确信自己的最初观点；其次，群体成员在讨论中互相熟悉，他们之间也会变得更为大胆；最后，群体决策分散了责任，群体决策使得每个群体成员都不需要独自承担后果，所以变得更为冒险。

（三）共同信息偏见

共同信息偏见（common information bias），群体成员过分强调由大多数或整体群体持有的观点，而忽视一个或少数群体成员的观点所引发的偏见。在决策过程中，某些信息可能只为一人或少数群体成员所掌握，大多数其他成员掌握其他信息，共同信息偏见会造成群体不自觉地忽视被一人或少数群体成员所掌握的信息，而关注群体中大部分成员所掌握的其他信息。共同信息偏见使群体失去了本来可以具有决策，并能得到群体成员提出的独特信息的优势。

三、团队的概念、特性与类型

美国钢铁公司总裁本杰明·弗尔莱斯说过："在现代工业社会，单枪匹马赤手空拳打天下的神话已不复存在，孤单英雄越来越难以成功，即便是过去被认为主要是由单独的个体从事的领域，现在都变成一种团体合作的事业。"所以，团队工作（team working）已成为管理界推崇的理念。有趋势表明，过去统治整个世界几百年的科层制将在不远的将来消失，代之而行的是以团队为基础的工作模式。一个没有团队精神和不能实现团队协作的组织、群体或者民族，最终将会难以强大，难以实现自己的目标。

（一）团队的概念

团队（team）是由管理层和员工所组成的一个共同体，他们之间必须相互依靠、合理利用彼此的知识和技能，协同工作以实现共同认定的目标。团队是群体的一种特殊形式，也是组织提高运行效率的可行方式，它有利于组织更好地利用成员的才能，通过其成员专业素质的有效组合及共同努力，实现组织最高行为效能。

团队是一种特殊类型的群体，但又与群体有明显的区别。在实际生活中，龙舟队和足球队就是我们所说的团队，而候机室的旅客和旅行团就只能算是一个群体，他们的区别自然显而易见。在管理活动中，工作群体与工作团队也存在明显区别。工作群体中的成员不一定要参与到需要共同努力的集体工作中，他们也不一定有机会这么做。因此，工作群体的绩效仅仅是每个群体成员个人贡献的总和。在工作群体中，不存在一种积极的协同作用，能够使群体的总体绩效大于个人绩效之和。工作团队则不同，它通过成员的共同努力能够产生积极的协同作用，团队成员努力的结果使团队绩效远远大于个体绩效之和。

（二）团队的特性

一般说来，团队具有以下六个特性：

1. 共同认定的目标

团队的每个成员可以有不同的目的、不同的个性，但作为一个整体，必须有共同的奋斗目标。

2. 清晰的团队角色

有效团队的成员必须在组织架构中有清晰的角色定位和角色分工，团队成员应清楚了解自己的定位与责任。

3. 相互依存的知识和技能

团队成员要具备为实现共同目标的基本知识和技能，并能够有良好的合作。

4. 相互间信任

相互信任是一个成功团队最显著的特征。信任可以促进团队成员之间的互动合作，使人际间的沟通更加顺畅，下属与上司配合决策。

5. 良好的沟通

团队成员间拥有畅通的信息交流，才会使成员的情感得到交流，才能协调成员的行为，使团队形成凝聚力和战斗力。

6. 合适的领导

团队的领导往往起到教练或后盾作用，他们对团队提供指导和支持，而不是企图控制下属。

（三）团队的类型

根据团队的存在目的，可以将团队分为四种类型，分别为：自我管理型团队、问题解决型团队、跨职能团队以及虚拟团队。

自我管理型团队通常由 10 ~ 15 人组成，成员之间从事相辅相成或息息相关的工作，并承担以前由他们主管承担的职责。他们的职责范围包括计划安排工作日程、分配工作、制定决策、采取对策等。自我管理团队甚至可以自主进行绩效评估，团队中领导的重要性就会下降。

自我管理型团队通常不能很好地处理冲突，出现争议时，成员之间就会停止合作，随之而来就是权力斗争；另外这种团队员工的满意度较高，但其缺勤率可能会更高。

问题解决型团队通常由 5 ~ 12 名来自同一部门的员工组成，成员会针对如何改进工作方法、提高工作效率及改善工作环境等交换意见，但这种团队无法单方面实施他们所提出的观点。

跨职能团队通常由组织层级相近但来自不同部门的成员组成，他们为完成某项工作任务而共同工作，越来越多的组织采用这种跨越部门界限的横向小组。跨职能团队能使组织内部或组织外部不同领域的员工进行信息交流，激发他们采取新办法解决问题，并齐心协力完成任务，是一种有效的工作方式。但跨职能团队组建初期会花费许多时间，成员之间要学会互相适应，经过一段之间才能建立起信任并真正合作。

虚拟团队是通过信息技术将分散在不同地区的成员联系起来，并建立以实现某一共同目标的工作团队。成员可以通过网络、电子邮件以及可视电话等等，跨越空间限制，进行远程工作。虚拟团队以其便捷性赢得广泛应用，但虚拟团队也会因为成员之间无法面对面直接交流，成员对团队的互动满意度较低，难以建立紧密的社会关系。研究表明，虚拟团队中的成员经过数次面对面交流，团队效率会相应提高。

四、团队效能的提升

团队效能（team effectiveness），指团队实现其目标、满足其成员需要以及维持自身生存与发展的能力。衡量团队效能的首要标准就是成果标准，即团队成果的质和量；其次是考虑情感标准，即团队成员是否拥有充实、满意的团队工作经历；此外还要考量知识标准，即团队不断提高其绩效的潜力。

（一）影响团队效能的因素

团队的重要任务之一，是完成上级主管提出的目标和责任，包括人员配备、关系维护、培训开发和人事决策等。团队效能受到多种因素的影响，其中，主要包括两类因素：团队结构因素和团队进程因素。

1. 团队结构因素

影响团队管理效能的结构因素包括团队成员的多样性、团队的规模、团队角色组合、团队规范和团队任务的整合方式等。

（1）团队成员的多样性　研究发现，团队成员的多样性（人口统计学意义）会产生不同的影响作用，多样性的团队不仅需要关注成员之间的相似之处，更要留意他们之间的差异。团队成员如果认为其他成员的专业能力水平更高时，会想方设法地让其为其他成员提供帮助，促进团队获得更好的绩效。从长期来看，当对团队任务提出创新性的要求，多样性还带来积极的影响。异质团队由于引入各种新观念，建设性争论增多，决策信息更为充分，可能产生更多备择方案，可能有更多创新、适应性、绩效等，因而会增强团队间的信息交流和合作，提高团队决策质量，更有可能获得成功。同时，来自不同背景的员工一起工作，往往容易使团队形成任务导向。有关高层团队的研究表明，团队构成对公司战略选择和绩效起着明显的作用。这些对团队的成功是至关重要的。与此相应的研究发现，异质团队容易出现较高的离职率，团队多样性与成员关系稳定性之间有联系。另外，研究表明，同事之间及与直接下属之间的交流随多样性差异增大而减少；年龄、任职时间相似性可以预测管理沟通的水平。

（2）团队的规模　团队成员的数量并非有一个标准，通常来说最有效的团队是 5～9 人，专家建议在确保任务完成的前提下应使用尽量少的员工。团队绩效与团队大小的关系是倒 U 型关系，在一定范围内，团队成员越多，会提供更多的想法与能力，团队绩效也会相应提高；在一定范围外，团队人数越多，对于成员提出更高的协同性，合作方面的问题会成几何倍数增长，团队绩效会反而降低。

（3）团队角色组合　在形成团队的过程中，团队成员的角色逐步明确并得到组合。团队成员自觉或不自觉地都在扮演某种角色，团队中角色的合理组合对于团队活力和绩效，都有显著的影响。管理心理学研究发现，在团队管理中，认识团队结构因素，识别团队成员各自的角色，并加以合理的组合，相互发挥各自特长，从而形成综合优势，这是管理心理学有关团队研究和应用的一项重要任务，也对增强团队管理效能，具有理论指导意义。团队所有成员在团队中的关键角色主要有：组织者、生产者、控制者、维护者、建议者、联络者、创造者、推动者以及评估者这 9 种，同时成员也会扮演一定的个体角色，当成员将个人需要置于团队目标之上，就会给团队绩效带来负面影响。当团队日趋稳定时，成员会对角色变化产生抵制，进而出现"故步自封"的情况。

（4）团队规范　团体规范是支配和调整团体成员行为和团体成员间关系的内在和外在标准，作用在于保障团体目标的实现和团体活动的一致性，统一团体成员的信念、价值观，对团体成员具有约束作用。在团队管理中，团队规范通常被用于管理团队成员的行为，并为其指明行动方向，有些团队规范与目标相一致，而有些规范偏离了组织目标。团队规范是完成任务的重要保障，同时也会因其抵制变化而对团队绩效产生负面影响。正因为团队规范制约和限定了团队成员活动的方向、程度，对人对事的态度和行为，所以，有什么样的团队规范，就可以培养什么样的人。检查一个领导人是否得力的一个重要标准，就是看他创立和维持团体行为标准的能力如何。

（5）团队任务的整合方式　团队之所以可以产生远大于个人绩效之和的整体效益，就是因为通过将成员之间相互整合的方式实现的，那么任务的整合方式也会对团队的整体效益产生重大影响。任务的整合方式通常分为以下四种：相加式任务，就是将成员个体力量简单加总的任务，如拔河比赛，由于社会促进的作用，通常情况下团队绩效要优于个人最佳绩效；互补式任务，指利用所有成员的平均绩效完成团队总绩效，如团队要求成员估算未来某些资源的需求，最终的决策可能就是领导者根据成员估算的平均值，团队完成这类任务比多数个人单干更具有潜在优势；连贯式任务，指团队成员必须都做好各自任务才能实现团队的总绩效，如工厂里的生产线作业，团队完成这类任务的效率会低于团队中最差成员的效率；非连贯式任务，指团队必须一起工作来完成某项任务，如陪审团决定，一般而言，团队完成这类任务的效率会高于大多数成员的独自完成的效率，但却低于团队最佳成员的绩效。

2. 团队进程因素

团队进程对于较大规模的团队或者成员之间依存度较高的团队尤为重要，团队进程主要包括团队成员的目标认同、团队的氛围、团队管理的动因、团队的冲突水平以及社会惰化水平等。

（1）团队成员的目标认同　有效的团队能够清晰自己的定位、明确自己的使命，并设置相应的目标以及与之相匹配的实施战略。研究表明，团队在知晓目标以及实现目标途径的条件下，会表现更出色。团队成员会花费大量的时间讨论设置一个被团队层面和个体层面都能认可的目标，一旦目标形成，目标就会成为团队前进的指南针。有效团队还会体现反思能力，能根据具体情况调整自己的实施计划。团队目标可以促进成员之间沟通，有助于团队成员工作具有方向性，致力于实现团队的共同目标。

（2）团队的氛围　团队氛围对于团队绩效有着显著的作用。当团队中鼓励公开、透明、支持的信息交流，团队成员对团队决策与目标具有承诺感，建设性地解决分歧，彼此分享责任，互相听取意见时，团队就会形成强有力的正面团队气氛。积极的情绪会促进互助行为和宽容、合作及问题解决倾向。在决策团队中，情绪对工作效能的影响尤为重要。在团队问题解决情境中，灵活的和创造性的思维更能产生有效的解决办法。积极的情绪状态下更容易达成一致，增加讨论交流的次数，团队成员更趋向于合作，从而提高交流效率获得更好的结果。

（3）团队管理的动因　在团队研究中，比较注重团队管理的动因，包括自主管理、社会技术系统设计、激励授权、职位丰富化等。研究表明，团队管理的动因可以归为三类：①经济目标：实施团队计划是为了降低离职率，改进工作质量，优化员工组合优势，产生团队效益；②人员目标：通过团队建设，强化有效团队所需要的关键的价值取向、管理技能、工作技能和工作动机等；③文化目标：通过团队管理，增强公司的核心价值系统，明确组织文化导向，加强凝聚力，形成更为信任和承诺的气氛。

（4）团队的冲突水平　并不是所有的冲突都会阻碍团队的发展，一个缺乏冲突的团队可能是墨守成规、故步自封的，一定程度的冲突可能会提高团队绩效。由于人际关系失调、紧张引发的关系冲突会具有一定的破坏性，但由成员对任务内容方面的不同意见引发的任务冲突可以促进成员的讨论，有利于成员能进行一定的反思，形成科学决策。有效团队可以直接讨论具体问题来解决冲突，而无效团队会更侧重成员的表述和个性。

（5）团队的社会惰化水平　由于在团队工作，无法准确衡量每一位成员的具体贡献，所以成员很容易产生"搭便车"的想法，这种搭群体努力便车的现象对团队绩效产生极大的危害。这种现象也就阐明了为什么$1+1+1<3$，当成员的努力无法明确被认可，成员就会减少努力，社会惰化表明了团队所造成的过程损失。有效的团队，可以在团队以及个体层面上，使成员对团队目的和行动方式承担责任。有效团队会让成员明确个人责任和共同责任，减少成员社会惰化的倾向。

（二）提升团队效能的策略

在经济全球化发展趋势的带动下，组织所处环境的变化越来越快，很多新的复杂的任务需要多种技能和经验，仅仅依靠个人的力量是完成不了的。这样，传统的组织结构就受到了很大的挑战，只有依赖于员工之间的合作，集合个人的专长和特色，依靠团队的力量才能完成任务。因此，团队建设就显得非常有必要。但是团队形式的使用不一定就能保证高效能的结果。在团队运行过程中还会出现这样或者那样的困难和挫折，所以，要想达到团队管理的目标，就必须思考如何提升团队的效能。

1. 选择合适的团队领导者和成员

合适的团队领导者和成员对于高绩效团队的建立、维持、发展是至关重要的。只有团队领导者和成员选择的适当，团队才能够产生积极的协同作用，使团队的绩效水平远大于个体成员绩效的总和。在一个团队中，团队领导者是否出色是团队建设的关键。有效的团队领导者是那些能在关键时刻为团队指明前途所在，让团队跟随自己共同度过最艰难时期的领导者。团队成员的挑选必须依据团队的性质和团队中需要承担的角色来进行。一般来说，团队成员的选择应遵循以下三条原则：一是选择团队成员除了专业技能的考核外，要特别注重个人在团队中的合群表现和人格倾向。要考核其是否能在刚组建的团队中，发挥利他、合作、诚信、专注与开放的团队协作精神。二是要注重选择敢于创新、善于学习的人员，以发挥团队成员的应有潜能，提升团队的竞争力。三是重视人员的合理配置。团队成员在共同的目标、兴趣和心理相容的前提下，其专业、技能、性格、资历的构成最好是异质的，这样会兼顾多种专业领域、多方面技能和具有相互关注、尊重的互补基础。总之，团队领导者或者成员的选择都应该依据每个人的性格、专业、技能等知识结构，注重角色分配，实现个人能力的最佳组合，从而实现团队效能的最大化。

2. 明确团队目标，制定行动计划

目标就是一个团队所有成员齐心协力想要达到的结果。一个优秀的团队，必然是建立在相同的利益、相同的兴趣、相同的奋斗目标之上。因此，团队成立之初，必须根据团队使命、组织目标和利益相关者的需求制定团队目标和工作计划。而目标的设定并不是越高越好，而是要符合 SMART 原则，即：具体（Specific）、可衡量（Measurable）、可实现（Attainable）、相关联（Relevant）以及有时限（Time－bound）。同时，团队目标还要与成员的切身利益相关，这样才能激发团队成员的斗志。在制定计划时，要将团队目标分为若干个阶段性的具体目标，这样可以避免团队成员感到遥远或者渺茫，从而让成员感到工作的可行性和合理性。比如管理咨询公司与客户签订合同后，根据客户的需求组建项目团队，制定项目团队的使命和组织目标——在规定的时间内利用管理咨询公司的专业知识和技能帮助客户解决实际问题，并顺利回收咨询服务项目款。在此目标基础上，团队需进一步制定团队的工作计划和目标，明确每个阶段、每周甚至是每天的工作任务、所要完成的项目成果，设计关键节点以利于项目整体的把控。

3. 提升团队文化，加强授权和自主管理

如何将不同的个体融入团队，这是团队建设与管理的关键。团队融合依赖于团队文化的塑造。在团队文化的支配下，团队成员之间才会相互关心、相互帮助、相互协作，并且自觉地维护团队的集体荣誉，以团队的整体利益来约束自己的行为。所以，团队文化是团队存在与发展的内在动力，同时也能促进团队成员的发展。此外，由于团队内部成员都是某一方面的专家，他们工作的独立性很强，这也要求团队的领导者根据项目的要求，风险程度和性质授予团队成员相应的权力，以提高团队成员的积极性并开发自身的潜能。因此，授予团队成员适当的资源和权力，加强团队自主管理是非常必要的，是确保团队高效运作的前提条件。

4. 建立有效团队激励机制的奖酬系统

激励团队成员是团队管理的核心内容，也是保持团队士气的关键。有效激励要求正确地判断团队成员的利益需求，给予团队成员合理的利益补偿，推动团队成员向着实现团队目标的方向努力前进。这就要求团队采取的奖酬系统不但要公平、合理，有效激励团队成员，而且要以提高团队凝聚力为目的。首先，团队采取的奖酬方式要把团队的绩效和个人的绩效结合起来，以团队绩效为前提基础，当整个团队完成指定任务后，团队成员的报酬将依据个人绩效而同比增加。其次，要把物质激励和精神激励结合起来，以物质激励为基础，但要慎用、少用。更加强调精神层面的激励，而最有效的精神激励就是对人真诚的尊重和信任，对成绩及时有效的肯定，增强团队成员的成就感。第三，要把内在薪酬和外在薪酬结合起来，增强成员的归属感。以工资、福利、奖金等这些从生产劳动和工作之外所获得的报酬为基础，更强调团队成员从企业生产劳动和工作过程本身所获得的收益，如：富有挑战性和趣味性的工作、个人成长和发展机会、能够参与决策和管理。同时，增强团队成员的归属感，积极帮助成员进行职业生涯规划，让他们更好的规划自己，规划自己的人生方向，而这也是在帮团队规划人才。

5. 对团队成员进行体验式学习

体验是使人能够将身心融入其中，并能留下个性化的、难以忘怀的回忆的经历。体验式学习是高绩效团队的组建、维持、发展过程中的一个极其有效的工具。大多数体验式学习是为帮助组建和维持团队而设计的。学习的目的就是将团队建设中的疑难问题提到桌面上来，加强团队成员间的沟通、培养个体和群体反省的习惯以发展一种积极向上的氛围。在体验式学习中，往往让团队成员参加敏感性训练、拓展训练或一些工作活动之外的集体活动。体验式学习在团队发展人际关系和社会水平的能力上是一种非常有用的工具。在团队学习过程中，要求所有团队成员必须开诚布公地将个人的观点明确地表达出来，以便接受别人的询问，而进入真正一起思考的过程。只有当员工在团队中能更好地开发自己的潜能，实现自我价值，才能为团队带来更多的价值。

【复习思考题】

1. 什么是群体？群体有哪些类型？

2. 群体发展的五个阶段分别是什么？

3. 影响群体凝聚力的因素有哪些？

4. 如何改善组织中的人际沟通？

5. 群体决策与个人决策相比，具有哪些优缺点？

6. 阐述头脑风暴、德尔菲技术以及名义小组技术的具体步骤。

7. 什么是团队？影响团队效能的因素有哪些？

8. 案例题：

小刘和小王是刚来到某医院外科手术室工作的两名年轻医生。他们俩毕业于同一所医学院校，其学历、专业、研究方向甚至学业成绩都大致相同，不同的是，小刘擅长理论研究、外语水平较高，但不善于与人交流，而小王善于与人交流、临床实践能力突出，但个人外语水平较低。

最近，医院外科手术室科室主任申请到 1 项重点科研项目，这个项目需要组成一个多人科研小组。出于培养人才的考虑，科主任决定让小刘和小王两人都参与到这个项目中，发挥他们各自的特长，同时也借此机会给他们锻炼的机会。小刘和小王作为新员工都很珍惜这次机会，同时也希望凭借此项目来展现自己的能力，为以后在专业发展上寻求一个好的起点。于是，他俩在项目进行的过程中经常互相较劲，甚至不时出现争抢工作的现象。久而久之，不但两人冲突不断，而且还导致科研项目管理出现了一些混乱局面，严重影响到了项目的进度。

针对该案例，请回答以下问题：

（1）你认为医院外科手术室出现以上现象的原因是什么？

（2）作为科室主任，为了提高科研团队的管理效能，你将如何组建和管理团队？

第八章　领导心理

一般认为，领导者作为个体，其心理特点可以纳入个体心理研究的范畴；领导班子作为一个群体，其心理特性可以纳入群体心理的研究范畴。但在整个管理过程中，领导及领导者是联结计划工作、组织工作、人员配备和控制工作的纽带，是实现组织目标的关键。因此，对领导心理与行为进行系统研究，就成为管理心理学关注的一个热点问题。

第一节　领导概述

领导活动是人类特有的现象，古人对此早有认识。《荀子·王制》曰："（人）力不若牛，走不若马？而牛马为用，何也？曰：人能群，彼不能群也。君者，善群也。"说明了人与动物的重要区别之一在于人类能够形成群体和社会组织，而领导（君）则正是善于组织和协调社会群体的人。

一、领导的概念与功能

（一）领导的概念

在管理心理学中还没有哪个概念像领导的概念这样不统一，不同的研究者从不同的角度出发，提出了不同的看法，给出了不同的概念：

美国学者斯托格狄尔（Stogdill）认为，领导是对组织内群体或个人施加影响的活动过程。

美国管理学者泰瑞（Terry）认为，领导是影响人们自动达到群体目标而努力的一种行为。

美国学者罗伯特（Roberts）等认为，领导是在某种条件下经由意见交流的过程所产生出来的，是一种为了达到某种目标的影响力。

美国管理学者戴维斯（Davis）则解释为，领导是一种说服他人热心于一定目标的能力。

上述定义对领导概念的认识很不一致，但从目的来看，又存在着共同之处，即在于使个体或群体能够为实现组织的目标而努力。我们认为：领导就是对组织内每个成员（个体）和全体成员（群体）的行为进行引导和施加影响的活动过程。同时，我们也认为领导是一个动态的过程，领导是由领导者、被领导者及其所处环境相互作用构成的复合函数。可用公式表示为：

$$领导（领导心理与行为）= f（领导者·被领导者·环境）$$

（二）领导的功能

1. 组织功能

组织目标能否顺利地实现，不仅取决于组织内的人员是否正确地领会了组织目标的内容，还取决于组织内各项活动是否有序、协调地进行。这就需要通过领导来引导组织中的成员有效地理解并执行组织中的既定目标。同时，也要通过领导者的工作，来协调组织中各类各级人员的活动，沟通各方面的关系。只有在有效地协调和沟通的基础上，才能提高管理工作的效率，继而加速组织目标的实现。所以，领导的最基本功能，就体现在协调组织内各方面活动，引导组织成员有效地领会组织目标，从而利于组织目标能够更有效地实现。

2. 激励功能

组织内成员工作积极性的高低，工作成绩的优劣，在很大程度上与领导的好坏有关。如果领导者能够了解职工的工作动机和愿望，在确保组织目标实现的前提下，尽量满足组织内成员的愿望和要求。同时，在有效沟通的基础上，采取合理的激励手段与方法，就能调动起组织内成员的积极性和创造性，促进各项工作的开展，从而保证组织目标的顺利实现。因此，领导的功能也表现在调动全体人员的积极性，把组织内的成员与组织紧密联系在一起，形成一种向心力和凝聚力，自觉地为组织做出贡献。

二、领导与管理的区别与联系

应该说，领导与管理既相互联系、又相互区别。二者的联系表现为：领导具有管理的计划、组织、控制的一般属性，在对人力、财力、物力和其他资源处理的过程中两者具有相同之处。在实现组织目标上，领导与管理具有同样重要的作用，二者不可或缺。领导与管理的区别表现为：领导具有全局性、超前性、超脱性特征，而管理具有局部性、现实性、具体性特征。

美国哈佛商学院的亚伯拉罕·莱兹尼克指出，管理者和领导者是两类完全不同的人，他们在动机、个人历史以及想问题、做事情的方式上存在着差异。他认为，管理者倾向于把工作视为可以达到的过程，其中包括人与观念，两者相互作用就会产生策略和决策；领导者的工作具有高度的冒险性，他们常常倾向于主动寻求冒险，当机遇和奖励很高时尤其如此。管理者喜欢与人打交道的工作，他们根据自己在事件和决策过程中所扮演的角色与他人发生联系；而领导者则关心的是观点，以一种更为直观和移情的方式与他人发生联系。

美国哈佛商学院的约翰·科特却从另一角度指出了管理与领导的差异。他认为，管理者主要处理复杂的问题，管理者通过制定正式计划、设计规范的组织结构以及监督计划实施的结果等达到有序的状态。相反，领导者主要处理变化的问题，领导者通过开发未来前景而确定前进的方向，然后，他们把这种前景与其他人进行交流，并激励其他人克服障碍达到这一目标。科特认为要达到组织的最佳效果，领导和管理具有同等的重要性，两者不可或缺。但是，大多数组织总是过于强调管理而忽视了领导的重要性，因此我们应该更加注重开发组织中领导的作用。表 8 – 1 对 21 世纪领导者与管理者的心理与行为特征进行了对比。

表 8 – 1　21 世纪的领导者与管理者的特征比较

领导者特征	管理者特征
创新	管理
起源	复制
发展	维持
集中于人	集中于系统和结构
激发信任	依赖控制

续表

领导者特征	管理者特征
远视的	短视的
询问什么和为什么	询问如何和何时
关注整体	关注基本情况
首创	模仿
挑战地位	接受地位
做正确的事	正确地做事

三、我国传统的领导心理学观点

研究现代领导心理，不能忽视中国传统文化心理学思想对它的影响，因为管理和领导活动深扎在一个民族文化的土壤里，了解传统文化可以使当代领导者拥有更高的道德修养和能力水平。

（一）强调领导者要 "重人"

重人，即注重人才的选拔。重人是中国传统领导心理的第一要素，主要包括两个方面：一是重人心向背；二是重人才归离。

要夺取天下，治好国家，办成事业，人是第一位的。故先秦儒家在《论语·尧曰》中提倡 "行仁德之政" "因民之所利而利之" 从而使 "天下之民归心" "近者悦，远者来"。《管子·牧民》中曰："政之所兴，在顺民心；政之所废，在逆民心。"国家必须 "令顺民心" "从民所欲，去民所恶"，乃 "为政之宝"。

《论语·为政》中曰："举直而错诸枉，则民服；举枉而错诸直，则民不服。"意思是只有把正直的人提拔上来，放在邪恶人之上，民众才能服从。那么，怎样才能选准、选好人才呢？孔子认为，用人首先要 "知人"。《论语·公治长》中曰："始吾于人也，听其言而信其行；今吾于人也，听其言而观其行。" 就是要通过对动机和行为的观察来了解人，认识人。二是要 "察人"。孔子提倡 "不以言举人"，即反对以个人的言论或自我表白作为用人的依据。他又说 "众恶之，必察焉；众好之，必察焉。" 只有通过亲自观察，以事实为依据，才能做到正确地识别人，选拔人。三是要 "举贤"。孔子接受了新兴地主阶级提出的 "尚贤使能" 的主张，在用人方面提倡广举人才、用人唯贤。另外，荀子主张选才要本着 "无德不贵，无能不官"，"德以叙位，察能授官" 的原则。即要坚持按照品德、才能作为选才的标准，坚决反对那种 "先祖当贤，后子孙必显" 的世袭制法。

（二）强调领导者要 "人和"

"人和" 就是调整人际关系，讲团结，上下和，左右和。对治国来说，和能兴邦；对治生来说，和气生财。故我国历来把天时、地利、人和当作事业成功的三要素。

《墨子·兼爱》中曰："今若国之与国相攻，家之与家相篡，人之与人相贼，君臣不惠忠，父子不慈孝，兄弟不和调，此则天下之害也。"那么这种害是怎样产生的呢？所以，墨子要求人们 "使天下兼相爱，爱人若爱自身"。对于领导者来说，应要爱惜臣民，凡事应先为子民着想，做到 "必先万民之身后为其身"。同时，"爱人者，人必从而爱之。利人者，人必从而利

NOTE

之"。提倡爱人是相互的，爱人者会受到上天的奖赏。

《论语·学而》中曰："礼之用，和为贵。"按照《礼记·中庸》的解释，就是"发而皆中谓之和"，即作为人际关系，"和"的意思是指无过而无不及的和谐氛围。因此"礼之用，和为贵"就是"礼"的一种运用；也就是说要实现"礼治"就必须要有一个和谐的氛围，起码在统治阶级内部，应形成一个和谐的群体。在《论语·卫灵公》中曰："君子而不争，群而不党。"认为要为实现"礼治"非常有必要创造一个和谐的团队。

《管子·五辅》中曰："上下不和，虽安必危。"认为"上下和睦"是事业成功的关键。为此，管仲又提出"无私者容众"，要求君主切不可有"独举""约束""结纽"这些宗派行为，不可"以爵禄私有爱"，要严禁"党而成群者"。

（三）强调领导者要 "守信"

信誉是人与人之间建立稳定关系的基础，是国家兴旺和事业成功的保障。两千多年前，孔子就主张"言必信，行必果。"

《论语·为政》中曰："人而无信，不知其可也。"统治者要实现"德政"，就必须要取信于民。《论语·尧曰》中曰："君子信而后劳其民。"在孔子看来，"未信，则以为厉也"。即未取信于民，老百姓就会以为在折磨他们。《论语·学而》又曰："信近于义，言可复也。"即守信用才能近于义，其许诺才可能实践，才不至于用空话去欺骗民众。孔子还认为，"民无信不立"。作为一个统治者，如果得不到民众的信任，也就立不住脚。所以，孔子强调统治者要"言必行，行必果"，即使在危难关头，宁可"去食""去兵"，也不能"去信"，否则一旦失信于民，就会有灭亡的危险。

管仲也十分强调取信于民，提出国家行政者应遵循一条重要原则即"不行不可复"治理国家，言而无信，政策多变，出尔反尔，从来是大忌。《管子·形势》中曰："言而不可复者，君不言也；行而不可再者，君不行也。凡言而不可复，行而不可再者，有国者之大禁也。"认为人们只能被欺骗一次，第二次就不信你了。所以，管仲强调统治者必须自觉地接受法令的制约，必须自行与违法行为做斗争，并最终要取信于民。此外，我国的传统语言体系里还有大量诸如"一言九鼎""一诺千金""一言既出驷马难追"等称赞诚信精神的词语。

（四）强调领导者要讲 "策略"

领导策略指在领导的方式方法上表现出的创造性和有效性。领导者成就的大小，最终取决于他整合人力资源能力的大小。

《老子》曰："天下莫柔弱于水，而攻坚强者莫之能胜。"老子以水为例，说明"柔弱"蕴含着无坚不摧的韧性。所以要"守柔日强"，即恪守"柔弱"才是真正的强大。同时，老子又进一步指出："弱之胜强，柔之胜刚，天下莫不知，莫能行。"他要求统治者在实施统治的过程中，还必须身体力行。"不争"也是老子的领导策略艺术，是用以避免过错，消解矛盾的重要手段。他说："圣人之道，为而不争。"即理想的统治者只有默默地奉献，而不去与世相争。"以其不争，故天下莫能与之争"意思是说统治者自身不去与世相争，那么天下人也不会与统治者相争。当然，老子的"不争"并非是一味忍让，也不是无能为力，而是一种"以退为进"的斗争策略。

另外，《老子》曰："欲上民，必以言下之；欲先民，必以身后之。是以圣人处上而民不重；处前而不害。是以天下乐推而不厌。"认为要统治人民，必先用言辞对人民表示谦虚；要领导人民，必须把自己放在人民之后。因此，圣人在人民之上（统治），而人民不感到有负担；在人民之前（领导），而人民不认为有妨碍。因此，天下人民对他爱戴而不厌弃。这种领导策略也成为一个很富有生命力的心理领导策略。

（五）强调领导者要 "修身"

"知所以修身，则知所以治人"。在领导活动中，领导者本人素质的高低、修养的好坏，对其所在组织的兴衰成败具有决定性的作用。

《论语·颜渊》曰："政者，正也。子帅以正，孰敢不正？""其身正，不令而行；其身不正，虽令不从。"孔子认为，只要统治者的自身行为端正了，别人就不敢不端正。为此，孔子又提出统治者加强自身修养的方法。一是要加强自我约束机制。《论语·里仁》曰："以约失之者鲜矣。"认为因对自己节制、约束而犯过失的，这种现象是很少见的；二是要虚心向别人学习，即 "见贤思齐焉，见不贤而内省也"；三是要扩大自己的视野。《论语·述而》曰："多闻，择其善者而从之，多见而识之。"他认为多听多看，多借鉴别人的做法，对于自己的领导是大有好处的。

《老子》曰："致虚极，守静笃。""致虚"就是使自身的内心世界达到虚无的状态，这种虚无的状态，体现在领导者的素质要求上就是：一要 "虚怀"，即领导者对人要宽容。"善人者，不善人之师；不善人者，善人之资"，他认为善良的人可以用来作为不善之人的师表，不善之人也可作为善良之人的反面教员；二要 "虚己"，即要净化自己的心灵，不要带任何私心杂念。"圣人常无心，以百姓心为心"作为一个理想的领导者应该不断收敛自己的欲望，为了天下的百姓，应使自己的内心世界归于淳朴；三要 "虚心"，即不自满。"美言可以市尊，美行可以加人"，认为谦虚是人的美德，可以招来人的爱戴和尊重。

（六）强调领导者要会 "赏罚"

赏与罚是激励的两种形式，也是人力资源管理的主要途径。《资治通鉴》曰："国家纲纪，惟赏与罚。"说明古人非常看重赏罚，认为赏罚是治国理政不可缺少、不可替代的重要手段。

《商君书·赏刑》曰："圣人之为国也，壹赏，壹刑，壹教。壹赏则兵无敌，壹刑则令行，壹教则下听上。"商鞅认为赏罚是法治的核心，是建立强大国家的途径。然而只有正确处理赏与罚的关系，才能达到国富兵强的目的。同时，商鞅认为赏罚要遵循一定的原则：一是赏罚要有信；二是赏罚要平等，不分等级；三是重罚轻赏。

韩非在《八经》中主张："赏莫如厚，使民利之；诛莫如重，使民畏之。"认为要赏就重重地赏，使民得到利益，这样就会引起那些没有受到奖赏的人的羡慕，使他们渐渐地也趋赏。《五蠹》中曰："誉辅其赏，毁随其罚，则贤不肖俱尽其力矣。"韩非又认为人们对社会舆论非常重视，因此赏罚只有与誉诽相配合，才能收到效果。

《新唐书·魏徵》曰："为善者蒙赏，为恶者受罚""刑赏之本，在乎劝善而惩恶。"为了充分调动官员的积极性，魏徵主张赏罚的目的应该是 "劝善抑恶"。同时他认为要做到赏罚分明，必须 "赏不遗疏远，罚不阿亲贵，以公平为规矩，以仁义为准绳，考事以近其名，循名以求其实。"

第二节 领 导 理 论

西方领导理论研究经历了三个发展阶段：首先是领导者特质研究阶段，其研究重点在于认定领导者的特性或素质，从而了解何种人才适合担任领导者。其次为领导者行为研究阶段，其研究在于描述领导者行为或领导方式，即了解作为一个领导者应该做些什么以及如何做好管理工作。最后是领导的权变理论研究阶段，其研究目的在于探究领导方式与团体组织效能间的相互关系。

一、领导特质理论

领导特质理论是指通过研究领导者具有哪些个体特质，来预测什么样的人能担任领导者的理论。从西方国家及我国改革开放后领导人才选拔的发展历程来看，从人格特质入手，对管理人员进行选拔、任用、培训是重要且行之有效的方法。

（一）传统特质理论

传统特质理论认为，领导者生而具有领导的特质，天生没有领导特质的人不可能成为领导者。早在 20 世纪 30 年代，心理学家们就进行了大量的研究，希望发现领导者与非领导者在个性、社会、生理或智力因素等方面的差异。

美国心理学家吉伯（Gibb）认为，领导者应该具有 7 项天生的特质：善言辞、外表英俊、智力过人、具有自信心、心理健康、有支配他人的倾向、外向而敏感。

美国心理学家斯托格迪尔（Stogdill）在文献总结与特质研究的基础上，将领导者的特质归纳为 6 类：领导者的身体特性（如充满活力、有干劲、仪表整洁等）、社会背景（如受过高深教育、良好的社会地位等）、智慧和才能（如专业知识、沟通技巧等）、性格（如自信心、喜欢支配别人、进取、独立、创造性、能控制情绪等）、工作方面的特点（如渴望取得成就、追求责任感、事业心等）、社交能力（善交际，有行政能力，能与人合作等）。

传统特质理论是 20 世纪最流行的领导理论之一，也是最早对领导活动及行为进行系统研究的一种尝试。该理论虽然正确地指出了某些领导者应具备的特质，但是存在一定的局限性。例如，传统特质理论把领导者应具备的特质归结为"天赋"，带有较强的唯心主义色彩，忽视了环境因素的作用，且各种特质之间没有必然联系，有的还存在矛盾；领导者成功与失败的差异只有量的分析，没有质的差异，没有具体指出不同特质的相对重要性。社会实践也证明，社会上许多具有"天赋"特质的人不是领导者，而没有"天赋"特质的人经过训练也可成为有效的领导者。

（二）现代特质理论

现代特质理论认为，领导者的特质是在实践中形成的，可以通过训练和培养加以造就，否认了领导特质生而就有的观点。从这个意义上讲，它比传统理论前进了一步。

现代特质理论研究者注重联系管理实践，改进研究方法，从动态的角度去研究领导者的特质。1971 年，美国心理学家吉赛利（Chiselli）在《管理才能探索》一书中发表了自己的研究成果。他在研究中选择了 306 名年龄在 26~42 岁的中级管理人员作样本，受试人员分布在包括交通、制造业、通讯、财政金融、保险业、公共事业等 90 个不同企业的组织中，其中有 90% 受试人员是大学学历，或受过同等学历的教育。吉赛利在研究中采用了自我评价量表测试，在结果的处理上应用了因子分析法。他的研究成果是：领导特质分为三大类共 13 个因子：能力因素（包括管理能力、智力、创造力）；个性品质因素（包括自我督导、决策、成熟性、工作班子的亲和力、男性的刚强和女性的温柔）；激励因素（包括职业成就需要、自我实现需要、行使权力需要、高度金钱奖励需要、工作安全需要）。

近二十年来，人们对特质理论的研究兴趣复苏，以豪斯（House）为代表的一批学者集中于研究魅力型领导者与非魅力型领导者之间的差异。豪斯认为魅力型领导者具有三种个人特征，即高度自信、支配他人的倾向和对自己的信念坚定不移（参见本章第二节）。

日本企业界要求领导者应具备十项品德和十项能力。十项品德为：使命感，责任感，信赖性，积极性，忠诚老实，进取心，忍耐性，公平，热情，勇气。十项能力为：思维决定能力，规划能力，判断能力，创造能力，洞察能力，劝说能力，对人理解能力，解决问题能力，培养下级能力，调动积极性能力。

（三）五大人格特质理论

五大人格特质理论是近些年颇具影响力的人格理论。该理论认为有五种人格特质构成了所有人格因素的基础，并包括了人格当中的大多数明显变异。它们分别是：神经质、外倾性、开放性、宜人性和责任感。

神经质特质包括各种与情绪稳定相关的人格特质，是情绪稳定与不稳定之间的衡量尺度。稳定的情绪表现为平静、自我调适好、富于安全感，且能积极评价别人的优点；不稳定的情绪表现为失去自我控制、焦虑、消极冷淡、无法面对压力。

外倾性特质包括领导力与进取的人格特质。性格外倾的人精力充沛、乐观、友好、自信，愿意面对他人，通常有支配倾向，希望通过竞争和影响他人来发挥领导作用；内倾性的人通常愿意成为下属员工，腼腆羞涩，不喜欢竞争或者影响他人。

开放性特质包括各种与尝试变革和新事物相关的人格特质。开放者具有丰富的想象力，不墨守成规，能够打破传统并且表现出独立的个性；非开放者则倾向于躲避变化或拒绝接触新事物。

宜人性特质主要涉及与他人和谐相处的人格特质。得分高的人表现为乐于助人、可信赖和富有同情心，注重合作而不强调竞争；得分低的人则表现为冷漠、难以相处、缺乏热情、不友善也不合群。

责任感特质包括各种与工作成就相关的人格特质，是尽责和不负责任之间的衡量尺度。责任感高者可信性高，遵守规范，乐于努力工作，能够投入更多的时间和精力完成目标并取得成功；不负责任者则马虎大意，容易见异思迁，不可靠。

国内外的研究表明，高效领导者的特质与五大人格的特质非常相似。具体表现为：愿意在工作中承担责任与诚实正直对应责任感特质，高智力与高情商对应开放性特质，支配性对应外倾性特质，人际交流能力对应宜人性特质，情绪稳定对应神经质特质。

二、领导行为理论

领导行为理论主要研究领导的工作作风和行为对领导有效性的影响，主要从对人的关注和对生产的关心两个维度，以及上级的控制和下属参与的角度对领导行为进行分类研究。该类理论主要包括：勒温的领导风格理论、利克特的领导系统模式、领导四分图模式等。

（一）勒温的领导风格理论

美国社会心理学家勒温（K. Lewin）以权力定位为基本变量，把领导者在领导过程中表现出来的工作作风分为三种类型（图 8 - 1）。

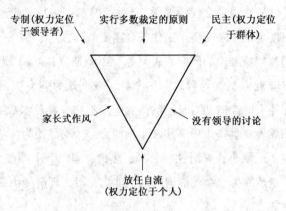

图 8 - 1　勒温的领导作风图

1. 专制作风——权力定位于领导者个人手中；

2. 民主作风——权力定位于群体；

3. 放任自流作风——权力定位于每个职工手中。

勒温认为在实际工作情境中，3 种极端的工作作风并不常见，大量的领导者采纳的工作作风往往是处于两种类型之间的混合型。为了分析不同领导作风对群体成员所产生的影响，勒温于 1939 年进行了不同领导作风对群体影响的实验研究。他把一群 10 岁儿童分为 3 个组，由 3 个经过专门训练、代表 3 种典型领导作风的成人轮流在各小组担任领导，组织儿童从事制作假面具的活动，使每个小组都经历专制作风、民主作风和放任自流作风的领导。

实验中，专制作风的领导实行个人独裁领导，把权力完全集中于自己手中，与组内人员没有感情交流，他决定活动的一切方针，讲解种种技术与活动，指定课题及人员搭配，还亲自进行批评与表扬；民主作风的领导实行参与领导，把权力交给群体，并与群体成员共同讨论工作计划和目标，鼓励他们积极表达自己的意见，让他们自己选择课题和工作伙伴；放任自流的领导人实行无政府管理，把权力放手交给每个群体成员。他既不想评价或管理群体活动，也不关心群体成员的需要和态度，一切尽可能让成员自理。

实验研究发现，不同的领导作风会对群体行为产生不同的影响。放任自流的领导作风工作效率最低，他所领导的群体在工作中只达到了社交目标，而没有达到工作目标，产品的数量和质量都很差。专制作风的领导，虽然通过严格的管理，使群体达到了工作目标，但群体成员的消极态度和对抗情绪也在不断增长。而民主的领导作风工作效率最高，他所领导的群体不但达到了工作目标，而且达到了交往目标，孩子们表现得也很成熟、很主动，并显示出较高水平的创造性。

勒温的实验研究虽然带有很大的人为性，但他以权力定位为基本变量，对领导作风进行了分类，并提出不同领导作风对群体产生的不同影响，为后人进行领导心理的研究开辟了一条新的途径。继勒温之后，许多心理学家进行了领导作风研究，多数人的研究结果都支持了勒温的观点。

（二）利克特的领导系统模式

领导系统模式是美国密执安大学社会研究中心的利克特（R. Likert）教授提出来的。1947年以来，他的研究组开展了"以工作为中心"和"以人为中心"的两种领导方式研究。经过长期的研究后，利克特在1961年发表的《管理新模式》一文中，把领导作风归结为四种模式：

1. 专制式的独裁领导

这种模式的特点是权力高度集中在最高一级，下级没有发言权。上级管理者对下级不信任，组织目标和重大决策都要由管理层做出。上下级之间缺乏交往和接触，组织工作多在一种互不信任的气氛下进行。下级因不能满足其基本的安全性需要，故容易形成对组织目标持反对态度的非正式群体。

2. 仁慈式的独裁领导

这种模式的特点是权力控制在最高一级，但也部分授予中下层权力。上级管理者对下级有一种类似主仆间的信任。一般决策由最高层管理者做出，下级只能对小问题做出决策。组织内缺乏活力和进取意识，交往是在上级屈就和下级畏缩的气氛中进行的，下级人员普遍存在警戒心理，处事较为小心。

3. 协商式的领导

这种模式的特点是权力控制在最高一级，主要问题由最高一级决定，次要问题可由中下层决定，上级管理者对下级人员给予相当程度的信任，但并非完全信任。上下级之间以双向信息沟通为主，多采用奖惩措施进行激励。组织中的非正式群体有时支持正式组织，有时也作反抗。

4. 参与式的领导

这种模式的特点是职工参与管理，上下级之间有充分的信任，有问题时双方民主协商解决。决策是以各部门人员广泛参与的形式进行，最高领导层做最后决策。上下级之间不仅有双向沟通，而且还有平行沟通。通过让职工参与制定经济报酬、设置目标、改进管理方法、评估目标的进展等形式进行激励。

在四种领导模式中，利克特认为参与式的领导模式最好，因为只有依靠民主的领导，从内心真正调动职工的积极性，才能充分发挥人的潜力。利克特还认为，领导者依靠奖惩、个人权力来控制员工的管理形式终将过时，专制独裁式的领导永远达不到民主式领导所能达到的生产水平和对工作的满意度。

（三）领导四分图模式

1945年，俄亥俄州立大学的商业研究所开展了一系列有关领导行为的研究。一个由心理学、社会学和经济学研究者组成的训练严谨的小组成立起来，使用领导行为描述问卷（Leader Behavior Description Questionnaire，LBDQ）来分析各种类型团体和情境中的领导行为。研究的对象包括：空军轰炸机组的指挥官和成员，海军部门的政府官员，未经任命的人员和民用管理者，制造业的主管，地方公司的执行官，高校的管理者、教师、和学校监督人以及各种学校和民用组织的领导者。

这项研究的前提是把领导假设成"好领导"，同时领导行为描述问卷在一个广泛的情境中进行施测。为了确定领导是如何被描述的，问卷的答案采用因素分析的方法进行处理。最后，研究者从一千多种领导行为的数据中选出持续显现的两个维度，即组织维度和关心人维度（图 8 - 2）。

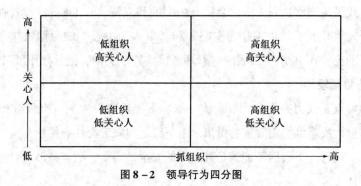

图 8 - 2　领导行为四分图

1. 抓组织

抓组织就是以工作为中心，它是指领导者为实现工作目标，既规定自己的任务，也规定下级的任务。抓组织包括组织设计计划和程序制定、职责和关系的明确、信息途径的建立以及工作目标的确定等。

2. 关心人

关心人就是以人际关系为中心，它包括建立相互信任的气氛，尊重下级的意见，注意与下级间的情感沟通等。

在这项研究中，研究者发现，越是在两个维度上成绩都高的领导者，其领导能力越好。也就是说，既强调抓组织又强调关心人的领导行为会收到最佳的效果，只抓组织而不关心人的领导行为会造成较多问题。因此，"关心人"是更有效的一种领导行为。

三、领导权变理论

领导行为理论虽然在确定领导行为类型与群体工作绩效的关系上取得了重要的成效，但缺乏对影响成功与失败的情境因素的考虑。20 世纪 60 年代以后，领导有效性的研究又转入"权变理论阶段"。因"权变"一词有"随具体情境而变"或"依具体情况而定的意思"，所以领导权变理论也叫领导情境理论。该理论主要研究与领导行为有关的情境因素对领导效力的潜在影响。

（一）菲德勒模式

菲德勒（Fiedler）在 15 年的调查研究基础上，提出了"有效领导的权变模式"，通常称为"菲德勒模式"。他认为，有效的领导行为依赖于领导者与被领导者相互影响的方式，以及情境给予领导者的控制和影响程度的一致性。

该模式认为，每个领导者的人格特性基本上处于稳定状态，因而可以使用 LPC 问卷进行测量，这种问卷又称为"最不受欢迎的共事者"或"最难相处的同事"问卷（表 8 - 2）。

表 8 - 2　最不受欢迎的共事者问卷（LPC 问卷）

印象	得分	印象
快乐	8 - 7 - 6 - 5 - ｜ - 4 - 3 - 2 - 1	不快乐
友好	8 - 7 - 6 - 5 - ｜ - 4 - 3 - 2 - 1	不友好

续表

印象	得分	印象
坏	1 − 2 − 3 − 4 − ｜ − 5 − 6 − 7 − 8	好
疏远	1 − 2 − 3 − 4 − ｜ − 5 − 6 − 7 − 8	接近
支持	8 − 7 − 6 − 5 − ｜ − 4 − 3 − 2 − 1	敌对
知足	8 − 7 − 6 − 5 − ｜ − 4 − 3 − 2 − 1	贪心
固执	1 − 2 − 3 − 4 − ｜ − 5 − 6 − 7 − 8	不固执
进取	8 − 7 − 6 − 5 − ｜ − 4 − 3 − 2 − 1	安于现状
紧张	1 − 2 − 3 − 4 − ｜ − 5 − 6 − 7 − 8	松弛
不好学	1 − 2 − 3 − 4 − ｜ − 5 − 6 − 7 − 8	好学
冷淡	1 − 2 − 3 − 4 − ｜ − 5 − 6 − 7 − 8	热情
急躁	1 − 2 − 3 − 4 − ｜ − 5 − 6 − 7 − 8	耐心
愉快	8 − 7 − 6 − 5 − ｜ − 4 − 3 − 2 − 1	忧郁
冷漠	1 − 2 − 3 − 4 − ｜ − 5 − 6 − 7 − 8	热情
令人不舒服	1 − 2 − 3 − 4 − ｜ − 5 − 6 − 7 − 8	令人舒服
无效率	1 − 2 − 3 − 4 − ｜ − 5 − 6 − 7 − 8	有效率
不冒险	1 − 2 − 3 − 4 − ｜ − 5 − 6 − 7 − 8	敢冒险
喜社交	8 − 7 − 6 − 5 − ｜ − 4 − 3 − 2 − 1	喜孤独
满意	8 − 7 − 6 − 5 − ｜ − 4 − 3 − 2 − 1	不满
无雄心	1 − 2 − 3 − 4 − ｜ − 5 − 6 − 7 − 8	有雄心

　　"LPC"问卷是一种反映人的行为类型的心理测量量表。该问卷包括十八条测量条目，要求受试者在主观上确定一位最难相处的同事，并依据表中的内容对其进行等级评价。受试者在评价过程中，自然地反映其自身的行为类型特点。这种行为类型表现在两个维度上，一是工作关系导向，即该同事的行为以工作为核心；二是人际关系导向，即表现出高度的关心人的因素在管理中的作用。

　　"LPC"问卷每一条目有八个等级。例如，在友好性条目中，8 级是最友好的，1 级是最不友好的，中间是过渡等级。在你确定了一个最难相处的同事之后，把对他的评价得分写在表中得分一栏中，最后把所有的得分相加求和，即是受试者的 LPC 值。LPC 得分最低是 18 分，最高分是 144 分。18 ~ 58 分是低 LPC，属于工作导向型；64 ~ 144 是高 LPC，属于人际关系导向型；中间得分是混合型。在"LPC"问卷评价中，高 LPC 得分的人是以人际关系为导向的领导，低 LPC 得分的人是以工作为导向的领导。

　　菲德勒认为，LPC 的得分不是用来说明一个人工作的好坏，而是用来说明他们的工作方式。一般而言，低 LPC 的人以工作为导向，更具有完成工作、提高工作绩效的能力，他们是在工作的竞争和绩效的提高中来发展人际关系和自我价值。而高 LPC 的人通常更多地考虑他人的价值和存在，有较好的人际关系，从与他人的良好关系中获得满足。总之，"LPC"问卷的结果表明了领导工作行为的导向，有效的领导者应该同时掌握这两种不同性质的工作方法，在情境变量不同时，学会交替使用。

　　在实践中，菲德勒又研究了许多企业或公司的管理现状，并将影响领导工作绩效的情境因素归纳为以下三个：

NOTE

1. 领导与下属间的关系

表现为群体成员对领导的尊敬和信任程度，并服从领导的言行。较好的领导与下属关系使群体能够建立共同的目标，相互间具有坦诚、吸引的特征。

2. 工作任务的结构

主要是指工作的责、权、范围的明确程度和规范化程度。

3. 领导的权力地位

包括领导所拥有的正式权力地位、组织对领导行使权力的支持程度和个人所具有的实际权力的大小等多方面权力构成。权力的稳定和提高是领导实施有效管理的保证。

菲德勒认为，最有效的管理方法体现在情境变量与领导方式的选择中（表8-3）。

表8-3　菲德勒模型8种情境类型

情境	1	2	3	4	5	6	7	8
领导与职工的关系	好	好	好	好	差	差	差	差
任务结构	明确		不明确		明确		不明确	
领导者的岗位权力	强	弱	强	弱	强	弱	强	弱

菲德勒将3种情境因素分成8种情境类型，认为三者都具备的情境（情境1、2、3）是最有利的领导情境。例如，在第1种情境中，领导的权力构成比较强，工作任务的结构明确，同时领导与下属的关系也比较好。此时，需要低LPC型的领导，即领导的管理实施应该以工作为核心。而在第4种情境中，虽然领导的权力地位比较弱，工作任务结构也不明确，但由于领导与下属间的关系较好，因此可以使用以人际关系为导向型的领导，即高LPC型领导。这里也同样表明了在不同的情境下，高LPC或低LPC型领导工作方法的强度有变化。

从上可以看出，菲德勒理论及其应用的权变特性体现为：没有一种领导方法是固定有效的，随着管理情境的变化，领导的工作方法或方式也要随之做出适应性的调整，以保证管理的水平在有效的轨迹上运行。

（二）赫塞-布兰查德的情境理论

另一个被广泛推崇的领导权变模型是由科曼（Coman）提出，保罗·赫塞（Paul Hersey）和肯·布兰查德（Ken Blanchard）参与开发的情境领导理论，这是一个重视下属的权变理论，也叫"领导生命周期理论"。

赫塞和布兰查德认为，下属主动工作的程度是不一样的。那些能力有限、未受到足够的培训、感到不安全而不太主动工作的人，与那些能力强、有技术、有自信而工作主动性极强的人员应由不同风格的人来领导。这一理论常被作为主要的培训手段而应用，如《财富》杂志500家企业中的北美银行、IBM公司、美孚石油公司、施乐公司等都采用这种理论模型。

赫塞和布兰查德认为，领导的有效性取决于工作行为（指领导者和下属为完成任务而形成的交往形式，代表领导者对下属完成任务的关注程度）、关系行为（指领导者给下属以帮助和支持的程度）和下属的成熟程度（指人们对自己的行为承担责任的能力和意愿的大小。包括工作成熟度和心理成熟度）。

赫塞和布兰查德认为，成功的领导是通过选择恰当的领导方式而实现的，选择的过程主要是根据下属的成熟度水平而定，而成熟度是指个体能够并愿意完成某项具体任务的程度。下属的成熟度可以自低到高分为四个阶段：①无能力且不愿意；②无能力但愿意；③有能力但不愿意；④有能力且愿意。

当下属成熟度不断提高时，领导风格的变化表现为四个阶段（图8-3）。

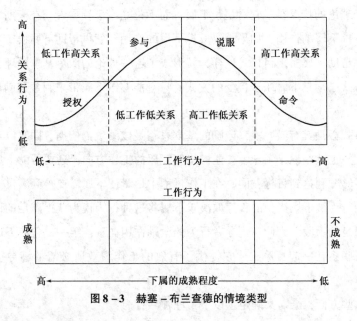

图8-3　赫塞-布兰查德的情境类型

1. 告知或命令（高任务——低关系）

这时领导者需要提供清晰和具体的指令，明确告诉下属具体该干什么、怎么干以及何时何地去干。

2. 推销或说服（高任务——高关系）

这时领导者既要表现出高度的任务取向以弥补下属能力的缺乏，又要表现出高度的关系取向以使下属"领会"领导者的意图，要同时提供指示性行为和支持性行为。

3. 参与（低任务——高关系）

这时领导者的主要角色是提供便利条件与沟通渠道，与下属共同决策，运用支持与参与风格。

4. 授权（低任务——低关系）

这时的领导者是不需要做太多的工作的，换句话说，这时领导并非必要。

可见，当下属的成熟度越来越高时，领导者不仅要不断降低对他们活动的控制，还要不断减少关系行为。就如同家长与孩子的关系一样，当孩子越来越成熟并能承担责任时，家长需要逐渐放松控制。

赫塞和布兰查德的情境领导理论具有一种直觉上的感染力，它承认并强调下属的重要性。在领导有效性方面对下属的重视也反映了这样一个事实：下属可能接纳也可能拒绝领导者，但无论领导者怎么做，其有效性都取决于下属的行为。

（三）路径-目标理论

路径-目标理论来源于激励理论中的期待学说，是由罗伯特·豪斯（Robert House）最先提出的一种领导权变模型，后来特伦斯·米切尔（Terence R. Mitchell）参与了这一理论的完善和补充，现已成为最受人们关注的领导理论之一。

目标-途径理论认为，领导者的工作是帮助下属达到他们的目标，并提供必要的指导和支持，以确保他们各自的目标与群体或组织的总体目标相一致。"路径－目标"的概念就来自于这种信念，即有效的领导者要通过明确指明实现工作目标的途径来帮助下属，并为下属清理工作过程中的各种路障和危险，从而使下属的工作更为顺利。

目标－途径理论的特点在于它立足于下属，而不是立足于领导者。在豪斯眼里，领导者的基本任务就是发挥下属的作用，如果需要发挥下属的作用，就得帮助下属设定目标，把握目标的价值，支持并帮助下属实现目标。这样，就形成了这一理论的两个基本原理：

一是领导方式必须是下属乐于接受的方式，只有能够给下属带来利益和满足的方式，才能使他们乐于接受。

二是领导方式必须具有激励性，激励的基本思路是以绩效为依据，同时以对下属的帮助和支持来促成绩效。也就是说，领导者要能够指明下属的工作方向，还要帮助下属排除实现目标的障碍，使其能够顺利达到目标，同时在工作过程中尽量使下属需要得到满足。

而领导者的行为被下属接受的程度取决于下属将这种行为视为获得满足的即时源泉，还是作为未来获得满足的手段。为此，领导者行为的激励作用在于：第一，它使下属的需要满足与有效的工作绩效联系在一起；第二，它提供了有效的工作绩效所必需的辅导、指导、支持和奖励。

为了满足这些方面，豪斯又确定了以下 4 种领导行为：

1. 指导型

领导者让下属知道期望他们的是什么，以及完成工作的时间安排，并对如何完成任务给予具体指导，这种领导类型与俄亥俄州立大学的组织维度十分近似。

2. 支持型

领导者十分友善，并表现出对下属需求的关怀，这种领导类型与俄亥俄州立大学的关心人维度十分近似。

3. 参与型

领导者与下属共同磋商，并在决策之前充分考虑下属的建议。

4. 成就取向型

领导者设置有挑战性的目标，并期望下属实现自己的最佳水平。

和菲德勒不同，豪斯主张领导方式的可变性。他认为，领导方式是有弹性的，这四种领导方式可能在同一个领导者身上出现，因为领导者可以根据不同的情况斟酌选择，在实践中采用最适合于下属特征和工作需要的领导风格。他强调，领导者的责任就是根据不同的环境因素来选择不同的领导方式。例如，如果下属是教条的，或工作任务不明确，那么指导型领导方式最适合；如果下属从事于机械重复性的，或没有挑战性的工作时，那么支持型领导方式最适合；如果工作任务明确，但下属具有独立性或强烈的控制欲，参与型领导方式较为适合；如果组织要求下属履行模棱两可的工作任务，成就导向型领导方式效果最好。

四、领导理论的新发展

（一）道德型领导理论

道德型领导理论最早是由"转化式领导"的奠基者、美国社会科学家詹姆斯·麦格雷戈·伯恩斯（James Mac Gregor Burns）提出的。他认为，领导就是领导者与其追随者在共同的动机、价值观和目标的基础之上结为一体，领导是一个道德过程。在他的启示下，道德领导成为领导理论研究的一个重要分支。

随后，克里斯托弗·霍金森（Christopher Hodgekinson）在其 1984 年的著作《领导哲学》一书中，从价值、伦理、情感分析的角度对领导问题进行了哲学研究，把领导从技术的层次提高到哲学的层次，使领导规范化、伦理化、哲学化。他认为："领导是技术能力和道德复合体的连接"，领导理论研究的主要问题是价值问题，特别是道德价值的问题，该观点明确界定了道德领导关于"超理性"的核心内涵。

在西方，道德领导的理念经常被引入到学校教育管理实践中，引起了众多教育改革者对于校长培训模式及学校改革的思考。20 世纪末，美国教育管理学界最具影响力的理论家托马斯·J·撒乔万尼（Thomas·J·Sergiovanni）在其著作《道德领导：抵及学校改善的核心》中，比较系统地阐述了学校道德领导的观点。他对当时流行的教育管理理念提出了尖锐的批评，认为当时的教育领导理念使得学校失去了其"培养人"的本意，原因是人们过于重视领导的技巧，而忽视组织的情感、价值、信念、文化、责任等人文因素。他认为学校领导应以组织成员的共同价值追求为基础，构建共同体愿景，同时组织中的领导者要以道德权威与专业权威作为领导力的最主要来源，促使全体成员成为自我管理者与自我实现者，使学校组织成为真正的道德共同体，并最终完成组织目标。

（二）魅力型领导理论

魅力型领导理论认为，领导者是以个人的号召力来影响下属的行为，其才能是可以通过培训获得的。罗伯特·豪斯（Robert House）的研究认为，魅力型的领导者具有很强的感召力，具有较高的自信心和支配欲，对自己在道德上的公正深信不疑，而且坚信有能力使下属相信他的实力。最新的研究发现，魅力型领导者的追随者会显示出更高水平的自我意识和自我管理水平。

想要区别一个领导者是否具有领导魅力，罗伯特·豪斯认为主要取决于一些自身的个性心理特点。它们包括：

1. 自信

具有魅力的领导者对自己的判断和能力充满信心。

2. 远见

有理想的目标、认为未来比现状好。

3. 清楚表述目标的能力

了解下属的需要，能够明确表述目标与需要之间的关系，并形成激励。

4. 对目标的坚定信念

具有高度的奉献精神，愿意从事高风险的工作，愿意承担高代价，为了目标的实现能够自我牺牲。

5. 行为不循规蹈矩

行为新颖，反传统，不墨守成规。

6. 变革的代言人

表现激进，非传统的维护者。

7. 环境敏感性

能对需要变革的环境进行量化，并对资源进行切实的评估。

（三）领导归因理论

领导归因理论主要用于研究领导者对成绩不佳的下级的"病因"如何判断，并如何据此做出反应（图8-4）。

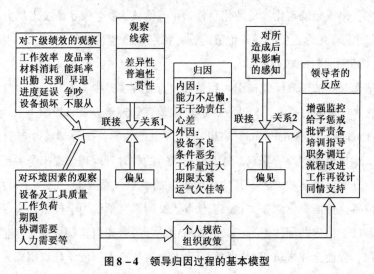

图8-4 领导归因过程的基本模型

该模型说明领导归因的主要过程是：领导人根据对后进下级行为表现及所处环境的观察，做出归因的分析与判断（联接关系1）；再根据归因结果，做出相应的行为反应（联接关系2）。

该理论的主要贡献者米契尔（Mitchell）认为，领导归因过程中存在着先后两种联接关系（分别称为"关联1"与"关联2"）。在首先发生的关联1中，领导者在诊断后进下级问题的原因时，将先观察下级本身的表现，如生产率、出勤率等；再观察环境中的有关因素，如任务难度、工作条件等，然后才会做出归因判断，认为源于内因（如偷懒、没本事等）或源于外因（如任务过于艰巨、运气不佳等）。但在此归因过程中还有两个因素需要提及：一是观察线索，即人们要考虑所见到的下级行为的差异性（是仅对此项工作还是所有的工作）、普遍性（是仅他一人如此还是全体皆然）和一贯性（是偶尔为之或不同时期表现为不同还是长期如此）。二是领导者的个人偏见，如领导者往往倾向于作内部归因，即把问题归咎于下级自身，这样自己可少担责任，这就是一种心理偏见。而下级则常倾向于作外部归因，这样上级就不能推卸责任。但若上下级关系密切、彼此相投，两人的归因易于趋同；反之，若关系疏远、格格不入，则彼此归因各异，上级多归于内因，指下级懒惰。不仅如此，领导人原来预计某下级成事不足而后来果然表现欠佳，则易归于内因；原来预计下级会有较好表现而其实不然，则易归于外因。

在关联2中，归因导致相应的行为反应。如把问题归因于下级懒惰，则反应便是批评、惩戒、训斥、监控；归因于能力差，则反应便是培训和指导；归因于任务艰巨，则是提供方便和工作再设计；归因于倒霉，则给予同情和支持。这个过程中也有两个因素在起作用：一个是对后果严重性的认识。认为后果严重、损失巨大时，多半会给予惩戒，而且常是过分严厉；如认为影响轻微，则反应常是过分温和宽宥。另一个起左右作用的因素仍是领导者的偏见，如领导者反应较多的是重视改变下级的行为而较少重视改变环境，因为前者主要是下级自身的责任，后者则需领导者花力气。

归因理论对于加强领导对下级绩效的控制很有启发。若领导能准确"诊断"（归因）并正确"处方"（反应），自然能"手到病除"。但要做到这一点，必须要尽量消除偏见，以便能做出客观正确的归因。

（四）领导－成员交换理论

大多数领导理论都假设领导者是以一视同仁的态度和作风对待下级的。实际上，领导者对其下级是区别对待的，是有亲疏之分的。这种理论被称为领导－成员交换理论，或"领导的垂直双向链接模型"。

这种理论认为，领导者与下级个人的关系各不相同，领导者将根据自己与下级关系的亲疏而施以不同风格的领导。所谓"垂直双向链接"，是指一位领导者与一部分下级形成的关系。这种关系基本上分为两大类：

一类是与"圈内"（in－group）人的关系。领导者对这类下级委以重任，给予较多的关心、帮助和支持，对他们更加信任，对他们的需要也更为敏感，提供较多参与决策的机会。而这些下级则更加努力工作、愿意承担重大责任和取得优异成绩予以回报。双方的行为依靠的是这种人际交换而不是正式岗位职权的运用，因而这种关系是非正式的。"圈内"的下级往往具有较高的工作绩效、较高的工作满意感和较低的离职率。

另一类是与"圈外"（out－group）人的关系。在这种关系中，下级接受上级的正式职权以换取应得的工资报酬。这也是一种交换关系，但没有密切的私人友谊，他们之间是一种职务上的正式关系。比较而言，"圈外"人的工作绩效和工作满意感要低于"圈内"人。这种"圈内"和"圈外"的关系，往往在上下级接触的早期就会形成，而一旦建立，则较为稳定，难于改变。

一些学者认为，这种理论还缺乏充分的论据，没有说明下级如何成为"圈内"人以及上下级之间的交换关系是如何运作的问题。但实践观察表明，一些组织内确实存在"圈内"人与"圈外"人的事实。

第三节　领导者的素质与影响力

领导工作不仅是科学的、系统的管理活动，更是一门高超的艺术。领导工作要取得绩效，领导者各方面素质的发挥尤为重要；同时作为一名领导者，应意识到自身影响力在领导行为中的决定性作用。

一、领导者素质的内涵

所谓领导者的素质，就是指领导者在一定先天禀赋的基础上，通过后天实践锻炼和学习所形成的，在领导活动中经常发挥作用的本质要素。具体而言，领导者素质与先天遗传生理、心理特点有关，并受它们的影响与制约，但主要是后天社会实践中自身努力的结果。另外，领导者的外在形态、神态，如仪表、服饰、言谈、举止、风度等，是以外在的形式表现领导者的内在素质，是领导者素质的一种外化。

领导者的素质要求因时代而异，不同时代领导者的素质在具体内容上存在着很大差别。因此，我们还要了解领导者素质的特点。具体表现为：

1. 领导者素质的时代性

一代之治有一代之才，不同的历史时期和不同的任务，对领导者素质有不同的要求。领导者的素质既有稳定性的一面，一经形成，便相对稳定地发挥作用；又处在不断变化之中，这种变化可以是积极的、上行的，也可以是消极的、下行的。

2. 领导者素质的综合性

领导者素质是一个相互关联的整体，它们在领导活动中总是综合地而非各自孤立地起作用，这是由领导工作本身的综合性决定的。美国著名领导学家华伦·本尼斯有一个形象的比喻：一个不败的领导人，必须依靠三条腿来支撑：一是坚定的雄心壮志，二是领导工作的能力，三是优秀的道德品质。

3. 领导者素质的层次性

不同层级、肩负不同责任的领导者，其素质要求是不同的。诸葛亮在《将器》一文中指出："将之器，其用大小不同。若洞察其奸，伺其祸，为之众服，此十夫之将；夙兴夜寐，言语密察，此百夫之将；直而有虑，勇而能斗，此千夫之将；外貌桓桓，中情烈烈，知人勤劳，悉人饥寒，此万夫之将；仁爱治于下，信义服邻国，上知天文，中察人事，下识地理，四海之内，视为家室，此天下之将。"这篇文章充分阐述了领导者素质的不同，而领导者层次亦不同。

二、领导者的素质结构

一个组织的领导者素质如何，直接决定着这个组织的精神面貌和工作状况。综合众多的研究成果，我们认为领导者的素质是由胜任领导的能力、胜任领导的个性，以及制约领导有效性的个人因素共同构成的一个整体。

（一）胜任领导的能力

成功的领导者需要具备业务、人际关系和概念形成三种不同类型的能力。

1. 业务能力

业务能力指应用专业知识和专业技能的能力。不熟悉专业知识，不具备专业技能的领导者不可能形成正确的决策，也不可能在组织中很好地影响他人，业务能力是三类领导能力中最基本的条件。

2. 人际交往能力

人际交往能力指与人共事、理解他人、激励他人的能力。由于领导要对组织内的成员进行引导和施加影响，因此必须具备良好的人际交往能力，对员工的态度、感情、需要等心理状态做出迅速反应。实际工作中，许多人在业务上是出色的，但在处理人际关系方面却有些欠缺。例如，不善于倾听，不善于理解别人的需要，不会处理人际冲突等。

3. 概念形成能力

概念形成能力主要包括分析能力、逻辑思维能力、创造能力、感受现实和发展趋势的能力。作为一个领导者，需要用以上能力去分析、去诊断复杂的组织情境，并做出系统的思考和规划。即使领导者在业务和人际关系方面很出色，但若不能理性地加工和解释各种组织信息，他的工作照样不会成功。

美国学者本尼斯（Bennis）研究了则90位最杰出和最成功的领导者，发现他们有4种共同的能力，即有令人折服的远见和目标意识；能清晰地表述目标，并使下属理解；对目标的追求能表现出一致性和全身心地投入；了解自己的实力并以此作为资本。

我国管理心理学专家俞文钊教授在大量调查研究的基础上，确定了我国企业领导干部的主要能力指标为：进取心、分析综合能力（条理性、逻辑性、概括力、判断力）、敏感性、专业能力、口头表达能力、相容性、自学能力、讲究工作效率、谋策能力。这9项指标可以作为评价后备干部潜在能力的主要指标。进一步的调查研究表明，这9项指标中的进取心、分析综合能力、相容性、专业能力、自学能力最为重要。当然，其他4项也是不可缺少的。

（二）胜任领导的个性

胜任领导的个性，主要包括以下几个方面：

1. 领导的欲望

领导者的个性中要有较强的支配欲，要有与他人共同努力取得成果的欲望。同时，要具备"从事领导工作的志愿"，并且愿意承担各种风险和责任，这就意味着个人将付出艰辛努力，甚至牺牲一部分个人利益。

2. 正直诚信

一个好的领导者应该是值得信任的，在同他人交往中是诚实的，是坚持真理原则的，意志坚强以及行为符合道德伦理标准的人。

3. 情绪成熟、愉快

情绪成熟表现为坚定、稳健、冷静、自信，而情绪愉快则表现出同情、合作、热情的特点。有效的领导者无论对自己还是对他人，都有良好的情绪，他们既不颓废，也不轻狂。

4. 善于移情

移情是指个人将自己的意识想象性地投射在他人身上。在领导行为中我们把它通俗地理解为"将自己置于他人的位置，并设身处地领会他人的感情、好恶与价值观等"。善于移情的领导者能真诚地去了解下属，并经常采用换位思考。

5. 坚定的信念

一个好的领导者，必须对自己做出的决策充满自信，不因情况的变化而朝令夕改，并具有强烈的奉献精神，愿意从事高冒险性的工作，承担高代价，为了实现目标而不惜努力努力拼搏。

6. 敏感性高

领导者要有迅捷的反应能力，能对需要变革的各种环境和困难进行切实可行的评估。

7. 高智商与高情商

智力水平包括丰富的想象力、较强的好奇心、缜密的思维和快速的反应能力等。一个优秀的领导者在智力水平上一般不存在问题，但一个高智商的领导者却不一定领导成功；相反，智力平平的领导者有时也能成功，因为他们的情商远高于常人。情商高的领导者在对情绪的自控性、人际关系的处理能力、挫折的承受力、自我的了解程度以及对他人的理解和宽容等方面具有明显的优势。

（三）制约领导有效性的个人因素

制约领导有效性的个人因素既包括领导者身上尚未具备或尚未得到发展的能力，也包括阻碍领导者潜能实现的个性特点，主要有：

1. 成就需要

成就动机不强,对自己的事业缺乏长远的打算,宁愿维持现状而缺乏冒险精神,对新环境、新事物缺乏激情,敏感性较低。

2. 变革创新

不善于做出非标准化的决定,没有革新、发现的能力,缺乏创新意识,常囿于思维定势。解决问题缺乏新意,缺少做出风险条件下有效决定的魄力,处理问题方法单一。

3. 教育他人的能力

缺乏帮助他人发展的愿望,不具备一个领导者的品质,不能对下属的工作质量做出及时反馈和对出现的问题给予指导。

4. 组织群体的能力

不能统一群体思想,难以建立和睦、团结、工作高效的团队,不能使群体成员在工作中得到满足和实现自我价值,更不善于营造工作氛围。

5. 影响力

缺乏影响力,不善于暗示他人,不能使周围的人追随自己;在争论中常倾向于妥协;与之相处困难,不可信赖;也很少能得到来自每个成员的协助,不能整合组织内的个体目标与群体目标。

6. 价值取向

价值取向不适当,对个人价值和社会价值缺乏明确认识,同时缺乏信念和自我意识,甚至与社会价值产生冲突。

7. 自我发展与管理

自我发展停滞不前,表现为不能克服自己的缺点,对尖锐的矛盾倾向于回避或逃避。不善于自我管理,不能充分利用自己的时间和精力,更不善于应对突发事件。

三、领导者的影响力

领导者之所以能率领员工朝着既定目标前进,完成工作任务,根本原因就在于领导者具有影响力。所谓影响力,就是一个人在与他人的交往中,影响和改变他人心理与行为的能力。从性质上看,领导者的影响力主要由强制性影响力与自然性影响力构成。

(一)强制性影响力

强制性影响力也称为权力性影响力。它是由社会或组织赋予个人的职务、地位、权力等因素构成。这种影响力并非人人都有,仅仅属于社会结构中居于领导地位的人。

强制性影响力的特点:对他人的影响带有强迫性与不可抗拒性,在它的作用下,被影响者的心理和行为主要表现为被动、服从,因此它对人的心理与行为的激励是有限的。

制约强制性影响力的因素有三个方面:传统因素、职位因素、资历因素。

传统因素指的是人们对领导者有一种传统的观念而形成的服从感。有史以来,人们认为领导者就是不同于其他个体,他们有才干、有权力,就是强于一般个体。这种看法长期成为某种形式的社会规范,从而产生对领导者的服从感。一个人只要处于领导者的地位,很自然地就能获得这种影响力。

职位因素指的是领导者因为在组织中的职务与地位而使被领导者产生的敬畏感。领导者的

NOTE

职位越高、权力越大，人们对他的敬畏感就越大，领导者的影响力也就越强。

资历因素指的是领导者的经历所形成的使被领导者对领导者所产生的敬重感。一般来说，有着丰富经验、资历深的领导者能产生很强的敬重感，其领导行为对人们的影响力就越大。

（二）自然性影响力

自然性影响力也称为非权力性影响力。它是领导者自身的品德、知识、才能等素质方面而产生的影响力。

自然性影响力的特点：对被影响者所产生的心理和行为影响，大多建立在他人感到信服的基础上。被影响者的心理和行为在这种影响力作用下主要表现为自愿、主动。自然性影响力对人的激励作用较大。

制约自然性影响力的因素主要有品格因素、才能、知识因素和情感因素。

品格因素指领导者自身的道德、品行、作风等。如果领导者表现出一种或多种符合社会道德规范的良好品质时，他就获得了一种自然性影响力。人们对品质良好的人不但愿意接近，而且会产生敬佩心理。例如，在领导者的选拔中，现在越来越重视对被选拔者个人品质、道德，乃至个人家庭婚姻等方面的考察。

才能、知识因素是影响领导者自然性影响力的主要因素。才能因素基于知识因素，但有着丰富知识的领导者不一定是优秀的领导者，关键在于其知识的实践运用能力高低。由才能所造就的自然性影响力作用很大，对人的心理产生的影响最自然，也最不可抗拒，它带来的行为动力也最积极。

情感因素指的是被领导者对领导的好恶倾向。有研究认为，一个有威严的领导者，如果同时表现出很强的亲和力，更容易受到被领导者的喜欢和拥护。这是因为在人际关系中，情感因素起主导的作用。对于自己喜欢和愿意接近的人，人们往往更容易接受其观念与思想。所以，情感因素能使被领导者对领导者产生一种亲切感，从而大大提高领导者的影响力。

（三）提高领导影响力的途径

管理学家亨利·艾伯斯说过，上级领导的职责就是要把下级的行为纳入一个轨道，以便利于实现组织目标。但如何能有效地把下级的行为纳入一个良性发展的轨道。关键问题就在于领导者如何发挥自身内在的影响力，也就是如何发挥好领导者的非权力影响力。

非权力性影响力与权力影响力不同，它既没有正式的规定，也没有组织授予的形式，它是以个人的品德、才能、情感等因素为基础形成的。因此，自然性影响力在领导影响力中占主导地位，起决定作用；而强制性影响力占次要地位，同时其强度往往受自然性影响力的制约。如果领导者的自然性影响力较大，那么他的强制性影响力会随之增高。反之，如果他的自然性影响力较小，他的强制性影响力程度也会降低。所以，要提高领导者的影响力，主要的途径在于提高领导者的自然性影响力。

【复习思考题】

1. 试述领导与管理的区别与联系。

2. 简述我国传统的领导心理学观点。

3. 勒温领导风格理论的主要观点是什么？

4. 菲德勒的权变理论应如何应用？

5. 道德型领导理论对管理工作的重要意义？

6. 案例题：

某公司的主管在管理员工时分三种情况：对青年员工，尤其是新来的员工，他每星期交代一次任务，并告诉他们怎样去具体完成。对中年员工，他很关心他们的生活困难，工作上也喜欢听取他们的意见。对老员工，除关心他们的健康外，对日常工作没有过多的要求。

针对该案例，请回答以下问题：

（1）你赞成这位主管的做法吗？为什么？

（2）试用本章所学领导理论进行分析。

第九章　组织心理

组织及其运作机制和行为规律是管理心理学研究的重要内容之一。在日常生活和实际工作中，一方面每个人都从属于一个或者多个组织，另一方面多数工作又是由多人合作才能完成。因此，建立一个良好的组织并使之有效地运转，这无论是对个人目标还是组织目标的实现，都至关重要。作为一种进行资源配置以实现管理目的的工具和载体，如何确保组织系统运行的高效率，如何使组织适应环境变化等，这些问题是管理工作中所必须关注的。

第一节　组织概述

一、组织的基本概念与类型

（一）组织的基本概念

组织一词原指生物的组合状态，1873 年，英国哲学家斯宾塞将组织一词引入社会科学，成为社会学、管理学和心理学的常用名词。

在现实生活中，尽管不确切知道组织的定义，但大部分人认为他们知道"组织"意味着什么。组织是对完成特定使命的人的系统安排，组织都有下列特点：

1. 有使命和目标

任何组织都有其使命和目标。比如企业通过提供产品和服务以满足顾客需要，教育机构通过提供教育服务来满足人们对知识的渴求，医疗机构通过提供健康服务来满足人们对健康的需求。组织的使命和目标体现了组织存在的理由。

2. 由人组成

组织的目标需要吸纳组织成员来完成，同时组织活动也需要一定的物质资源。因此，组织既有物质结构，又有社会结构。组织活动的资源配置是通过人来完成的，正是人群形成了组织，没有人群便没有组织。并且每个成员需要安置工作岗位、分配职务并设置相应的责权利，并用相应的规章制度加以保证。

3. 有专业的分工和协作

为了实现自己的目标，组织成员必须开展实际的业务活动，如企业的生产、学校的教学、医院的诊治等。整个业务活动的开展又离不开人力资源、物力资源、财力资源和信息资源等的运用，形成分工关系的个体、群体、部门是组织的一部分，只有他们相互作用、密切配合才能保证组织整体目标的实现。因此，组织目标的实现就是组织内各要素分工和协作的结果。

4. 是一个开放的系统

系统既强调组织中各部分之间关系的相互作用，也强调组织与其存在的整个环境的相互作用。对于组织与存在的环境来讲，组织是依托环境而求生存的"输入－产出"的转换系统，组织从环境中获得输入，经过一系列的转换，把输出送回环境。任何组织都离不开环境，离不开其他组织，都需要与环境进行物质、能量、信息的交换，都需要适应环境的变化。

综上所述，组织是由一群人为了实现特定的共同目标，经由分工与合作，受相应权责制度影响的开放系统。

（二）组织的类型

按不同的标准可以将组织进行不同的分类

1. 按组织的性质

分为经济组织、政治组织、文化组织、群众组织和宗教组织。

2. 按组织的正规程度

分为正式组织和非正式组织。

3. 按组织的目标

分为互利组织、工商组织、服务组织和公益组织。

4. 按组织成员的多少

分为小型组织、中型组织、大型组织、巨型组织。

二、组织的功能

组织活动的功用，绝不是仅仅为了简单地把个体力量集合在一起。个体力量的集合可以形成一堆散沙，也可以成为一个"抱团"的群体。优良组织的基本功能，就是避免集合在一起的个体力量相互抵销，而寻求对个体力量进行汇聚和放大的效应。

1. 汇聚功能

把分散的个体汇集成为集体，用"拧成一股绳"的力量去完成任务，这就是组织力量汇聚功能的表现。这种"相和"效果，可以从日常生活中多个纤夫合拉一艘船及伐木工合力搬运木材等实例中得到具体而生动的说明。

2. 放大功能

群体的力量可以完成单独个体力量的简单总和所不能完成的任务，正如古希腊著名思想家亚里士多德曾提出的命题"整体大于各个部分的总和"。这就是组织对汇集起来的力量所具有的放大或"相乘"的功能。对于组织来说，只有借助于组织力量的放大功能，才能取得"产出"远大于"投入"的经济效益，组织才能得以发展和壮大。

3. 交换功能

这种交换功能主要指的是在个人与组织之间。马斯洛需要层次论告诉我们，每个人都希望隶属某一组织，满足自身爱与归属的需要。同时，个人又会对组织投入一定的时间、精力和技能，期望获得某种利益或报酬。而从组织的立场，组织之所以愿意对个人投入上述成本，也是希望个人能对组织有所贡献，同时这种贡献大于其为个人所投入的成本花费，更好地实现预期的目标。这样，个人与组织之间的关系，是建立在相辅相成、平等交换的基础上的，形成双方都感到满意的关系。

三、组织结构

(一) 组织结构的含义

组织结构是指组织成员为实现组织目标，在职务、职责、职权等方面形成的分工协作体系。这一定义说明：组织结构的实质是组织成员的分工协作关系；组织结构的目的是为了实现组织目标；组织结构的内涵是组织成员在职、责、权方面的结构关系。

组织结构在一定程度上反映了组织内部的文化与各种权力关系，影响组织内部心理、社会方面的功能。适当的组织结构，清楚界定每个组织成员的权责角色，再加上适当的协调与控制，组织的工作效率将会提高，而组织的整体表现也会不错。反之，当组织的结构混乱时，将出现职、责、权不清，效率不高等问题。

(二) 组织结构要素

组织结构涉及以下要素：

1. 劳动分工

也称为"专门化"，组织中许多任务被分成专门的工作。劳动分工的优点是：提高工作效率，减少培训成本，增强标准化程度，提升专业技能。20世纪初，亨利·福特通过建立汽车生产线而富甲天下，他的做法就是给公司每一员工分配特定的、重复性的工作。劳动分工的缺点是：容易形成常规性、重复单调的工作，降低工作满意感，减少员工投入。因此管理心理学研究提出，需要把劳动分工与工作丰富化结合起来。

2. 协调控制

组织结构既要考虑分工，又必须把分配的任务结合、协调在一起，以取得总体绩效水平。组织通常通过以下三种机制来完成协调控制：

（1）部门化 部门化管理是协调组织活动的重要机制，一旦通过劳动分工完成任务细分之后，就需要按类别对它们进行分组以使共同的工作可以进行协调，即部门化。部门化具体规定了如何将员工及其工作活动归为一个组群。通常可以职能、产品或提供的服务、顾客的类型、地域等标准对组织进行部门化管理。

（2）管理幅度 也叫"控制幅度"或"管理跨度"，是组织管理中向一个主管直接汇报工作的下属的人数。管理幅度以多少为宜，国外有人主张有效的管理幅度为3～9人或4～12人，但由于组织可变因素太多，因此管理幅度的确定通常需要考虑任务专门化程度、任务难度；下属的工作经验、能力、责任感等。

（3）管理层次 管理层次是指组织中从最低层到最高管理层的等级数。管理层次与管理幅度成反比关系。管理层次一般决定了组织的纵向结构，管理幅度决定着组织的横向结构。根据管理幅度与管理层次的多少，可以将组织结构区分为纵高型与扁平型两类，纵高型组织内部分工明确、结构严密、等级森严、便于监管。但随着经济的发展，纵高型组织的弊端已日益突显，信息沟通时间长，对环境变化反应迟缓，员工工作满意感和创造性受到影响。近年来，许多组织通过扁平化来改变克服这些弊端。扁平型组织由于减少了组织层级，增大了管理幅度，降低了管理成本，提高了上下级之间信息传递的效率，加速了决策过程。

3. 集权与分权

集权是指组织中的决策权集中于少数高层管理者。分权是指组织中较高层管理者将决策权

NOTE

授予较低层。一般来讲，如果组织的高层管理者不考虑或很少考虑基层人员的意见就决定组织的主要事宜，则这个组织的集权化程度较高，相反，组织的分权化程度较高。在组织建立之初，创建者通常会采取集权化管理，以确保组织的正常运作与目标实现。但是集权化易造成权力过分集中，不易调动下属的工作热情。研究表明，随着组织内部发展与外部环境的复杂化，组织转向分权，可以推进管理的有效性和提高员工的满意度，为员工提供更多的对自己行为负责的机会。

4. 正规化

正规化是指通过各种规章制度、工作程序等方式实现组织中工作标准化的程度。如果组织工作的正规化程度较高，就意味着做这项工作的人对工作内容、工作时间、工作手段没有多大自主权，容易削弱组织活动的弹性，减少员工选择工作行为的灵活性。正规化比较适用于常规工作的管理。

（三）组织结构类型

组织结构是组织构成要素的排列组合方式，是组织内各部分的组织关系模式，因此正确地设计和分辨组织结构的形式是十分重要的。按照组织的发展历程，组织结构可以分为传统型组织结构和现代型组织结构。传统型组织结构有直线型、职能型和直线－职能型等基本形式；现代型组织结构有分部结构、矩阵结构、多维立体结构等基本形式。

1. 传统组织形式

（1）直线型　直线型有时也称作"军队式结构"。它是一种所有职位均垂直设置，各级领导无专业分工，集各种管理职能于一身，沿着指挥链进行各种作业，每个人只向一个上级负责，必须绝对服从上级的命令。直线型结构简单，上下级关系明确，命令统一，决策迅速。但是，形式呆板，缺少弹性，下情难以上达，没有横向联系，管理者负担过重。直线型组织结构适用于规模很小，产品简单、生产技术简单的小型企业组织。

（2）职能型　职能型组织结构是指按部门分工划分权责的组织结构。在这种结构中，管理者设立专门的职能部门和人员，并授予相应的权力和责任以分担主管领导者的部分工作，各职能部门在职能范围内有权直接指挥下级，而下级在不同业务活动上要接受不同职能部门的多头领导。职能结构的主要优点是：有利于培养员工的职业定向，便于管理者进行直接监督，能够减少人员与设备重复配置等现象，产生了规模经济。职能结构的主要缺点是：部门协调困难，适应能力差。绝大多数组织在其发展的某个时期或某个阶段都会采用职能式结构。采用此结构时，管理者应注意针对这些问题进行必要的干预与协调。

（3）直线－职能型　直线－职能型组织结构又称为 U 型架结构，这种组织结构在直线型组织结构的基础上增加了职能部门，设置了两套系统，一套是按命令统一原则组成的指挥系统，即按产品对象或生产工艺的特点划分车间、班组，为直线领导；另一套是按专业化原则组成的职能系统，职能管理人员是直线指挥人员的参谋，可以对下级机构进行业务指导，但无直接指挥权和决策权。直线－职能型组织结构的优点：责任分明，工作效率高，集中领导，秩序井然有条，便于调配人力、物力、财力。直线－职能型组织结构的缺点：权力过于集中，有可能形成部门的"本位主义"的观念，部门之间互通情报少，容易形成沟通障碍，直线指挥部门与职能参谋部门的工作不易协调，易产生矛盾，职能部门的意见如果被忽视，其工作积极性会受到影响。

2. 现代组织形式

（1）分部结构 分部结构即 M 型结构，最早由美国通用汽车公司总裁斯隆于 1924 年提出。这是一种在总公司之下，按产品或地区设立事业部，各事业部独立经营、核算、自负盈亏的组织结构形式。分部结构的主要优点是：总公司领导可以摆脱日常事务，集中精力考虑全局问题，权力下放，分部经理拥有充分的决策权，全面负责本部事务，有利于提高市场竞争力。主要缺点是：容易造成活动与资源的重复配置，失去规模经济，此外，各自相对独立、拥有较多决策权的分部之间还易出现协作不力的现象。这种组织结构一般在组织发展到一定规模时采用。

（2）矩阵结构 矩阵式结构试图把职能结构与分部结构结合在一起，整合两种组织结构的优点。矩阵结构是指将按职能划分的管理机构与按产品划分的部门结合起来的组织结构。在矩阵式结构中同一名工作人员既与原职能部门保持组织和业务上的垂直联系，又与按产品或项目划分的小组保持横向联系。矩阵式结构的主要优点是：加强职能部门的横向业务联系，对外界压力做出灵活反应，集中调动资源以较高效率完成某些项目。主要缺点是：双重领导可能使执行人员无所适从、领导责任不清、决策延误等。为了避免工作人员的无所适从，职能部门管理者与产品或项目部门管理者应经常保持沟通，注意协调他们对员工提出的各种要求。

（3）多维结构 多维结构是 M 型结构和矩阵结构的混合，实质上是在 M 型结构中引入矩阵结构而形成的立体组织结构。它是由美国道－科宁化学工业公司 1967 年首先创建的。这种组织结构主要包括三方面的管理系统：①按产品划分的事业部，是产品利润中心；②按职能划分的专业参谋机构，是专业成本中心；③按地区划分的专门机构，是地区利润中心。在多维结构中，事业部经理不能单独做出决定，而是由三类部门代表组成产品事业委员会，对产品产销进行领导。多维立体型组织结构的优点在于：便于协调矛盾，互通情报，集中群众智慧，共同决策。缺点在于：过于复杂，难以控制。

3. 组织结构模式的新发展

（1）网络结构 网络型组织结构产生的本质在于现代信息科学技术的高度发达。在这种组织形态下运作的企业有完整的职能，如设计、生产、营销、财务等职能，但在企业内部却没有执行这些职能的部门。企业只保留最关键的职能，只有很精干的中心机构，而依靠其他组织以合同为基础进行制造、分销、营销或其他关键业务的经营活动。被联结在这一结构中的各组织之间并没有正式的资本所有关系和行政隶属关系，只是通过相对松散的契约（外包合同）纽带，透过一种互惠互利、相互协作、相互信任和支持的机制来进行密切的合作。

网络型组织结构的优点在于：由于其大部分职能都交给了外部组织，不需要庞大的员工队伍、大规模的设备投资以及由此产生的管理问题，大大减少了管理层次，中心组织就具有了高度的灵活性，作为组织的核心，他们能够集中精力做自己最擅长的事。其缺点在于：在将产品交给其他企业生产时，很难防止创新的外泄，故而网络组织在设计上取得的创新很容易被窃取；中心组织难以对企业的主要职能活动实施严密于强有力地控制，而其中任何一个环节的失误，都会对组织造成很大的危害。网络型组织结构并非对所有的组织都适用，它比较适合服装、玩具、工艺品等受流行时尚影响大、消费者需求变化快的行业。

（2）三支柱型组织结构 美国管理学家彼得斯和沃特曼设想出一种"三支柱型"组织结构，由三个支柱分别承担组织的职能。①稳定性支柱：稳定性支柱以某一简单的组织结构做框架，设计时尽可能减少组织关系的交叉点，确立稳定的基本的价值体系。这一支柱专门负责承担机构的基本职能。②创新精神之柱：创新精神之柱旨在建立有创新精神的小单位、解决问题的执行小组以及评价成员创新精神的具体体制，负责给组织提供新观念、新思路，专门承担组织不断创新的职能。③破旧习支柱：破旧习支柱旨在使组织适应变化不定的环境，对组织的过时部分进行综合治理，包括为了某一项目进行战略性的临时改组和定期改组等两个方面。

这种组织结构形态的设想，从理论上有一定科学性，但目前尚处在从理论走向实践的实验阶段，未得到实践的普遍证实。

（四）影响组织结构的因素

组织到底采用哪种类型的结构受多因素影响，在选择或设计组织结构时，必须考虑组织的目标与职能、组织环境与技术、组织规模及生命周期。

1. 组织目标与战略

理查德·贝克哈德提出了健康组织的标准之一是组织机构的运作是一种"形式追随功能"模式，需要完成的工作决定了如何完成工作的结构和机制。组织高层管理部门所确定的组织目标与战略是组织结构的重要决定因素。

2. 环境与技术

组织结构的设计与所处环境的不确定性关系密切，环境较为确定的组织与部门，可采取较为稳定的机械式结构，而环境较不确定的组织与部门，则应采取有弹性的有机式结构。环境因素主要包括外部的竞争、市场需求、购销状况，也包括整个社会文化背景的要求与影响。"技术"在这里是指组织中投入到产出的过程。组织中技术活动的确定性程度决定了对组织结构有不同的管理和协调的要求，确定性高，可以加强组织结构的正规化和集权化；反之，则需要组织结构具有较大的灵活性。

3. 组织规模与生命周期

一般来说，组织规模是以雇员人数多少来显示的。一个大型组织，人数众多，内部分工较细，层级和部门较多，分权化水平高，正规化程度高。小型组织正好相反，人数较少，分工不精细，结构呈扁平化，集权化水平高，正规化程度低。

美国管理学家罗伯特·奎因和金·卡梅伦把组织的生命周期分成四个阶段，即创业阶段、集合阶段、正规化阶段和精细阶段。每个阶段相应的组织结构特征不同。创业阶段采用简单结构：专门化低、正规化低、部门很少、个人集权。集合阶段采用职能结构：专门化水平较低、正规化程度低、部门较少、高层集权。正规化阶段采用分部结构：专门化水平较高、正规化程度高、部门多、分权。精细阶段采用矩阵结构：专门化基础上注重部门间合作，正规化程度高、部门多、分权。

第二节　组　织　发　展

一、组织发展概述

（一）组织发展的含义

组织不是一个静态的封闭系统，而是一个随环境变化而变化的开放系统。社会在发展，科学技术在进步，人的能力与思想意识也在不断变化，因而组织也必然会随社会环境系统的变化而发展。

组织发展是指对组织进行有计划的、系统的改革，促使整个组织的更新和提高组织效率的过程。

组织效率的高低一般取决于组织的管理体系和组织结构，组织的科学技术水平，组织成员的态度、行为和价值观等因素。组织发展就是对这些因素进行一系列变革，其中，对人性的关注是组织发展的本质。

组织发展的根本目的在于增强组织的活力，提高组织的效率。具体表现在：一是使组织的结构、战略、活动、人员与组织的作风、制度更好地互相配合；二是提出新的和创造性的解决问题的方案；三是开发组织自我更新的能力；四是提高组织的工作效率。

（二）组织发展的特征

组织发展与组织变革是相互联系又有区别的两个概念，组织发展通过组织变革来实现，其中发展是目的，变革是手段。组织发展就是通过一些具体方法诊断组织的问题，从而进行渐进的、分步的改革，提高组织的效率。其特征主要有：

1. 组织发展注重心理学和行为科学的应用

组织发展的过程是以改善人的行为、人际关系以及管理方式为重点的，这也正是依据行为科学理论和方法来完成组织的变革。我们知道，一个人的情感和知觉对人的行为影响很大，态度决定行为。如果组织成员了解自己的组织和组织存在的问题，往往能提出创造性的解决方案，同时他们也更容易接受亲自参与设计和实施的计划。

2. 组织发展是一个各方面相互作用的动态过程

组织中存在许多子系统，组织发展要求其中的各个子系统协调配合，维持组织的功能。比如，当组织引进新技术时，必须在工作设计、管理方式、群体结构和组织体制等各方面做出相应调整，使之适应新技术的应用，实现全面的组织发展。

3. 组织发展是组织自我完善、组织成员自我提高的共进过程

组织发展重视人员和组织的共同成长、参与协作以及质询精神，创造信任、协作、理解的工作氛围，培养组织中管理者和员工的一种创新品质和适应环境、解决现实问题的能力。组织发展虽受外部环境的影响，但它不是靠外部力量的推动，而是靠本身的力量去自我完善。而组织最重要的资源是人，组织应有计划地对组织成员进行培训和教育，使之抛弃不适应新形势发展的旧的行为规范，建立新的行为规范，使组织结构和组织任务更好地配合，同时显著地改进工作人员的工作效率和对工作的满意度，提高组织效能和实现管理的有效性。

4. 组织发展采用有计划的再教育手段来实现组织变革的策略

组织发展是一场有计划的变革，并且代表了一种新的价值观。它以组织的具体情况为基础，经过再教育手段，改变人们的信念、态度和价值观，从而改变组织气氛和组织结构，充分利用组织潜力，完成组织发展任务。

二、组织发展的主要模式

组织发展的主要模式主要有：虚拟型组织、无边界组织、变色龙型组织、学习型组织等。

1. 虚拟性组织

虚拟组织指两个或两个以上的独立的实体，为迅速向市场提供产品和服务，在一定时间内结成的动态联盟。它是一种开放式的组织结构，可以在拥有充分信息的条件下，从众多的组织中通过竞争招标或自由选择等方式精选出合作伙伴，迅速形成各专业领域中的独特优势，实现对外部资源的整合利用，从而以强大的结构成本优势和机动性，完成单个企业难以承担的市场功能，如产品开发、生产和销售。

蒙牛集团的总裁牛根生曾在他的一篇名为《"虚拟联合"——蒙牛超常规发展的秘密》的文章中写到：当今做企业，可以先建市场，后建工厂。像这样，一个品牌拥有者运用自己的品牌优势、市场优势、科技优势，将许多个企业联合到自己的名下，只进行资本运作，不发生资产转移，这种联合方式就是"虚拟联合"，现代企业往往是"横断面"型的企业，不一定自己全有。

虚拟型组织的特征有：①松散性。虚拟型组织打破了传统组织模式的界限，只关心成员企业与联盟战略目标相关的经营问题，不干涉成员企业的其他经营问题。②较强的竞争性。虚拟性组织是不同的企业通过合作所组建的临时性"战略联盟"，所加盟的各个企业，可以充分发挥自己的竞争优势，共同开发一种或几种新产品，并迅速将其推向市场。他们共同分担所有的成本费用，共同享有开发产品所研制的高新技术。③管理信息集成化、管理方式网络化是虚拟性组织运行的条件。虚拟性组织是一种以信息技术为支撑的人机一体化组织，以现代通信技术、信息存储技术、机器智能产品为依托，实现传统组织结构、职能及目标。

2. 无边界组织

传统的企业组织机构是一种自上而下的金字塔式的管理模式，管理机构恪守各自严格的边界，企业有着严格的组织和等级界限。传统的组织结构一般包括四种边界：垂直边界、水平边界、外部边界、地理边界。垂直边界是指企业内部不同层次间的界限；水平边界是不同职能部门之间的界限；外部边界是公司与供应商、客户及管理部门之间的边界；地理边界是不同的区域、文化与市场之间的界限。在环境相对稳定的情况下，这种组织结构曾经行之有效。但随着经济全球化、信息网络技术的发展和知识经济的挑战与冲击，组织的管理模式必须充分体现组织对环境的适应性和应变力。

通用电气公司总裁杰克·韦尔奇创造了扁平的"无边界"的管理模式。"无边界"并不意味着组织没有界限。界限是必要的，它将区分员工、流程以及生产，保证集中于核心业务。如果缺乏这样的界限，就无所谓组织了，员工会不知所从。但与当前大多数组织存在的相对僵硬的界限不同，未来组织将有灵活的边界。他预想中的无边界组织是：消除各个职能部门之间的障碍，工程、生产、营销以及其他部门之间能够自由流通，完全透明；消除公司与客户及供应商之间的外部障碍，让供应商和用户成为一个单一过程的组成部分。无边界组织力图缩短命令链，保持合适的管理跨度，以授权的团队取代部门。

3. 变色龙型组织

由于企业所处环境的不断变化，"未来的组织最终也可能是一个适应性机体，其形式及外貌会随环境及组织变化的需要而随时变化"。这就向人们展示了另外一种组织模式——变色龙型组织。

变色龙型组织具有的特征有：①极大的灵活性。灵活性要求组织随环境的变化二转向、适应和变化，这样极大地提高了组织的生存和适应能力。②对个人的承诺。变色龙型组织以对个人的承诺为中心，它强调的是结果而非工作过程，人们追求的是真正有意义的工作，使他们得以成长，并获得真正的技能。③充分运用团队。变色龙型组织在发展员工的技能时充分重视运用团队协作的技能，是给予团队协作能发挥比个体大得多的能量和作用。④尝试多样性。变色龙型组织在强调个人价值的同时，也尝试在其劳动力及辅助人员中实行多样化。这种多样化包括人员构成的多样化、工作时间的多样化等。

4. 学习型组织

学习型组织是指通过培养弥漫于整个组织的学习气氛，充分发挥员工的创造性思维能力而建立起来的一种有机的、高度柔性的、扁平的、符合人性的、能持续发展的组织。学习型组织的基本价值在于解决问题，与之相对的传统组织设计的着眼点是效率。大多数组织在发现错误后的改正错误过程，基本依赖于过去的常规程序和当前的政策，这是一种单环学习。而学习型组织运用的是双环学习：当发现错误时，改正方法包括了组织目标、组织政策和常规程序的修改。根据彼得·圣吉模型，组织的障碍妨碍了组织学习与成长，要想获得持久的竞争优势，必须通过以下"五项修炼"，将组织变成学习型组织。第一项修炼：建立共同愿景。有助于组织培养成员主动而真诚的奉献精神，凝聚公司上下的意志力。第二项修炼：团队学习。团队的学习能促进组织的学习。当团队真正在学习时，个体的成长速度会比其他的学习方式快。第三项修炼：改善心智模式。在解决问题和从事工作时，摒弃旧的思维方式和常规程序。第四项修炼：自我超越。个人与愿景之间存在一种创造性的张力，是自我超越的来源。自我超越是学习型组织的精神基础，也是一种真正的终身学习。第五项修炼：系统思考：系统思考可以强化其他每一项修炼，又能帮助组织认清政策变化形态，并了解如何有效地掌握变化，开创新局面。

如何创建学习型组织呢？①在相同环境中的不同组织，学习能力和学习效果各不相同。彼得·圣吉认为组织在学习过程中存在学习智障，而且这种学习智障对组织来说是致命的。比如盲目、缺乏系统思考、组织机制存在缺陷、缺乏合作、报酬和决策系统不合理、变革的机制和程序不健全、活动过度、沟通不畅等。②构建支持性学习环境。一个有利于学习的环境具有如下特征：能够大胆发表意见；欣赏不同的观点；留出思考时间；分享知识与经验。

第三节　组织变革

一、组织变革的动力

现代管理科学认为，任何组织都是处在一个变化环境中的开放系统。随着组织环境的变化，一个富有生命力的组织必然会及时做出调整，以实现组织的自我发展和自我完善。这种为了适应内外环境及条件的变化，组织不断进行调整的过程，即为组织变革。而变革的目的就是为了提高组织适应环境的能力，提高组织的工作绩效，更好地承担社会责任。

组织变革的动力，指的就是发动、赞成和支持变革并努力去实施变革的驱动力。当组织运营出现低效率，组织的产品、机构、管理观念缺乏创新，员工绩效下降、满意度降低等现象时，表明组织的成长处于停滞状态，需要力量来打破现状，而这种动力往往是多种要素共同作用的结果。

NOTE

（一）组织外部环境的变动

组织是从属于社会大环境系统中的一个子系统，无力控制外部环境，只能主动适应。现代组织所面临的各种环境条件发生了深刻的变化，全球化、市场化、信息化、多元化成为组织环境的主要特征，组织要适应外部环境，就必须不断地进行自我变革。导致组织变革的外部环境变化主要有以下几个方面：①国家宏观调控手段的改变；②国家有关法律、政策的颁布和实施；③国内政治形势及政治制度的变化；④国际、国内经济形势的变化以及市场竞争的激烈程度；⑤科学技术的进步；⑥与组织完成任务相关的如顾客、供应商、竞争对手、投资和金融机构、工会组织、行业协会和政府机构等外部要素发生变化。

（二）组织内部条件的变化

外部环境的变动必然影响到组织内部环境的变化。而组织内环境的变化也是组织变革的动力。组织目标的变化是组织变革的重要动因。目标是前进的方向，目标调整，必然引起组织的巨大变化。组织需要完成的工作目标决定了如何完成工作的结构和机制，比如新结构形式的创建、权责体系的完善、部门间分工协作的调整等，体现了组织机构的运作是一种"形式追随功能"模式，组织结构的改革既是组织变革的动力，也是组织变革的内容。而在组织变革及其目标的实现过程中，人是最为重要与活跃的因素。个人的态度、价值观、对工作的期望等，人际关系、团体的凝聚力和士气、群体动力状态等，不仅导致管理行为如领导方式、管理方法的调整，更会对组织的整个变革与发展带来重要的影响。缺乏必要的社会心理气氛，组织的任何改革都很难进行。

二、组织变革的阻力与克服

（一）组织变革的阻力

变革意味着打破传统，变革意味着有不同程度的风险性，因此组织变革可能会引起很强的抵制，变革的阻力来自个体、群体和组织三个层面。

1. 个体因素

变革意味着已有平衡状态被打破，本身充满不确定性，人们一旦处在不确定的环境中，会对未来产生不安全感，往往会由于担心组织变革的后果而抵制变革。一是职业认同与安全感受到威胁。在组织变革中，人们需要从熟悉、稳定的工作任务，转向不确定性较高的变革过程，其职业认同受到影响，产生对组织变革的抵制。二是地位和经济上的考虑。组织变革往往伴随着组织内部权力和利益的重新分配及调整，当变革还没有充分显示其结果，人们还无法亲身体会到变革所带来的利益时，既得利益者往往担心失去现在的地位、收入或其他被看重的福利，因此获得利益越多者越是反对变革。变革与个人的习惯、价值观发生冲突时，也会引起员工对组织变革的抵制。

2. 群体因素

组织变革的阻力还会来自群体方面。群体总是试图维持一种平衡，使得群体成员保持基本相同的行为，不论何时，当对群体实行变革时，群体会采取行动反对它，使之达到通常的平衡。心理学家勒温用一个概念来表示它，叫作"自动平衡"。群体规范也是组织变革的一个阻力因素，群体规范约束着个人或群体的行为，当群体原有的人际关系可能因为变革而受到改变和破坏时，当组织的变革可能不符合该群体自身的最佳利益考虑时，都会引起群体成员对变革的逆反。群体规范具有层次性，边缘规范比较容易改变，而核心规范由于包含着群体的认同，难以变化。

3. 组织因素

在组织变革中，组织惯性是形成变革阻力的主要因素。组织作为一个整体已经习惯于按一定的方式行事，现有的管理程序、工作种类、进展计划以及组织文化已经支持了组织现今所取得的成功，这就使组织倾向于反对组织变革，产生组织惯性。此外，组织结构、资源限制也是影响组织变革的阻力。组织中设有不同层级的管理机构，并有明确的权力与职责分工，组织变革往往会对组织内部各部门的权力与职责进行重新分配，那些原本在组织中权力较大、地位较高的部门必然会将变革视为一种威胁，为了保护自身利益常常会抵制变革。而一些在变革中将予以合并、撤减的部门或机构，由于处于不利地位也会反对变革。组织变革总是需要有一定的人、财、物的投入，经济基础脆弱的组织对变革的承受力也弱。

（二）组织变革阻力的克服

变革阻力会延缓组织变革的进程，甚至导致变革的失败。为了保证组织变革的顺利进行，应最大限度地缩小反对变革的力量，使变革的阻力尽量降低。克服阻力的方法有：

1. 为组织成员提供参与变革的机会

参与不但能产生高质量的变革设计，而且能够避免执行变革时出现阻挠。研究表明，人们对某事的参与程度越大，就越会承担工作责任，支持工作进程。当有关人员能够参与有关变革的设计讨论时，参与会导致承诺，增强其变革的主动性和积极性，抵制变革的情况就显著减少。斯凯伦提出的以"参与管理"为基础的斯凯伦计划曾使不少濒临破产的企业扭亏为盈。20世纪30年代，在经济危机的影响下，斯凯伦所在的美国帕帕因梯钢铁公司濒于破产，这时斯凯伦提出改革方案，建议成立劳资双方联合委员会，共同商讨降低成本、提高质量和产量等重大问题，并发动员工提出合理化建议。由于这个计划提高了员工的参与度，增强了员工的归属感，消除或减少了劳资对立，结果大大提高了生产率，企业扭亏为盈。

2. 重视沟通和培训

通过沟通和培训，一方面让组织成员了解组织变革的原因、内容、进程及目标，让员工认识到变革的紧迫性，变革对组织，对自己的好处，让其掌握变革所需的技能和知识，消除对未知的恐惧，降低员工对变革的抵制，为变革营造良好的氛围。另一方面，也使得决策者能够及时发现变革实施中产生的新问题、新情况，获得有效的反馈，这样才能随时排除变革过程中遇到的抵制和障碍。与此同时，组织还应该关注员工的心理变化，及时与员工交流，了解员工对变革的真实感受，在适当的时候可以做出某种承诺，以消除员工的心理顾虑。

3. 把握策略与时机，合理安排变革的时间和进程

即使不存在对变革的抵制，也需要时间来完成变革。不论组织的哪一级，都需要时间去适应新的制度和新的工作关系，排除障碍。如果领导者低估充分实行变革所需要的时间，急切推进变革，下级会产生一种受压迫感，产生抵制。因此领导者和管理部门要注意合理安排变革时间和进程。

4. 平衡好利益关系

变革中不可避免地会带来一些人的利益损失。首先，通过与受变革、发展影响的人进行协商，做好他们的思想工作，减少他们的抵触情绪。另外，还应当注意利益的均衡，不妨与有可

能对变革进行强烈抵制的重要人物、工作小组或部门进行正式谈判，取得他们对变革的首肯，以期受损的利益减小到最低程度，其中也不妨进行一定的妥协。

5. 正确利用群体动力

在组织变革中，我们可以利用群体动力来改变个体或群体本身。主要做法包括：第一，创造强烈的群体归属感。创造一种"我们的"情感，形成"命运共同体"，会大大增加变革成功的可能性。第二，设置对群体成员有吸引力的共同目标。一个群体所设定的共同目标对成员越有吸引力，群体对于成员的影响力越大，应注意利用群体目标，使之与变革的目标一致，从而较顺利地改变成员的态度、价值观和行为。第三，培养群体规范。群体规范也是组织变革的一个阻力因素，尤其是核心规范。因此，在进行变革时应考虑与群体规范的关系，以便采取适当的措施。同时，也应注意适当的引导和教育，建立有利于变革的新规范。第四，建立关键成员的威信。组织中的关键成员在组织中有很强的影响力，如果变革得到这些成员的认可，那么在组织变革中的阻力就会减少。相反，如果他们不支持变革或者变革的决心不坚定的话，就会影响整个组织成员的态度，最终导致变革的失败。

三、组织变革的途径

卡斯特和罗森茨韦克指出："实施有计划的变革要求了解阻止变革的力量并设计筹划出克服阻力的适宜手段。"在实施组织变革的过程中，应针对现存的问题和面临的内外环境的变化，结合预定的组织变革目标和变革内容，通过适当的途径对现有组织进行切实的改造和变革。

（一）以个人或群体为中心的变革

以人为中心的组织变革，聚焦于组织成员和群体活动的整个过程，其理论来源主要是心理学、社会心理学、人际关系学说的研究与发展。这一类型的变革的基本构想是借助一些专门的程序或训练，通过改变人的行为来提高组织成员的心理素质和人际过程质量，进而改进组织绩效。这些方法主要包括：敏感性训练、调查反馈、团队建设和群体间关系开发。

1. 敏感性训练

敏感性训练又称实验室训练。是指通过无结构小组的交互作用方式来改善行为的方法。在训练中，有一位专家任顾问，成员处于一个自由开放的环境中，自由地讨论感兴趣的问题、表达意见，分析行为和感情，并接受他人的反馈意见。大家只注重相互作用的过程，而不是讨论的结果。训练的目的在于使参加者深入地了解和认识自己及他人的情感和意见，从而增强自我意识和认知能力，提高对于人际互动的敏感性和人际交往的技巧，从而提高组织绩效。

2. 调查反馈

调查反馈是由第三方（独立的评价机构或委托有关单位），运用专门设计的调查工具来评估组织成员的态度与组织气氛，从而系统地识别可能存在的问题，收集解决问题的意见和方法。调查结束之后，要把经过统计处理的结果反馈给各个层次的干部员工，让成员进行讨论，鼓励发表不同的意见，以寻找出解决问题的办法。实践证明，这种方法可以比较准确地发现所存在的问题，找到解决的办法，并且促进参加者的态度和行为的转变，改善整个组织的气氛，实现组织发展的目标。

3. 团队建设

团队建设指的是由数名彼此承诺、协作完成某一共同目标的员工组成的特殊群体。团队建设是指一系列旨在提高团队任务完成与问题解决能力，改善团队成员人际关系的有计划活动。良好的团队建设可以加强团体成员的交互作用，提高相互信任和接纳的程度，提高团队凝聚力，促进组织绩效。

在团队建设正式进行之前，首先需要确定团队建设的必要性，团队建设的目标。在团队建设过程中，保证团队成员多样化，并互补增值；鼓励团队成员共同参与团队决策和团队管理：分析并发现当前存在的问题、确定解决问题办法、制定达成目标的计划；重视团队内部沟通、合作。

4. 方格训练

方格训练是由莫顿和布莱克的管理方格图理论发展而来的一种变革形式。在莫顿和布莱克的管理方格图中，(9, 9) 位置表明对任何生产都表现出极大的关心，因此，(9, 9) 型管理方式就是方格训练的一个目标。方格训练一般包括实验室讨论会式的训练、小组发展、群体内发展、制定组织目标、完成目标、稳定效果等六个部分。

方格训练与敏感性训练的区别在于，敏感性训练只是作为组织变革的一种工具和手段，方格训练则不仅是作为工具和手段，而且是组织变革的一项全面计划。完成这一计划所需的时间，因实际情况不同而有差别，有的需要几个月，有的需要 3～5 年。但一般认为，此种训练方法对于提高工作效率有显著作用。目前，方格训练在一些西方国家已得到广泛应用，并成为最流行的组织变革方式之一。

（二）以结构为中心的变革

结构方面的变革是指有计划地改革组织的结构，改变其复杂性、规范性和集权化程度。例如，减少垂直分化度，合并职能部门，简化规章；增强工作任务的多样性、完整性和意义，提高岗位责任授权和自主性，等等。

1. 组织结构再设计

传统的组织结构包括简单结构、职能结构、分部结构、矩阵结构和网络结构等。组织环境的变化、科学技术与信息技术的发展，员工特点的新变化对组织结构的发展提出了新的要求，现代组织结构设计呈扁平化、柔性化、界限模糊化趋势。

目前全球流行的组织结构是基于过程设计的结构。美国管理学家哈默和钱皮认为，组织的构成单位是以任务为导向、充分发挥个人能动性和多方面才能的过程小组。以这种思路来设计和再设计组织，虽然没有直接着眼于削减层次、部门和人员，但却可以带来组织结构扁平化和组织机构精简的效果。因此，过程的再设计可为组织的根本性改造提供一个前所未有的突破口。

组织结构的变革必然会引起组织内员工现有工作状态的变化，从而也会引起人们态度的变化。这种态度的变化既可能对组织的变革产生积极的促进作用，也可能对组织的变革产生消极的阻碍作用。这就需要组织的管理者通过实行有效的激励政策，加强思想教育，创造和谐的群体氛围，改变员工的工作态度和动机，提高职业道德和工作能力，从而改变其工作行为，实现变革的目标。

2. 新型组织

信息技术的迅速发展与广泛应用催生了新型的经济形态，也必然对组织产生深远的影响，比如虚拟组织、无边界组织、变色龙型组织、学习型组织等新型组织形态应运而生。详细内容上一节已详述。

（三）以任务为中心的变革

1. 工作再设计

组织任务的变革常常通过工作再设计来实现。工作设计是指对工作完成的方式以及某种特定工作所要求完成的任务进行界定的过程。而工作再设计是指对不能满足当前组织环境的工作职责、内容、方式等进行重新设计的过程，以提高员工的工作绩效为目的、实现组织目标，促进组织发展。工作再设计的形式有：工作轮换、工作扩大化、工作丰富化、弹性工作制、工作分担、压缩工作周、在家办公等。这里主要介绍工作轮换、工作扩大化、工作丰富化、弹性工作制。

（1）工作轮换　工作轮换是让员工从执行一项任务转向执行另一项任务的方法。这样做一方面可以克服工作的单调感，消除员工对工作的厌烦感；另一方面使员工发挥多项潜能，尝试新的工作职责，获取新的工作经验，有助于提升员工的综合技能，增强员工的适应能力。对管理人员进行工作轮换则是一种学习、培训过程，增加对企业的全面了解，更好地协调人际关系，为以后晋升做好准备。值得注意的是，若员工不具备完成新任务的技能与知识，工作轮换很难产生预期绩效。

（2）工作扩大化　工作扩大化是指横向增加工作内容，让员工完成更多种类的工作，新增工作通常与员工原先所做的工作相似。在这种工作设计中，产品传送程序减少，工作效率得到提高。另外，每个员工不仅在每道工序工作，而且还要参加相似的、邻近的、前、后道工序的工作，完成整个产品的生产，能唤起员工的成就感，提高了员工的工作兴趣和工作满意度。但是实行这种工作设计，必须考虑增加员工相应的经济报酬，否则会减弱工作扩大化的效果。

（3）工作丰富化　工作丰富化是纵向扩展员工工作内容，增大员工计划、组织、控制与评估自己工作的自主性与责任感。工作扩大化主要是改变员工的工作范围，工作丰富化主要是改变员工完成工作任务的方式。工作丰富化的理论基础是赫茨伯格的双因素理论，它强调通过把工作设计得更富挑战性、责任性和自主性，从而使员工感到更为满意，获得更大的激励。工作丰富化让员工拥有确定工作方法、进度、报酬等的自主权，本质是把部分或全部传统的管理权授予员工。工作丰富化提高了员工受激励的程度和工作满意程度，大大提高了员工的生产效率，从而提高组织效率。

（4）弹性工作制　弹性工作制是指在完成规定的工作任务或固定的工作时间长度的前提下，员工可以自由选择工作的具体时间安排，以代替统一固定的上下班时间的制度。弹性工作制给员工以更大的自由，员工能根据自身的状况来合理安排任务的实施。弹性工作制的主要形式有：核心时间与弹性时间结合制，核心工作时间是每天某几个小时所有员工必须到班的时间，弹性时间是员工可以自由选定上下班时间；成果中心制，组织只考核劳动成果，不规定具体工作时间；紧缩工作时间制，员工可以将一周的工作压缩在两三天内完成。弹性工时制既可以提高工作效率，又增加了员工休闲、学习、旅游等活动的时间，有利于提高员工的工作热情，提高员工对工作的满意程度。

2. 目标管理

在组织变革中，目标管理已经成为重要手段之一。目标管理就是通过制定和实施具体的目标来提高员工积极性和工作效率的管理方法。目标管理有两大特点：一是能发挥激励作用。通过设置目标、参与和反馈，可以激发人的积极性。二是可作为组织变革的手段。通过目标管理，可以发现问题，上级和下级可以共同研讨问题。

（四）以技术为中心的变革

组织的技术水平是指组织把原料的投入转变为产品的整个过程的能力。在技术飞速发展的时代，技术变革对一个组织来说具有特别重要的意义。技术方面的变革有如下几个方面：设备的更新；工艺程序的改变；操作程序的改变；信息沟通系统的改变；自动化等等。

要想实现技术变革，必须通过人的改变来实现，相应人员素质的提升对于技术变革有保障作用。主要包括以下两个方面：一是改变组织人才结构。主要指改变员工中科技人员与操作人面、青年员工与老年员工的比例，不断提高专业技术人员和青年员工的比重，还包括在专业技术人员中不断提高全能型人才的比例。二是提高技术素质。提高技术素质是指通过各种培训方法，让员工学习掌握新知识、新技能、新工艺，创造和推广新工作方法，开展群众性的技术革新和作业合理化活动，让员工在广泛参与全面质量管理、自主管理的过程中，提高技术素质。

四、组织创新

现在，许多获得成功的公司都是勇于创新的公司。什么是创新？创新是指用于发明或改进一项产品、工艺或服务的观点或有计划的努力，所有的创新都包含着变革，但并不是所有的变革都普及新的观点或带来显著的改进。创新的重要性不言而喻，如果没有创新，组织必将落后于竞争对手。

（一）创新形式

1. 激烈的创新和渐进的创新

激烈的创新是组织所开发的能够完全替代产业内现有产品、服务或技术的创新。市场上出现过许多激烈的创新，比如智能手机产业的兴起颠覆了手机生产企业的市场排序，迫使广告媒体行业尝试新的商业模式。新的电子商务企业如阿里巴巴、淘宝为中国外贸供应商、中小企业和物流企业带来经营方式上重大改变。渐进的创新是调整现有产品、服务和技术的创新，比如每到夏天饮料市场上都会增加大量的新品种，这些新品种的目标通常是扩大品类，强化品牌和争夺货架，不会从根本上改变饮料行业的竞争属性。实施激烈创新的企业从根本上改变了竞争的本质和产业中企业间的关系，实施渐进创新的企业改变了产业内的竞争关系，但并未导致根本性的变革。

2. 技术创新和管理创新

技术创新是产品或服务物理外观或绩效的变革，或产品及服务生产的物理过程的变革。过去30年来中国企业的技术创新已经在很大程度上改变了我们的生活方式，特别是在电器方面的技术创新可谓层出不穷。典型的技术创新类型是产品创新，对现有产品或服务物理特征的变革或新的产品和服务品牌的创立。比如支付宝与天利基金合作创造出"余额宝"。而管理创新是对产品和服务的设计、制造以及运送过程的变革。管理创新不一定直接改变产品或服务的物理外观和绩效。比如电子商务公司快书包推出1小时送达货物的服务，这意味着与其他电子商务公司完全不同的管理信息系统和供应链。

（二）在组织中推动创新的方式

1. 奖励系统

组织通过奖励系统鼓励员工的创新行为，主要包括工资、奖金、补贴或升迁。通过奖励系统推动变革是一种虽然机械但十分有效的管理技术，它是指对提出创新理念的个人和小组进行财务或非财务的奖励。当组织内成员理解这种行为并获得奖励之后，他们可能会在工作中表现出更多的创造性。奖励创新行为固然重要，但更为重要的是不惩罚未能获得成功的创新。努力追求创新并不会必然导致创新的灵感，开发的创新很可能在应用中陷入失败。如果惩罚他们，将来他们将会变得减少创造性。惩罚性的奖励系统将阻止人们承担风险，从而降低组织获得竞争优势的能力。正如通用电气前任 CEO 杰克·韦尔奇所说："我们必须让员工明白，只要你的理由、方式是正确的，那么，即使结果失败，也值得鼓励。"

2. 组织文化

组织文化是一组有助于指导行为的价值观、信念和符号。创新型组织的文化具有一定的相似性，他们鼓励进行实验，对成功和失败都给予奖励，即使犯了错误也予以庆贺。如果组织只看重平安，注重无过而不在乎有功，这样的文化只会把冒险和创新扼杀在摇篮之中，因为只有当人们感到不会因为提出或尝试新的注意而遭到惩罚时，人们才会勇于创新。

3. 内部创业

近年来，越来越多的企业认识到，随着自己从小型的成长型企业转化为大型企业，之前推动它们成长的企业家精神变得迟钝了。为了复兴这种精神，某些企业鼓励"内部创业"。内部创业类似于创业，只不过是在大型组织内部进行。大型组织内部创业的实施主要依靠三种力量：发明者、产品大师和赞助者。

发明者是发挥创造性、实际负责构思和开发新理念、新产品或新服务的人；产品大师通常是一位了解项目并且决心致力于这一项目的中层经理。他可以帮助发明者克服组织中的抗拒并说服其他人认真地看待创新；赞助者是批准和支持某一项目的高层经理，他努力争取开发创意所需要的预算，平息围绕项目的争论，利用组织保证项目的进行。拥有赞助者意味着发明者有更大的成功机会。比如途牛，在十周年战略发布会上，隆重地介绍了一番"创业合伙人"计划，表示希望通过"创业合伙人计划"搭建更加开放的平台，"制造"更多的"企业家"，瞄准由旅游产业向旅游生态战略的升级，并最终形成一个强大的生态圈。在笛风假期之后，陆续又推出了途牛婚庆、途牛影视、途牛金融等多个领域的"内部创业"。

第四节　组　织　文　化

一、组织文化概述

（一）组织文化的概念

组织具有自己的各种构成要素，把这些要素有机地整合起来，除了要有一定的正式组织和非正式组织以及"硬性"的规章制度外，还要有一种"软性"的协调力和凝合剂，它以无形的"软约束"力量构成组织有效运行的内在驱动力。这种力量就是被称为管理之魂的组织

NOTE

文化。

社会中的任何组织，由于自身特殊的环境条件和历史传统，会形成自己独有的价值取向、意识形态和行为方式，这种组织的"个性"称为"组织文化"或"组织人格""组织气氛"。组织文化可能是由组织的关键人物有意识地创造的，或是随着时间的推移自然发展出来的。但是它决定着组织中个体和群体的行为，是组织成员共有的信仰、价值观和行为准则。

美国加州大学管理学教授威廉·大内认为："传统和氛围构成一个企业的文化，同时，文化意味着一个企业的价值观，如进取、保守或灵活，这些价值观成为企业员工活动、建议和行为的规范。管理人员以身作则，把这些规范灌输给员工，再一代代地传下去。"

美国学者迪尔和肯尼迪认为："每个企业乃至组织，都有一种文化，文化对组织中甚至每件事都具有有力地影响。组织文化是企业环境、价值观、英雄人物、典礼和仪式、文化网络的凝聚，并以价值观为核心。"

我国南京大学管理学教授周三多认为："组织文化是组织在长期的实践活动中所形成的并且为组织成员普遍认可和遵循的具有本组织特色的价值观念、团体意识、工作作风、行为规范程度和思维方式等的总和。"

总的来说，组织文化就是一个组织在长期发展过程中形成的，能够把全体成员凝聚在一起，推动组织成长和发展所特有的价值观念、道德规范和行为方式等意识形态的总和。

（二）组织文化的特点

组织文化是一种"亚文化"，除了具有文化所具有的共同特征之外，还具有其自身的特点。

1. 主体性

组织文化是组织内全体员工共有的文化，把人当作组织管理中积极主动的主体，通过组织员工共同拥有的价值观念进行内在的控制，使之按照共同价值标准监督和调整自己的日常行为。因此，组织文化既注重主体行为的自觉性，主动性，注重群体心理的培养，又强调个体的创造精神，以及个体行为于群体行为的相统一，从而构成团结协作的组织群体。

2. 民族性

组织文化总是建立在特定的民族文化基础上，并且与该民族物质文明和精神文明的发展保持密切相关。民族的传统文化是孕育组织文化的土壤，直接影响着组织成员的言论、思想和行动，并随着时代的变迁而发扬光大，长久流传。反过来，富有创新意识和崭新风貌的成功的组织文化又会丰富民族文化，为传统的民族文化增强生命力，添加光彩。

3. 独特性

不同的组织，走过的从创立、生存到发展的道路各不相同，所采用的推动组织经营与管理的手段和方法也不相同。因此，每个组织的文化各具特色，表现出明显不同于其他组织的、不可替代的个性化和独特性特征。每一个组织在文化建设中都必须以自身的特点为立足点，充分利用自己现有的条件，发挥自身优势，有选择地学习已有的有利的理论、方法和经验，克服盲目追赶或照搬，力图建立和发展具有本组织特色的文化。

4. 时代性

组织的运作是在一定的时空条件下进行的，不能不受到当时当地政治、经济和社会文化的影响与制约。组织文化产生在特定时代的大背景下，它必然是时代精神的反映。

5. 综合性

组织本身是一个综合性很强的群体，要使这个综合体发挥出整体优势和整体功能，仅仅停留在对组织的某个侧面、某个层次的研究是不够的。而组织文化的着眼点恰恰是组织的综合管理，它全方位地研究组织，并力图阐明组织内部各要素与各子系统之间的内在联系。组织文化的任何一个要素都不可能单独地存在和发生作用，它只有与其他各要素相互联系、相互影响、相互渗透，不断实现功能上的组合并转化为员工的实际行动，才能达到激励员工的主动性和创造性，增强组织凝聚力、向心力和持久力的目的。

6. 革新性

组织文化一旦形成，便具有了自己相对稳固的模式和传统，但它也不是恒久不变的。随着社会历史时期的不断交替，组织文化赖以生存的社会文化会不断地变换其内容和形式，与此相适应，组织文化具有显著的革新性。只有随着社会历史和文化的发展不断地变革，它才能保持旺盛的生命力和活力。

（三）组织文化的构成

组织文化是一个有着丰富内涵的系统体系，其中包括许多相互联系相互制约的基本要素，以及由基本要素根据自身特点所形成的不同层次。

1. 显性物质层

它是组织文化中最表层的部分，也是人们最易于感知的部分，但它往往能折射出组织的经营思想、管理哲学、工作作风和审美意识。对于一个组织而言，主要包括以下几个方面：

（1）组织面貌　组织以个性化的外部标志来表明与其他组织明显区分的文化特色。包括组织名称（如企业名、学校名等）、组织标志（如组织的徽、旗、商标、服装、人工制作的象征物等）、组织环境（如组织的自然环境、建筑风格、室内设计、工作及娱乐设施等）。它反映了整个组织的管理水平、经济实力和精神风貌。

（2）产品形象　包括产品的外观设计和技术工艺两部分。产品的样式、品质、包装、维修和售后服务等是产品的外部形象，是组织文化最具体的反映。产品的技术和工艺是形成企业生产经营个性的物质载体，不仅是知识和经验的凝聚，也是组织管理哲学和价值观念的凝聚。如美国汽车以豪华、马力大为特点，法国香水以香味纯正、留香持久而著称等。社会公众就是在使用产品、享受服务的过程中不断形成对组织的感性化和形象化认识。

（3）社会形象　社会形象是指组织对公众负责和对社会贡献的表现。一个好的企业能为顾客提供优秀的产品和服务，而一个伟大的企业不仅能为顾客提供优秀的产品和服务，还竭尽全力使这个世界变得更美好。现代的组织在追求利润的同时，更要力所能及地积极参与社会公益活动中，例如支持教育科研文体事业、志愿受灾地区、开展社区文明共建等。树立良好的社会形象有助于强化组织的知名度和美誉度，增加社会公众对组织的认同理解。

2. 中间制度层

它是体现组织的文化特色的各种规章制度、道德规范和员工行为准则的总和，是会对员工行为产生规范性、约束性影响的部分，是由意识形态转向实体文化的中介。主要包括以下几个方面：

（1）规章制度　是指组织明文规定的程序性制度。包括技术工作及管理制度、财务管理制度、生产、计划、物资供应管理制度、人事管事制度、奖惩制度等跟工作相关的制度；还包括领导干部责任、各职能机构及人员责任制、员工岗位责任制等与组织机构相关的责任制度。这些成文的规定对组织员工的思想和行为起着约束作用。

（2）特殊制度　主要是指组织的非程序化制度。如民主评议干部制度、员工与干部对话制度、庆功会制度等。还包括一些特有的典礼、仪式、特色活动，如生日晚会、纪念日庆祝、周末工会活动等。这些不成文的制度对组织员工的思想和行为起着积极导向作用。

3. 隐性精神层

主要是指组织全体成员共同信守的基本信念、价值标准、职业道德和精神风貌等意识形态的总和。它是组织文化的内隐核心层次，是形成组织文化物质层和精神层的基础和原因，决定着政策组织文化的性质与状态。主要包括以下几个方面：

（1）组织的最高目标或宗旨　它是组织生存与发展战略的核心，是组织对未来所想达到的理想状态的描述，能够召唤并驱使人们努力奋斗，鼓舞并激发员工全心全意地投入和奉献。它也是组织文化建设的出发点和归宿，决定着组织文化发展的方向和塑造形式。如沃尔玛"我们存在的目的是为顾客提供物有所值的东西"，迪士尼"带给千百万人快乐"等。

（2）组织的核心价值观　价值观就是人们评价事物重要性和优先次序的一套标准。共同的价值观是组织文化的核心和基石，它为全体成员提供了共同的思想意识、信仰和日常行为准则。组织信奉怎样的价值观，就会产生怎样的经营作风和组织形象。当代的组织价值观一个突出特征就是以人为中心，以关心人、爱护人的人本主义思想为导向。能否为员工提供一个适合人的发展的良好环境，能否给人的发展创造一切可能的条件，这是衡量一个当代组织或优或劣，或先进或落后的根本标志。

（3）组织精神　组织文化的精髓是富有本组织特色的组织精神，它是组织在长期的发展中，全体成员自觉实践而形成的规范化的群体意识，是组织成员智慧、经验、信仰、追求的提炼和升华，代表着企业员工的价值取向和精神风貌，是组织文化的灵魂，这种精神既要长期艰苦地精心构筑，又要得到员工的高度认可。每个组织都具有各自特色的组织精神，它往往以简洁而富有哲理的语言形式加以概括，例如，在医院，通常通过医院的内外观设计、院训、院规等具体形式形象地表现出来。

（四）组织文化的功能

组织文化是一种无形的力量，对于组织行为的影响是无形而持久的，它往往能在很大程度上左右组织成员的行为，甚至超过正式的权责关系、管理制度所发挥的作用。因此，它具有很多传统管理不能完全替代的功能。

1. 积极功能

（1）导向功能　组织文化的导向功能是指它对组织行为方向所起的显示和诱导作用。组织文化的概括、精辟和富有哲理性的语言明示着组织发展的目标和方向，这些语言经过长期的潜移默化对组织成员的心理、性格、行为起导向作用，将全体职工的思想、行为统一到组织所期望的方向上去。可以说，组织的经营管理离不开组织文化的引导。

（2）凝聚功能　组织文化的凝聚功能体现在组织文化一旦形成，能使职工自觉地接受组织的共同信念和价值观，促进组织成员产生深刻的认同感。组织文化就像一种粘合剂，从各个方面把其成员团结起来，形成团结一致的整体，从而产生一种巨大的向心力和凝聚力，使组织成员乐于参与组织的事务，发挥各自的潜能，为组织目标做出贡献。

（3）激励功能　组织文化的激励功能主要表现在组织文化所强调的信任、尊重、理解每一个人，能够最大限度地激发员工的积极性和首创精神。组织文化是通过文化的塑造，使每个成员从内心深处自觉地产生奉献精神，积极向上的思想观念及行为准则，并形成强烈的使命感、持久的驱策力，激发出巨大的工作热情。

（4）规范功能　组织文化的规范功能是指组织文化对组织成员的思想、心理和行为具有约束和规范的作用。文化作为一种意识形成和控制机制，能够约束和塑造员工的态度和行为。组织文化的规范功能来自于组织文化氛围、团队行为准则和道德规范等，这会造成强大的使个体行为从众化的团队心理压力和动力，使组织成员产生共鸣，从而产生自我控制。

（5）辐射功能

组织文化的辐射功能，是指组织文化不仅对组织成员产生影响，而且通过各种渠道向社会传播和扩散，对社会产生影响。优秀的组织文化一方面，可以向社会公众展示本组织成功的管理风格、积极地精神风貌，塑造良好的组织形象；另一方面，优秀的组织文化也可以在一定程度上推动社会文化的良性发展，起到以点带面的辐射作用。

2. 消极功能

（1）惯性阻碍组织变革　一个组织的文化是在过去长期运营过程中形成的思维定式，具有历史继承性和稳定性的特点。然而组织所面临的环境是动态的、复杂多变的，要求组织能及时地做出调整和变革。但是，组织既有的思维定式使组织成员感觉钝化，察觉不到环境的变化，另外，当管理者采取新的发展策略以适应环境变化时，传统的思想观念、行为规范仍然惯性滞留，从而有可能削弱组织变革的能力。

（2）思维定式削弱个体创造力　组织文化的形成会导致组织成员思想观念和思维方式的同一化，员工行为的一致性对于组织而言是有利的。但是这种同一性可能会使组织成员的个性受到压抑，抑制思想观念和思维方式的多元化，这样对于成员和组织创造性的发挥是不利的。

（3）文化间的冲突不利于组织合并　当一个组织形成了自己的组织文化，并为大多数成员所认同，往往会强调自己的文化优势，而忽视别人的长处。而且，组织成员之间是相互影响的，同一性被逐步强化，就会出现排斥外来文化的现象。这样是不利于两个组织的合并、融合的，比如一个正处于创业阶段的小公司被一家规章和等级制度森严的大公司收购时，组织文化的冲突会非常强烈。

二、组织文化建设

组织文化都有一定的特征，也都有其独到之处，一旦形成便很难消失。因此按照一定的原则和方法进行组织文化建设，是我们研究组织文化的落脚点。

（一）组织文化建设原则

1. 参与原则

要发动组织全体成员参与文化的讨论及实施工作。组织成员在组织文化建设中扮演着双重角色，他们既是组织文化的主体、参与者，也是组织文化的客体、接受和被改变者。离开了组织全体成员，推行组织文化建设就是去了根本意义。参与原则的药店是加强组织管理过程中上下级之间的沟通协调。只有充分沟通，得到成员的支持和理解，才能充分调动各个方面的积极性。

2. 模范原则

要充分发挥组织领导者对文化的推动作用。模范原则要求各级领导充分认识组织文化建设的重要性，并身体力行地做到前后一致、言行一致、表里一致，这样才会取得下属的支持，实现组织的目标。未来的领导者所拥有的传统指挥权越来越有限，领导者只有起到带头作用，依靠他们富有人格魅力的说服力，才能使员工信服，自觉地以共同价值观来知道自身的行为。

3. 实用原则

要实实在在构建组织文化，不流于形式。组织文化就是要体现共同的价值观念，体现组织中全体成员的信仰，使他们在日常的工作当中潜移默化地向组织文化靠拢。所以，在构建组织文化的过程中，要认认真真去做，及时收集反馈信息，形成真正能够得到全体认可的核心价值观，保证组织文化的实施效果。

4. 动态原则

要在实践中不断调整和完善组织文化建设。构建卓越的组织文化是一项贯穿于组织整个生命周期的活动，会为组织带来持久力。但是企业有不同的发展阶段，同时受到内外部环境的制约和影响，所以，组织要根据实际境况，进行动态的调整和完善，保持不断进取的开拓精神，确保每一个人、每一个部门、每一个方面都能在实践中根据出现的问题进行适度地调整，保持组织的可持续发展。

（二）组织文化建设的方法

组织文化的建设是一项长期的、艰巨的、系统的工程，组织管理者应采取不同的方式经常向全体组织成员灌输组织的核心价值观、经营哲学等。主要应做好以下几方面的工作：

1. 找准文化定位

组织存在于社会文化环境之中，并随之发展。组织文化建设必然受它所在的环境的影响，并服从其要求。同时，当组织根植于民族文化的土壤中，民族文化对企业的经营思想、经营方针、经营战略及策略等也会产生深刻的影响，相应的组织的价值观念、行为准则、道德规范等无不打上民族文化的深深烙印。除了社会文化和本民族文化，组织还会经受外来文化的影响，所以，组织在进行文化定位时，必须考虑到文化背景以及与组织自身属性特征和目标定位。比如，华为公司在建设组织文化时，认为组织文化离不开民族文化和政治文化，所以把共产党的最低纲领分解为可操作的标准，来约束和发展组织中高层管理者，从而带动全体员工的进步。华为管理层在号召员工向雷锋和焦裕禄学习的同时，又奉行决不让"雷锋"吃亏的原则，坚持以物质文明巩固精神文明，以精神文明促进物质文明。

2. 选择合适的价值标准

作为组织文化的核心，价值观的选择不仅要立足于本组织的特点，而且要把握好组织的价值观与组织文化各个要素之间的相互协调。而且，组织的价值观应能够用简单易懂的语言表述，它是能凝聚全体成员的理想和信念，体现企业发展的目标和方向，确保能切实激励成员的行为。培育和建立爱国家、爱人民、努力提高企业经济效益和社会效益的优良价值体系，可以帮助组织成员把高度的工作责任感和良好的职业道德结合起来，同时增强社会责任感。例如，宝洁公司的价值观为"领导才能、主人翁精神、诚实正直、积极求胜和信任"；万科的核心价值观是"创造健康丰盛的人生"。

3. 强化成员的认同感

一旦选择和确立组织价值观和组织文化模式之后，就应把基本认可的方案通过一定的强化灌输方法使其深入人心。

（1）故事与榜样　故事指组织创始人的奋斗历史，创业者的艰辛，组织的发展史。这些故事在很大程度上都体现着组织的价值观，体现着企业的经营观念和经营哲学。通过这些故事的流传，会潜移默化地培育组织成员认同于组织的价值观，为实现组织的目标而努力工作，提高工作效率，增强组织活力。与组织创始人的故事同样具有榜样作用的是组织中的英雄榜样人物，特别是平民英雄。平民英雄让员工看到成功的可能性，员工乐于学习并模仿平民英雄，比如万和的创业史。

（2）物质象征　组织文化有其物质的表现形态。组织建筑物设计、文化设施、产品等都体现组织的价值观和经营哲学。组织要注意建筑的外观和风格、内部装饰和布局、组织标志、产品的包装、员工的着装等外显的、物质形态的东西。

（3）仪式与语言　仪式是一种重复进行的活动，目的在于显示组织最重要的价值观、最重要的目标、最重要的人物和最值得投入的事业。执行各种有利于强化组织文化的仪式有利于组织文化的形成与巩固。除仪式以外许多组织还使用自己特殊的语言来与其他组织相区别，包括内部的工作用语、对外的宣传口号以及文字化的组织宗旨等。

（4）规章制度　组织的各项制度可以把组织文化固定下来。通过制定各项规章制度，确立组织员工的行为规范，并将员工的行为考核作为报酬和晋升的依据，推行与组织文化一致的奖赏体制，这样能有效地巩固组织文化。通过确定各种办事程序，有助于组织文化的形成与维持。

4. 落实并发展

韩非子说："天下之难事必作于易，天下之大事必作于细。"组织文化的建设亦是如此，想毕其功于一役是很困难的，需要"虚功"实做。规章制度上充分落实，才能保证企业理念的实现。工作从细小处着手，才能积少成多。领导者扛大旗、领导团队努力推、常设机构长期抓，才能上下齐心，才能在推行组织文化建设中"有心有力"。

任何一种组织文化都是特定历史的产物，当组织的内外条件发生变化时，组织一定要不失时机地进行调整、更新、丰富和发展组织文化的内容和形式，这不仅是一个淘汰更新的过程，也是一个认识与实践不断深化的过程，由此循环往复，组织文化才能达到更高的层次。

5. 遵循相应的心理规律来建设组织文化

（1）组织文化对心理的影响

①对员工的心理影响：文化作为一种意义形成和控制机制，能够引导和塑造员工的态度和行为。组织文化中的核心理念、隐含规则对组织中的每一个成员的心理和行为产生一种导向性。这种导向塑造着成员的态度和行为，使得组织成员的信念、行为与组织的要求尽可能一致，影响着其工作绩效和工作满意度。同时，当员工选择进入某一组织时，也会选择符合自己个性的组织文化，只有内心带来强烈的认同感，才会使得员工将个人目标与组织目标、自我利益与组织利益牵引在一起，向着同一个方向努力。

②对领导者的心理影响：领导者也是组织的成员，组织文化的规范和约束作用在领导者身上同样适用。同时，领导者又是组织文化的缔造者和传播者，领导者的示范作用是组织文化建

设的关键。文化的变革需要领导者亲身示范来加以引导,尤其在新文化确立之初,更需要领导者以身作则。这种以身作则体现的是"行胜于言",体现的是严格自律、注重内省,真正的理念只有通过实际行动才能得以实现。相应地,当领导者的表率作用得到了组织成员的认可和接受,又会对自身的行为产生巨大的激励作用,鼓励领导者做得更好。

③对组织心理的影响:组织文化弥补了管理制度的缺陷,是一种投入代价小,影响范围大的高层次管理。华为的总裁任正非讲过:"建立以国家文化为基础的企业文化是公司全体员工的粘合剂,它是企业发展的灵魂,管理的精髓,规范员工行为的准则,增强沟通与理解的桥梁。"组织文化通过建立共同的价值观和寻找观念的共同点,不断强化组织成员之间的合作、信任和团结,形成优良的组织气氛,激励成员献身于组织的发展与成功。

(2)塑造组织文化时遵循的心理机制

①运用心理定势:心理定势指心理上的"定向趋势",是由一定的心理活动所形成的准备状态,对随后的心理活动和行为活动具有明显的影响。组织文化建设的重要手段是培训。对于新员工的培训,不仅要提高他们的业务能力,更重要的是把组织的经营哲学、战略目标、价值观念、行为准则、道德规范以及优良传统,详细而系统地灌输,从而形成有利于组织的心理定势。而对于老企业的转型或变革,也要相应地更新和改造原有的组织文化,打破传统的心理定势,形成新的心理定势。尤其是组织的负责人更应该率先转变观念,通过参观、培训、座谈等方式,组织各级干部和员工理解和掌握新的组织文化,把组织文化信息具体结合到组织成员的培训计划和日常工作指导中去。

②重视心理强化:心理强化是运用某种手段,通过一定的方式(肯定或否定),使某种行为得到重复或制止,使某种心理品质变得更加牢固的过程。这种心理机制运用到组织文化建设上,就是及时表扬或奖励与组织文化相一致的思想和行为;及时批评或惩罚与组织文化相违背的思想和行为。通过这种心理强化,使奖励或惩罚尽量成为企业精神的载体,使企业精神变成可见的、可感的、现实的东西。心理强化的过程,也是组织文化发挥凝聚、规范、导向作用的过程。

③利用从众心理:从众心理就是个人受到外界人群行为的影响,而在自己的知觉、判断、认识上表现出符合于公众舆论或多数人的行为方式。从众心理是部分个体普遍存在的心理现象,从众的前提是实际存在的或想象存在的群体压力,它不同于行政压力,不具有强制性。在组织文化建设过程中,组织的领导者应主动利用成员的从众心理,大力宣传本组织的文化,利用一切舆论工具,对于人格代表的模范人物、英雄人物,要大力宣扬,形成潮流和趋势,激发员工的模仿心理,组织成员对他们由钦佩、爱戴到模仿的过程,也就是对组织文化的认同和实践的过程。同时对于组织中的不正之风,也应该采取果断措施进行制止,防止消极的从众心理带来的负面影响。利用从众心理有助于实现组织文化建设所需的舆论与行动的良性循环。

④培养认同心理:认同,是个人将自己和另一个对象视为等同,因为同类,从而产生彼此密不可分的感觉。这一心理状态,可产生肯定性的情感,成为客观目标的驱动力。这种认同包含了两方面的含义:一是对领导者的认同,为了建设优良的组织文化,组织的领导者一定要发挥先锋模范作用,以自身的实际言行和人格魅力取得全体成员的认同,这样,成员就会心甘情愿地把领导者所倡导的价值观念、行为规范当作自己的价值观念和行为规范。二是对组织的认同,对组织认同感的最高表现形式,是对组织的光荣感和自豪感,同时包含了主人翁意识的责

任感。为了培养这些积极的感情，可以通过鼓励成员参与组织的各种活动，并将社会各界对组织的评价及时地反馈给组织成员，激发他们的集体荣誉感。而且，组织的领导者应特别尊重成员的人格和权益，尽量使组织目标与个人目标协调一致，久而久之，组织成员就会形成与组织荣辱与共，一荣俱荣、一损俱损的主人翁责任感，这正是一切优秀组织文化的真正基础。

⑤化解挫折心理：在组织的运行过程中，各种矛盾和冲突、各项困难和挑战在所难免，进而会产生挫折心理。这种消极的心理状态，如果不加以疏导，将不利于优良组织文化的形成。为了化解组织成员的可能出现的挫折心理，需要在组织内部形成一种宽松的环境，比如可以借鉴松下电器公司下属的各个企业都设有被称为"出气室"的"精神健康室"；或者可以通过家访、谈心、民主生活会、职代会会议等形式，使组织成员能够找到适当的发泄渠道，随时可以"减压"，正确处理出现的挫折行为。重视员工心理健康保健才是真正体现"以人为本"的管理思想，也是组织文化建设的重要途径。

【复习思考题】

1. 什么是组织发展？组织发展的主要模式有哪些？
2. 如何理解组织发展与组织变革两个概念？
3. 组织变革过程中可能会遇到哪些阻力？如何克服？
4. 组织变革的途径有哪些？如何根据组织的实际状况进行组织变革？
5. 什么是组织文化，组织文化有哪些主要层次？
6. 组织文化的建设需要经过怎样的过程？如何建立有特色的组织文化？
7. 案例题：

美国强生成立于 1886 年，当时公司只有 14 名员工，一开始公司经营的是化学品。随着时间的推移，强生公司逐步地改变经营方向，逐步向医疗药品方向发展，公司树立了"减少病人痛苦"的信念。强生公司是当今世界上规模最大、产品最多元化的生产消费者护理品、处方药品和医疗专业产品的企业，迄今为止在世界上 50 个国家拥有 168 个子公司，并向 150 个以上的国家销售产品。目前，强生公司在中国有 7 家合资、独资企业。

强生一直以"有所为，有所不为"为原则，以"受欢迎的文化"为企业文化，坚持企业不仅要对盈利负责，而且要对环境负责，并承担相应的社会责任。强生公司将其使命和经营哲学化为"我们的信念"，突出了强生公司对消费者、对员工、对社会、对股东的责任。

对消费者的承诺：我们相信我们首先要对医生、护士和病人，对父母亲以及所有使用我们的产品和接受我们服务的人负责；为了满足他们的需求，我们所做的一切都必须是高质量的；我们必须不断地致力于降低成本，以保持合理的价格；客户的订货必须迅速而准确地供应；我们的供应商和经销商应该获得合理的利益。当年的"泰利诺"中毒事件、"爽身粉时间的成功解决，充分体现了强生公司首先考虑公众和消费者的利益这一信条。

对员工的承诺：我们要对世界各地和我们一起共事的男女同仁负责；每一位同仁都应独立的个体；我们必须维护他们的尊严，赞赏他们的优点；要使他们对其工作有一种安全感；薪酬必须公平合理，工作环境必须清洁、整齐和安全；我们必须设法帮助员工履行他们对家庭的责任；必须让员工在提出建议和申述时畅所欲言；对于合格的人必须给予平等的聘用、发展和升迁的机会；我们必须具备称职的管理人员，他们的行为必须公正并符合道德。比如强生的工作

NOTE

轮换制，只要你有潜力、肯努力，就会有机会脱颖而出。

对社会的义务：我们要对我们所生活和工作的社会，对整个世界负责；我们必须做好公民——支持对社会有益的活动和慈善事业，缴纳我们应付的税款；我们必须鼓励全民进步，促进健康和教育事业；我们必须很好的维护我们所使用的的财产，保护环境和自然资源。捐资助学、建设图书馆、捐资骨髓库等等，"因爱而生"，强生一直积极寻求合作，努力为世界儿童健康做贡献，这与强生公司的愿景和使命相一致。

对股东的承诺：我们要对全体股东负责；企业经营必须获取可观的利润；我们必须尝试新的构想；必须坚持研究工作，开发革新项目；承担错误的损失并加以改正；必须购置新设备，提供新设施，推出新产品；必须设立储备金，以备不时之需；如果我们依照这些原则进行经营，股东们就会获得合理的汇报。强生公司自成立以来，一直是闲着公司的盈利，即使是在强生最不景气的时候，公司也充分考虑股东的利益，为实现股东的利益而不懈努力。而且，作为一家卫生保健产品制造和服务商，强生公司非常重视生物新技术的研究与开发，除了坚持自力更生为主之外，还通过合作、兼并和投资等方式获得其他公司的技术和科研资源。2016 年其实现 718.9 亿美元的销售额。尽管相较于去年只有 2.6% 的增长率，但在绝对数值上，已经超过了艾伯维、阿斯利康、礼来三家公司 2016 年销售的总和。其中，强生处方业务大幅度增长，实现 334.6 亿美元的销售，同比增长 6.5%，已经占到总营业收入近一半左右。

高度的职业标准和对提高生活质量的承诺在强生公司成立后的发展历程中一直信守不渝。强生公司承担对顾客、对员工、对社区和对股东的责任，这一信条使强生公司成为处于世界上领先地位的医疗保健产品公司。今天的强生已成为全世界阵容最为强大的药品制造商。

（资料来源：《中外企业文化经典案例》，赵文明著，2005 年）

针对该案例，请回答以下问题：

（1）强生企业文化的精髓是什么？

（2）强生企业文化给你带来什么样的启示？

第十章　环境与管理心理

环境是一个比较模糊的概念。自然形成的风雨雷电、花草树木，人为建造的楼房街道、喷泉雕塑、有形的机器设备、采光通风，无形的组织制度，人际关系等都可以称为环境。如果把社会活动中的主体（人和组织）看成是演员，那么环境就是该演员的舞台和背景。

"管理只有恒久的问题，而没有终结的答案"。管理环境与管理系统的关系密不可分，加之它们都处于一个不断发展变迁的过程中，导致处理好管理环境与管理系统之间的关系，显得尤为重要。管理环境更多的是关注组织环境和组织内部人员的个体环境。稳定的管理环境是管理系统发挥正常功能的前提，管理环境的特征制约着管理系统的活动方向和内容。

第一节　环　境　概　述

一、环境的含义

人类环境划分为自然环境和社会环境两种。所谓自然环境，是指我们周围自然界中各种自然因素的总和，是由岩石圈、土壤圈、大气圈、水圈和生物圈相互作用、相互制约、相互渗透的庞大而复杂的物质体系，包括生物和非生物两大部分。社会环境则是指人们所在的社会经济基础和上层建筑的总体，它包括社会的经济发展水平、生产关系及相应的政治、宗教、文化、教育、法律、艺术、哲学等。人们在特定的社会环境中生产和生活，社会环境对个体的活动起着调节作用。

心理学中的环境概念是和行为联系在一起的。最早使用与现代意义相近的环境概念的人是格式塔心理学家勒温，他在40年代提出了著名的公式 $B = f (P \cdot E)$。他认为个体的行为决定于人格和环境之间的交互作用，个体行为是人格和环境的函数。虽然勒温所说的环境主要是指社会环境，但他也注意到环境的整体性，他明确指出，个体所处的环境是行为的重要决定力量。

20世纪50年代后，心理学意义上的环境概念得到了进一步的发展。西蒙（Simon）指出，环境就是有机体的生活空间，是与有机体的感觉器官、要求和活动相互依存的。目前，心理学家把环境看作一个整体来看待，而不是一系列刺激的堆积，特别是强调环境和行为的相互影响，即行为和产生行为的前后环境之间的关系。这里的行为既包括外显行为，也包括内隐行为，还包括思维、情感、意志等，而环境则是自然环境和社会环境的总和。

二、环境的基本理论

（一）环境论

1. 环境决定论

决定论者认为气候、土壤、地形和植物能控制人类行为，有的社会心理学家也认为后天主导一切，环境决定人的性格、气质和行为，环境就像一个专制者一样控制和指导人类。环境决定论只看到客观环境，看不见主观因素，决定论的法则是机械的法则。

2. 环境可能论

可能论者把环境看作是媒介物，借助于他人与机会一道呈现，机会可能实现，也可能不实现，重要的因素是人的选择和努力。可能论者认为根据文化条件和环境提供的可能性和约束条件，进行各种选择。认为环境是行为的相关范围因素，它可能限定任何努力的实现。

（二）环境整体观

格式塔学派认为，整体是先于部分存在的，并且制约着部分的性质和意义，整体不是部分的简单相加。事物的性质都是由整体决定的，正如一幢建筑物的细节处理得再好，而整幢建筑物未处理好，那不算成功的建筑，一旦建筑物中的个别设计服从于整个建筑群及环境的构思要求，即使其中个别部分不怎么样，整体效果也可能是不错的。

格式塔认为有机体是由细胞与组织所构成，就像一幢房子是由砖头所组成一样，可是建筑师在建一幢房子时，并不是将一块块砖头简单地叠加拼凑起来的。心理学家在解说有机体时，也不是将一个个细胞简单地加起来，整体有机体的图像以及它的完形应当从其全体性方面来解释。因此，我们对待和分析环境必须从整体入手，只有整体概念，才能使个体恰当地存在，只有把握整体，才能把握局部。

（三）环境系统观

所谓系统，是指由相互联系、相互制约的若干部分，按一定的规则组成的具有一定功能的整体。用系统的观点来分析事物，可以认为有机体是一个系统，社会是一个系统，组织环境也是一个系统，环境系统观是用系统论的观点研究环境。环境空间系统具有层次性，组织环境就总体看属于宏观层次，个体环境为微观层次。每个层次都自成系统，可称之为子系统或支系统，每个支系统的层次有其各自的构成特点，这就是环境系统层次构成的多样性。

三、管理与环境的关系

（一）对环境的认识

任何组织都是在一定环境中从事活动的，任何管理也都要在一定的环境中进行，这个环境就是管理环境。管理环境的特点制约和影响管理活动的内容和进行。管理环境的变化要求管理的内容、手段、方式、方法等随之调整，以利用机会，趋利避害，更好地实施管理。根据环境系统论的观点：组织环境属于宏观层次，个体环境为微观层次。

组织环境（organization environment）是指所有潜在影响组织运行和组织绩效的因素或力量。组织环境调节着组织结构设计与组织绩效的关系，影响组织的有效性。组织环境对组织的生存和发展，起着决定性的作用，是组织管理活动的内在与外在的客观条件。

个体环境（Individual environment）是指对组织的运行有直接影响的环境因素，因此也称

NOTE

为直接环境。在环境心理学中，对个体与环境的关系主要围绕个体空间、领域性与私密性展开的。

（二）管理与环境之间的相互作用

任何组织都存在于一定的环境之中，环境不仅是组织系统建立的客观基础，而且是它生存和发展的必要条件。组织具有不断地与外界环境进行物质、能量、信息交换的性质和功能，组织和环境进行的物质的交换不断地改变组织，从而影响到管理行为的改变。环境本身并不会直接影响管理行为，而是通过对组织的影响来影响管理行为，环境对管理行为的影响是间接性的。环境间接影响管理行为，具体地说，表现为以下几个方面：

1. 环境是组织系统生存和发展的必要条件

环境因素对组织的生存和发展至关重要。有利的环境条件能够促进组织结构的完善和功能的充分发挥，能够促进管理效率的提高，从而促进整个组织系统的发展，加速管理目标的实现；不利的环境条件则会阻碍管理活动的运行，延缓管理过程，甚至使管理活动完全中止。环境为组织的存在和发展提供了机会与可能，同时，环境的变化也会给组织带来威胁。在某些时候，环境因素的突然变化会导致组织发生重大变化，甚至质的变化。从一定意义上说，组织系统对环境变化的适应能力如何，关系到该系统的生存、稳定和发展，关系到组织目标能否实现。只有对环境有及时的认识、理解、反应能力和较强适应能力的组织，才能取得长远地发展，才能取得成功。管理者要获得成功和胜利，要实现预期的组织目标，就不能不重视对环境的研究。

2. 环境制约组织系统的内容

一个组织系统的性质和特点、结构和功能是由组织目的决定的，但是，环境的影响也是不可忽视的，甚至有的时候环境对组织系统的性质和特点、结构和功能起着决定性的作用。环境是人们活动的必要条件，人的一切活动都不能脱离这个条件，人们在组织中从事任何活动，要想取得成功，就必须因地制宜。也就是说，建立什么样的组织结构、从事什么样的管理活动、实现什么样的组织目标，都必须从客观实际情况出发，以现实条件为依据。在市场经济条件下，企业组织结构的设计则必须考虑市场经济的客观要求，以适应面向市场的需要。

3. 环境对管理过程具有巨大的影响作用

管理者在建立一个组织时，除了需要重视组织的结构和组织的整体功能外，对环境因素也必须做出充分的估计和考虑。

第二节　组　织　环　境

一、组织与环境

（一）组织环境概念

对于组织而言，组织环境是指组织以外的任何事物、条件。具体地说，主要是指对组织绩效足以发生影响而组织却难以控制的自然、社会等各种因素，比如天气、颜色、民族性格、伦理道德以及社会的规定等。任何组织都是存在于一定的环境之中。

组织环境对组织的生存和发展具有极其重要的影响，因此，我们必须积极的研究组织环境因素。组织环境具有以下性质：

1. 客观性

组织环境是客观存在的，它是不随着组织中人们的主观意志为转移，不管你想不想、愿意不愿意，组织环境都是客观存在的，而且它的存在客观地制约着组织的活动。作为组织环境基础的自然的和社会的各种条件是物质实体或物质关系，它们是组织赖以存在的物质条件，对组织来说是一种客观存在的东西。

2. 系统性

组织环境是由与组织相关的各种外部事物和条件相互有机联系在一起所组成的整体，它也是一个系统。我们可以将它称为组织的外部系统。组成这个系统的各种要素，如自然条件、社会条件等相互关联，形成一定的结构，表现出组织环境的整体性。组织所处的社会是一个大系统，组织的外部环境和内部环境构成了不同层次的子系统。任何子系统都要遵循它所处的更大系统的运动规律，并不断进行协调和运转。人们的管理活动就是在这种整体性的环境背景中进行的。

3. 动态性

组织环境的各种因素是不断变化的，各种组织环境因素在不断地重新组合，不断形成新的组织环境。组织系统与环境之间的关系也是不断变化的，组织系统既要从组织环境中输入物质、能量和信息，也要向组织环境输出各种产品和服务，这种输入和输出的结果必然要使组织环境发生或多或少的变化，使得组织环境本身总是处于不断地运动和变化之中。这种组织环境自身的运动就是组织环境的动态性。

组织环境的客观性、系统性、动态性等特征说明了组织环境本身就是一个有着复杂结构的运动着的系统。正确分析组织所面临的环境中的各种组成要素及其状况，这是任何一个管理者进行成功的管理活动所不可缺少的前提条件。

综上所述，组织环境就是存在于组织周围的条件和状况的集合体，具有客观性、系统性与动态性，是影响组织发展的外部因素的总称。

（二）组织与环境的关系

组织环境对组织的形成、发展和灭亡有着重大的影响。组织环境为某些组织的建立起到积极的促进作用，例如蒸汽机技术的出现导致了现代工厂组织的诞生。某些环境的变化为组织的发展提供了有利条件。相反，由于某些组织未能适应环境的变化，因而已不复存在。在当代和未来，组织的目标、结构及其管理等只有变得更加灵活，才能适应环境多变的要求。

组织与环境的关系，不仅是组织对环境做出单方面的适应性反应，组织对环境也具有积极的反作用。主要表现为：组织主动地了解环境状况，获得及时、准确的环境信息；通过调整自己的目标，避开对自己不利的环境，选择适合自己发展的环境；通过自己的力量控制环境的状况和变化，使之适应自己活动和发展，而无需改变自身的目标和结构；可以通过自己的积极活动创造和开拓新的环境，并主动地改造自身，建立组织与环境新的相互作用关系。另外，组织对环境的反作用也有消极的一面，即对环境的破坏。这种消极的反作用又会影响组织的正常活动和发展。

组织环境是相对于组织和组织活动而言的，只有相对于组织和组织活动的外部物质和条件才具有组织环境的意义。在人类产生之前，自然界就客观存在，只有当人类通过分工协作形成了自己的社会活动，从而也产生了对这些活动的管理之后，自然界的一部分与人类的这种活动相关联，才成为组织环境。因而，组织环境的性质与内容都与组织和组织活动息息相关：与一定经济组织的经济管理活动相联系的是经济组织环境；与一定军事组织的军事管理活动相联系的是军事组织环境；与一定教育组织的教育管理活动相联系的是教育组织环境等等。这些组织环境都是与一定组织和组织活动相对应的。

（三）组织环境的作用

环境是组织生存的土壤，它既为组织活动提供条件，同时也必然对组织的活动起制约作用。所以组织环境的类型影响到应采用的组织结构的类型，组织中的不同部门或事业都必须与不同的环境相适应，组织应该调整战略以适应环境，究竟如何调整应视环境的不利程度而定，总之，组织环境调节着组织结构设计与组织绩效的关系，影响组织的有效性。

任何组织都不是孤立存在的，组织和外部环境每时每刻都在交流信息。组织是在不断与外界交流信息的过程中，得到发展和壮大的。

任何一个组织离开组织环境便不能生存，组织环境是组织的一个组织部分，也是组织的构成要素，但组织的实体组成并不包括组织环境，而是由管理主体和管理客体组成的。组织实体是通过组织环境和外界进行交流和沟通的，组织实体和组织环境之间是有界限的，但组织环境与组织实体的界限是相对的。只有当组织确定之后，组织环境与组织实体的边界也就有了相对的确定性。这个边界把组织实体与组织环境分离了开来，边界的内部即为组织结构及其活动所组成为组织实体，边界的外部即为与此组织有关的一切事物和条件所组成的组织环境，它们之间通过边界而相互联系和作用，不断相互交换信息、物质、能量等，然而这个边界又是不严格确定的，处于经常的变动之中。

二、组织的物理环境

（一）温度与湿度

温度是衡量空气冷热程度的物理量，国际上标准的温度度量单位是摄氏度（℃）。适宜的温度对工作环境起着重要的作用，它直接影响到一个人的健康状况以及工作表现，如果温度过高或者过低都会不利于个体效率的发挥。除此之外，湿度也对工作环境起着非常重要的作用，湿度指在一定的温度下一定体积的空气里含有的水汽指标，水汽越少，则空气越干燥，湿度越小；水汽越多，则空气越潮湿，湿度则越高。

康奈尔大学设计和环境分析部门教授 Hedge 在温度对生产力影响方面开展了研究。Hedge 和他的团队将监控设备安放在员工的办公桌上以观察不同温度下员工的按键和鼠标操作情况，观察结果显示，当办公室的温度从凉快调到寒冷时，员工的工作量会下降，而且他们会犯更多的错误。

一般来说，人体在室内感觉最舒适的温度是 19～24℃。空气湿度对人体的影响与气温有直接关系。当气温适中时，空气湿度的变化对人体舒适感的影响非常小，而在高温或低温时，人体对湿度则非常的敏感。夏季，湿度增大，水汽趋向饱和时，会抑制人体散热功能的发挥，使人感到十分闷热和烦躁。当湿度达到 80％以上时，人就会无精打采，萎靡不振。人体感觉亦极度难受，很容易发生中暑现象。例如，相对湿度在 85％且气温在 30℃时，人们易患头痛、溃疡及皮疹等疾病；相对湿度在 50% 且气温在 38℃ 以上，眩晕、酸痛、腰痛、抽筋、视觉障碍等症状均有所增加。调查的结果发现当空气相对湿度大于 80% 时，工作事故增加约 30%。

仅仅从相对湿度来讲，人体最适宜的空气相对湿度是 40% ~ 50%，因为在这个湿度范围内空气中的细菌寿命最短，人体皮肤会感到舒适，呼吸均匀正常。当然，在实际情况中应该根据温度对湿度进行相应的调整。

（二）照明

很多的工作场合都需要人工照明，但是不当的人工照明对员工健康有极大的影响。例如：过低的照度引起的员工视力衰退；过高的照度（直射或反射）对视力的影响，包括不恰当照明设计造成的不舒适眩光甚至失能眩光；伴随可见光发出的其他电磁辐射包括紫外辐射对人体的影响。

为提高工作质量，保护员工健康，我国在 1993 年开始实行《工业企业照明设计标准》。在设计标准中规定了不同视觉作业特性中所要求的照度。

除了光的亮度之外，光还有波长、频率的特性。正是因为波长、频率的不同所有才有了五颜六色的不同光。不同颜色的光又给人不同的感觉，我们可以将不同颜色的光区分为暖色光与冷色光，不同种类的光对人而言有不同的感觉。

暖色光源会让人觉得温暖，但也会令人感觉焦躁不安；冷色光源使人觉得干净、明朗，但可能会使空间显得过于冷冽或过于刺眼；五光十色的工作环境显得很璀璨，但不具有安定感。

在工作环境中对灯光的设计可以参考以下原则：

光色——建议企业多选用高色温的光源，而不是暖光色光源。

照度——通过增加人工照明数量、使用高效光源、充分利用自然光等手段，提高照度水平，并兼顾光线的均匀度。

眩光控制——建议使用带格栅的灯具，房间内各表面涂以漫射材料，或采用低亮度的光源；改变光源与工作台的相对位置，使反射光线不是指向人眼而是指向远方或侧方。

（三）声音

1. 噪音

人类是生活在一个声音的环境中，通过声音进行交谈、表达思想感情以及开展各种活动。但有些声音也会给人类带来危害。例如，震耳欲聋的机器声，呼啸而过的汽车声等。这些为人们生活和工作所不需要的声音叫噪声。从物理现象判断，一切无规律的或随机的声信号叫噪声；噪声的判断还与人们的主观感觉和心理因素有关，即一切不希望存在的干扰声都叫噪声，例如，在某些时候或某些情绪条件下，音乐也可能是噪声。

除了比较明显的强噪音之外，低噪音也越来越引起了关注。在目前办公室环境中随着电脑、空调、传真机等的日益普及，人们对其发出的嗡嗡声已经习以为常，很少有人意识到这也会影响到健康。有关专家提醒，此类办公室低噪音对人体健康存在较大危害，长时间处于这样环境的人员也会受到极大的影响。首先，噪声对人体最直接的危害是听力损伤。人们在进入强噪声环境时，暴露一段时间，会感到双耳难受，甚至会出现头痛等感觉。其次，噪声能诱发多种疾病。由于噪声的作用，会产生头痛、脑涨、耳鸣、失眠、全身疲乏无力以及记忆力减退等神经衰弱症状。噪声也可导致消化系统功能的紊乱，引起消化不良、食欲不振、恶心呕吐，使肠胃病和溃疡病发病率升高。在高噪声中工作和生活的人们，健康水平逐年下降，对疾病的抵

NOTE

抗力减弱，容易诱发一些疾病，但也和个人的体质因素有关，不可一概而论。再者，噪声会干扰人的谈话、工作和学习。实验表明，当人突然受到一次噪声干扰，就要丧失 4 秒钟的集中思想时间。据统计，噪声会使劳动生产率降低 10%～50%，随着噪声的增加，差错率上升。由此可见，噪声会分散人的注意力，导致反应迟钝，容易疲劳，工作效率下降，差错率上升。噪声还会掩蔽安全信号，如报警信号和车辆行驶信号等，以致造成事故。

噪音控制，必须考虑噪音源、传音途径、受音者所组成的整个系统。控制噪音的措施可以针对上述三个部分或其中任何一个部分，噪音控制的内容包括：①降低声源噪音。工业、交通运输业可以选用低噪音的生产设备和改进生产工艺，或者改变噪音源的运动方式（如用阻尼、隔振等措施降低固体发声体的振动。②在传音途径上降低噪音。控制噪音的传播，改变声源已经发出的噪音传播途径，如采用吸音、隔音、音屏障、隔振等措施，以及合理规划建筑布局等。③受音者或受音器官的噪音防护。在声源和传播途径上无法采取措施，或采取的措施仍不能达到预期效果时，就需要对受音者或受音器官采取防护措施，如长期职业性噪音暴露的工人可以戴耳塞、耳罩或头盔等护耳器。

2. 音乐

在古代，通过长期的社会生产实践，人们很早就知道音乐对人的情感和心理活动有着重要的影响。古籍《礼记》中提到"乐者心之动""乐者德之华""乐者音之所由生也，其本在人心之感于物也"。在《乐记》中非常精辟地论述了音乐对人的情感、心理的影响：微弱而充满焦虑的音乐，会使人产生忧心忡忡的情绪；舒畅、和谐而内容丰富、节奏明快的音乐，使人感到安康和快乐；粗犷、威严、充满激情的音乐，会使人产生严肃、崇高的情感；洪亮、柔和的音乐，会使人产生慈爱的情感；邪僻，淫佚泛滥的音乐，会使人产生淫乱的情思。《管子·内业》篇中更明确提出"止怒莫如诗，去忧莫如乐"。因此，正确运用音乐对人情感的影响，可起到怡情悦性，祛病健身的效果。

国外音乐在生产中应用的研究多集中在 20 世纪五六十年代，重点研究背景音乐对生产效率的影响，相关实验研究均表明背景音乐确实能够提高生产效率。我国有研究表明，在工厂实施背景音乐后，员工的精神面貌有明显改善，如缺勤率下降、工作更积极、抱怨减少等。实施背景音乐 3 个月后，有 80% 的员工赞同车间有背景音乐，认为"边听音乐边工作，不感觉累，心情也比较愉快"。

为了使音乐更好地起到提高工作效率的作用，需要注意播放音乐的种类。有研究表明，对流行音乐的播放，短时间是可以起到作用，但是过一段时间之后，则会让员工产生厌烦感。根据经验，大多数人在工作时喜欢小乐队演奏的节奏明快的乐曲。除此之外，还要注意音乐的播放时间。音乐可以起到对员工安抚与激励的作用，因此，音乐的播放时间应该与员工的工作效率相匹配。有研究表明，员工在 11：00～14：00 时感觉比较疲劳，特别是 14：00 时，比较容易打瞌睡，工作产量也偏低，因此在这个时间播放音乐可以提高员工的工作效率。

（四）色彩

色彩能反映人的感情，在长期的生产和生活实践中，色彩被赋予了感情，成为代表某种事物和情绪的象征。不同的色彩能给人以心理上不同的影响，能激发人们的感情，在心理上产生共鸣，从而进一步影响员工的工作效率。一般来说，红、黄、橙等颜色能使人产生暖的感觉，故称之为暖色；青、蓝、绿等颜色，能产生冷的感觉，称之为冷色。例如，有一间办公室的墙壁原来是黄色的，后来改刷成蓝色，到冬天时，女职员们总抱怨今年冬天比去年冬天冷。其实，室内是正常温度21℃。经理发现问题的症结后，又把墙壁刷成黄色，于是女职员们又说天气不冷了。根据这个效应，工作场所如果气温较高，宜多布置冷色；但若偏冷，则应换上暖色，在心理上调节人的温觉。

颜色也可以影响人们的工作效率。西方有一位艺术家在参观一间工厂后，自告奋勇为该厂设计了一整套色彩布置蓝图。从设备、工作台、厂房到休息室，他都在色彩的布置及协调上进行综合的考虑和设计，结果艺术家的劳动取得了巨大的成功：提高了工人劳动的积极性，工厂产品的成本下降了14%，劳动生产率提高10.5%。而有一家企业因将全部的设备漆成低沉的暗绿色，还加上了一圈黑色的边框，结果使工人经常感到头痛，生产率很低。专家们还发现，一些色彩如黄、橙、红等色有使人振奋的提神作用，能提高和激发人们的积极性，促使人进入兴奋状态；而蓝色、紫色、绿色等则有使人平心静气的特殊效用。因此，前者（兴奋色）能使工作环境产生活跃的气氛，刺激和增进生产活力；而后者（镇静色）则能使工人镇定、平和，有利于完成各种复杂精细的工作。这些都表明，在工业生产中，对色彩的作用应给予重视。

不同的色彩还能造成不同的空间感。淡蓝色、浅黄色、乳白色能使人感到房间宽大，棕褐色能给人空间缩小的感觉，在一间较宽大空荡的厂房里漆上棕色，会使人产生收缩之感，厂房看起来舒服些。

三、组织的文化环境

（一）民族性格

各民族在长期的演进过程中受地理环境、历史变革等的影响逐渐形成自己稳定、独特而丰富多彩的民族个性，亦即民族性格。

不同国家的人都有自己独特的民族性格，比如德国人思维缜密，考虑问题周到，有计划性，讲求效率，自信自负；美国人爽直干脆，不兜圈子，多数性格外向；日本人则强调集体决策、讲礼貌爱面子、有耐心；中国人隐忍、刚毅、孝悌、务实。

在我国，不同省份的人也有不同的性格。如东北人，性格豪爽，胆子大，讲义气；广东人，勤奋、有冒险精神；山东人，踏实、淳朴等。

随着经济全球化趋势的日益明显，不同民族性格的人在一起工作的机会也大大增加。一名合格的管理者应该注意区分民族性格，对员工加以合理的安排与引导，施以不同的管理方式，提高管理效率，避免组织中的矛盾。

（二）道德

道德，是指衡量行为正当与否的观念标准。一个社会一般有社会公认的道德规范。只涉及个人、个人之间、家庭等的私人关系的道德，称为私德；涉及社会公共部分的道德，称为社会公德。

人类的道德有共通性，但不同的时代，不同的社会，往往有一些不同的道德观念；不同的文化中，所重视的道德元素及其优先性、所持的道德标准也常常有所差异。所谓"性相近，习相远"，同样一种道德，在不同文化社会背景中的外在表现形式、风俗习惯往往也相去甚远。

中国的道德观念更多受到了中国儒家文化的影响。中国的道德在处理个人与国家的关系方面，强调忠于君主和社稷，忠于国家，以国家利益为重，坚守民族气节是中国人个体生命的最高境界。在人格修养方面，儒家强调追求尽善尽美，圣人完人，以慎言为美德。当然，这些道德方面存在的缺陷也显而易见，那就是强调个体服从群体，个性被压抑，漠视性格的多元化发展；等级制度森严，制约人们思想方式和生活方式的改变，也限制了自然科学和科技的发展。学术传统僵化，人们不敢"离经叛道"，强调与大家的相同，缺少创新性等。

西方的伦理道德则更多强调个性的发挥。西方文化的道德观念主要基于如下的文化前提：人是生而自由但又彼此限制的独立个体，个体的尊严取决于他的生命、自由和财产等天然权利是否可能得到有效的保护。从西方文化的道德观来看，个体有权选择适合自己的生活方式，可以自主地追求个人的价值目标。这些基本的道德观问题与人的定义紧密相连。由于西方文化传统中的本体论思想强调个体的独立以及人在本质上的非社会性，所以它一贯认为地位相同的个体以协同合作方式建立起来的社会关系相对于个体自身来说仅仅居于次要地位。因此，西方文化中的道德观从启蒙时代之后在很大程度上都具有个人主义的特征，但是这种特征也往往造成个体在服从性上的问题。

目前，我们国家正在不断地学习西方的管理经验，同时，西方的伦理道德观念也在影响着我们。作为企业的管理者，应该关注这种趋势，针对不同的道德理念，积极引导正确的道德影响作用，减少和消除不符合组织文化的道德影响。

（三）社会思潮

社会思潮是在特定的社会历史背景下，建立在一定的社会心理基础之上，具备某种相应的理论形态并在一定范围内具有相当影响力的带有某种倾向性的思想趋势，具体表现为社会上流行的各种观念、爱好、行为方式等。

目前，随着社会的发展，社会思潮与之前相比有了新的特点，表现在：一是自由互动，互联网、手机短信等数字化、网络化的现代信息技术带来了人类传播方式的深刻变革，打破了传统媒体的时空界限。互联网日益成为覆盖广泛、快捷高效、影响巨大、发展势头强劲的大众传媒，成为思想文化信息的集散地和社会舆论的放大器。在这里，人们既是思想和信息的接受者，也是传播者。网络信息传播的开放性、互动性、隐蔽性、随意性、便捷性和发散性，使信息来源难以预测，信息内容难辨真伪，信息流向难以控制。二是开放交流，国外思潮与国内思潮相互影响。随着我国对外开放的扩大和对外交流机会的增多，国内思想文化的多样性与复杂性进一步突显。在开放和交流过程中，各种国外思潮涌入我国，其中不乏值得学习借鉴的真知灼见，但也有很多容易造成思想混乱的错误观点。

社会思潮的流行，往往使人们采用它，追随它，并起到了行为统一性的效果。社会思潮既有革新性的一方面，可以引导人们摆脱当前的现状；同时，又有保守的一方面，引导很多人以共同的方式对事件做出反应，从而可以对社会起到稳定、巩固的作用。

社会思潮对于员工有正向作用也有负向作用，作为企业管理者，首先应该对各种思潮进行分析与鉴别。社会思潮只要不违反社会规范，可以允许人们自由选择，并可以加以积极利用，增强对员工的激励；对不好的社会思潮，一定坚决给予抵制，并设法消除其不良影响。

（四）舆论

《辞海》对舆论一词的注释为：舆论就是"众人的议论，现多指群众的言论"。《简明不列颠百科全书》对舆论这样定义："舆论是社会上值得注意的相当数量的人对一个特定问题表示的个人意见、态度和信念的汇集"。南京大学出版的《新知识词典》认为："舆论是指国家、集团、个人对某一事端或社会意识倾向所出现的议论漩涡，是意识思潮的一致性与分歧性的反映。它有着对政治、道德、经济、社会、意识的潜在权威性与评判性"。

通过对上面几个定义的总结，舆论具有以下几个特点：

首先，舆论是针对一定的对象所产生的。对象可以是事件也可以是一种意识倾向。这种对象一定是具有争议的，可以吸引大众注意的。

第二，舆论的主体是相当数量的个体，通常称为公众。公众针对某个对象的关注，是舆论产生的关键。

第三，舆论具有一致性。当公众众说纷纭的时候，舆论并没有明显出现。只有当公众意见趋向一致时，舆论的作用才开始显现，才会形成一股力量，对事件产生评判性。

舆论是一种巨大的精神力量，可以产生巨大的影响，舆论的作用主要有：第一，舆论的监督作用。第二，舆论的鼓励作用。通过舆论的制造可以推动特定行为的发生。因此，正确地使用舆论，有利于形成良好的社会风气。具体到组织管理中，舆论具有十分重要的作用。管理者要对舆论具有十分的敏感性。特别是生产型、服务型的企业更应该注意企业的负性舆论的控制，进行危机管理，以及正性舆论的发挥，并据此调整企业形象宣传等。

第三节　个体环境

一、领域性

（一）领域和领域性

领域性（territoriality）是个人或群体为满足某种需要，拥有或占用一个场所或一个区域，并对其加以人格化和防卫的行为模式。该场所或区域就是拥有或占用它的个人或群体的领域。领域性是所有高等动物的天性。人的领域性不仅包含生物性一面，还包含社会性一面，因此人对领域行为的需要和这方面的反应也比动物复杂得多。随着个人需要层次的不同，领域的特征和范围也不同，如一个坐位、一个角落、一间房间、一套住宅、一组建筑物、一片土地等。随着拥有和占用程度不同，个人或群体对它的控制，即人格化与防卫的程度也明显不同。

根据领域的性质不同，可以将领域划分三个层次：主要领域、次要领域和公共领域。（表10-1）

表10-1　领域类型与领域行为

领域	领域被占有的程度	由自己和他人知觉的所有权	个性化程度
主要领域（如，家、办公室）	高	占有者被他人认为是以相对持久的方式拥有	广泛地被个性化
次要领域（如，楼梯间、茶水间、门厅）	中	占有者被他人认为是许多有资格的使用者之一	在合法占有期间可以被个性化到一定程度
公共领域（如，餐厅、广场）	低	占有者被他人认为是许多的可能使用者之一	有时以暂时方式个性化

1. 主要领域（primary territories）

主要领域是使用者使用时间最多、控制感最强的场所，包括家、办公室等对使用者来说最重要的场所。主要领域为个人或群体独占和专用，并得到明确公认和法律的保护，外人未经允许闯入这一领域被认为是侵犯行为，会对使用者构成严重威胁，必要时用武力保卫也无可非议。

2. 次要领域（secondary territories）

次要领域是对使用者的生活不如主要领域那么重要，不归使用者专门占有，使用者对其控制也没有那么强，属半公共性质，是主要领域和公共领域之间的联系地带，包括住宅楼的共用楼梯间、休息室的就座区等场所。这些场所向各种不同使用者开放，有的个人或群体可能是这里的常客，他们在这里比其他人显得更具有控制感。还有一些类型的次要领域，如住房前屋后的空地，如果被某些人长期占用则可能变成半私密领域而被占用者控制。

3. 公共领域（public territories）

公共领域可供任何人暂时和短期使用的场所，当然在使用中不能违反规定。公共领域场所一般包括海滨、公园、图书馆及步行商业街座位等。这些领域对使用者不是很重要，也不像主要领域和次要领域那样令使用者产生占有感和控制感，因此当使用者暂时离开时被他人占用，原使用者返回后一般不会做出什么反应。但如果公共领域频繁地被同一个人或同一个群体使用，最终它很可能改变。

（二）组织中的领域性

前面关于人类领域性的研究均是在广阔的社会情景下进行的，最近几年开始有学者将领域性置于组织背景下进行研究，即关注组织中的领域性。虽然是新的研究领域，但是领域性在组织中是相当普遍的，走进现在的任何一个组织，你会发现员工的领域性行为比比皆是。

布朗（Brown）及其同事将组织中的领域性定义为：个体对物理的或社会的目标感觉到的所有权的行为表达。这里的目标是一个更广的概念，可以是有形的目标如办公间、财产；也可以是无形的目标如观念、角色。这个定义中反应了领域性的两种成分，指向目标的领域感和领域行为。领域感指员工对组织中的众多目标产生的拥有感，如对办公室、角色和观点的拥有感；领域行为是员工对这些目标表现出的建立、传达或控制他们与这些目标的关系的行为，如锁门以阻止他人进入自己的办公室，门上贴标签反映自己的角色，公开声明某一观点是自己的等。

影响组织领域性的因素有三类：个体因素、组织因素以及社会文化因素。

1. 个体因素

组织领域性最直接的影响因素是个体的心理所有权，个体对目标的心理所有权越强表明该目标对个体的心理价值越大，个体会更多的从事领域行为保护目标为己所有。心理所有权是领域行为的重要影响因素，个体对目标的心理所有权越强则对该目标表现出更多的领域行为。

2. 组织因素

耶尔文佩（Jarvenpaa）指出公司的知识产权政策会影响个体的领域行为，并通过实验研究发现公司的知识产权政策通过消极情感影响领域行为中的个体防卫行为，公司的知识产权政策分为两种，公司独有和公司及员工共同所有。具体表现为相对于公司独有而言，公司与个人共同所有产生更少的消极情感，因而会带来更少的防卫行为。另外，组织规范和组织文化也会影响个体的领域性行为，如强调公司与个体是一体的文化氛围，加强公司内部的团结，使个体认识到他们与公司共同持有对目标的心理所有权等，这种共享的组织规范和文化氛围可以减少领域行为。

3. 社会文化因素

对于影响组织领域性的社会文化因素，研究者首先考虑的是东西方价值观的差异，其中最大的差异是西方奉行个体主义而东方奉行集体主义。集体主义文化中的个体将分享看作一种积极的行为，更愿意进行分享，相反，个体主义文化中的个体更少愿意进行知识分享。这种差异的原因可能是因为集体主义文化的特征是强调群体，因而集体主义文化中的个体更愿意将群体的成功置于个人成功之前，而知识分享行为有益于群体的利益，因而相对于个体主义中文化中的个体，集体主义文化中的个体会对领域进行较少的标记和防卫，即个体主义倾向强的个体会更多的从事领域行为。

（三）领域性在组织环境设计中的应用

领域性具有保护私密性和社会组织的作用，体现在环境设计上就是，通过空间开放性和封闭性的组织及对空间尺度的把握，形成通常所说的公共空间和私密空间。空间的变化体现了空间的趣味性，同时使各个部分产生不同的特征，体现可识别性；领域性则形成了一种心理的安全感，是空间成为一个场所，产生归属感。例如，在开敞式办公空间中，座位可以成组成团的布置，利用写字台的隔板等方式，实现领域性特点，即可以将工作区域划分为更小的单元（私密性）和更明确的单元（识别性），通过公共、半公共、半私密、私密空间的过渡，使工作区域的员工形成一些亲密熟悉的空间，增强员工之间的关系和对团队的归属感。

为保持不同领域各自的属性，可以将办公区空间按领域性质分出层次，形成一种由外向内、由表及里、由动到静、由公共性质向私有性质渐进的空间序列。例如，建立一个有明确边界的工作休息场所，进入到这个圈子的人便可拉近距离，彼此传递信息，增加交往的机会。如果每位员工都把这种区域看作是工作环境的有机组成部分，那么它就扩大了实际的工作范围，这样就会形成对领域空间的更多使用和关怀，导致更多、更有意义的组织活动发生。

二、个人空间

（一）个人空间定义

空间是环境的最重要方面，它不只是二维的物质空间。它是人的空间、行为的空间、象征的空间以及心理的空间。正如鸟儿停落在电线上成一排，互相保持一定的距离。恰好谁也啄不到谁。类似的现象在人类中也同样存在。例如，在公场所中，一般人不愿夹坐在两个陌生人中间，因而出现公园座椅两头忙的现象，如果有人张开双臂占据中间位置，通常就意味着试图"独占"。心理学家从中得到启发，在大量观察的基础上提出了"个人空间（personal space）"的概念。研究者们普遍认为，个人空间像一个围绕着人体的看不见的气泡，腰以上部分为圆柱形，自腰以下逐渐变细，呈圆锥形（图 10-1）。这一气泡跟随人体的移动而移动，依据个人所意识到的不同情境而胀缩，是个人心理所需要的最小的空间范围。他人对这一空间的侵犯与干扰会引起个人的焦虑和不安。

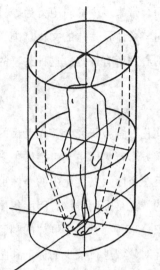

图 10 -1　个人空间三维模型（L. A. Hayduk，1978）

萨摩（Sommer）认为，个人空间是指围绕一个人身体的看不见界限而又不受他人侵犯的一个区域。首先，它含有个人空间是稳定的同时又根据环境而有所伸缩的意思；其次，它确实并非个人的，而是人际的，只有当人们与其他人交往时，个人空间才存在；第三，它强调距离，有时还强调角度与视线内容；第四，它意味着个人空间是非此即彼的现象（人要么侵犯别人，要么被别人侵犯）。

个人空间这一概念不同于领域，领域无论大小，都是一个静止的、可见的物质空间。而个人空间是一种个人的、可活动的领域，它是围绕在我们周围的，看不见边界的、不容他人侵犯的，随人们移动而移动，并依据情境扩大和缩小领域。这里所谓领域是指人口受到控制的地方，局外人有的许可进入，有的则不许可。个人空间有别于其他领域之处在于它是可活动的。无论你在何处站、坐，你的周围均为个人空间所环绕。然而，这种领域的界限并不十分分明，而是渐进的。未被允许的侵犯常常要么是偶然性的（如某人在商店撞着你，是因为他们边走边看手机的缘故），要么是非偶然性的（如你被他人拽住），同时，被允许的侵犯也是可能的（如你被妈妈拥抱）。

（二）个人空间的影响因素

大量个人空间的研究说明，个人空间受到多种复杂因素的影响，这里只对一些最重要的因素进行讨论。

1. 环境因素

首先，个体对空间的利用情况反映了他们对安全的需要程度。当前情境利于逃离威胁时，人们所需的个人空间较小；反之，当所面临的情境不利于逃离威胁时，人们则需要较大的个人空间。而且坐着的人比站着的人需要更大的空间。其次，个体在房间中的位置也决定了个人空间的大小。位于房屋角落的人比位于房间中间的人往往需要更大的个人空间。再次，个体在室内比室外需要更大的空间，这或许是由于个体在室外对空间控制感较小，可归纳为个人私有间的范围也相对较小，因此导致对个人空间的需求缩小。而且，在室外个体往往比较容易脱离威胁。最后，建筑的特征也会影响个人空间。研究发现，隔扇的使用减少了空间侵入感，而扩大办公室和其他拥挤的公共场所中的个人空间，会令人产生舒适感，人们更多的是获得一种心理上的安全感。由此可见，不论是哪种物理情境，其主要目的都是为了满足安全的需要，当情境中的因素能够满足个体安全感时，个体所需要的个人空间就相对较小。

2. 人格因素

人格反映了个人看待世界和事件因果关系的方式。首先，影响个人空间的一个人格变量是内倾性或外倾性。内倾性人格者认为事件的因果在自身的控制之下；而外倾性人格者则认为事件结果受外因的控制，与陌生人处在近距离时感觉安全受到威胁，外倾性人格者比内倾性人格者需要与陌生人保持更大的距离。其次，控制点理论认为，内控的个体与外控的个体对个人空间的需求不一样，研究发现，外控者比内控者期望与陌生人维持更大的距离，即外控者通常会要求更大的个人空间。此外，还有研究发现，自尊心强的人所需要的个人空间比自尊心弱的人要小，因为自尊的人对自己采取肯定和信任的态度，对别人也容易采取同样的态度；对自己不肯定不信任，对别人也不易信任。合群的人比不合群的人与人保持更近的距离。有暴力倾向的个体对个人空间的要求更大。

3. 性别因素

由于女性和男性在人际交往过程中主动性存在差异，因此，个体空间行为在性别上的差异是显而易见的。男性和女性对所喜欢和不喜欢的人显示出不同的个人空间，女性以较近距离接触所喜欢的人；而男性的空间行为不随吸引而改变。在与吸引无关时，就性别相同的人所保持的人际距离而论，研究发现，一般两位女性保持着比两位男性更近的距离。这反映了女性具有合群的社会倾向，对非言语的亲密感觉形态有更多的经验；同时也反映了男性更注意与同性别的人保持非亲密状态。两人性别不同时所保持的距离一般比性别相同时更近。当然这一结论仅就北美文化而言，目前东方年轻人比较容易接受西方文化的影响，而上了年纪的许多人往往还保留着"男女授受不亲"的传统习惯。总的来说，女性比男性拥有更小的人际距离。杨治良等人的研究发现，女性在面对男性时，需要134厘米的个人空间才会觉得舒服，而男性接触女性时则只需要88厘米的个人空间。

4. 年龄因素

儿童从多大开始显示对个人空间的偏爱，这一问题至今没有得出明确的结论，但个人空间随着年龄改变是肯定的。有关研究认为，儿童越小，在相互接触的多种情境中偏爱的人际距离越小，这一结论适用于不同文化的儿童。除了个人空间随年龄增长而变大，成人与儿童之间所维持的距离也会随着儿童年龄的增长而变得更大。有一项年龄跨度从19~75岁的现场研究发现，年龄与人际距离的关系是曲线型的，即到了老年，人际距离又显示缩小的倾向。尽管众多关于个人空间与年龄的研究结果并不是相同的，但对于在青春期开始时显示出类似于成年人的空间行为标准这一结论，得到了大多数研究者的认同。

（三）个人空间的应用

个人空间在我们的日常生活中是广泛应用的，有时是在环境设计中通过座位的安排、桌椅的布置等设计来影响着人们的空间行为。

1. 个人交往时的座位选择

萨摩（Sommer）于20世纪60年代进行的一系列研究发现，人们在休息室谈话时一般喜欢面对面就坐。在一项研究中，萨摩用四把椅子代替两个沙发，发现被试者还是选择面对面的座位进行交谈。在自助食堂非用餐时间内的观察发现，学生在餐桌边角对角就坐谈话的出现率仅次

NOTE

于面对面的出现率，这说明角对角和面对面的座位更有利于社会交往，萨摩经大量研究认为，一般朋友交谈选择角对角就坐，一对竞争者常选择面对面就坐，合作者更多地选择肩并肩就坐。作者从餐馆顾客选择座位的现象发现，多数人不愿选择陌生人对面的空座位，即使在就餐高峰时，有的人也宁愿等待，以避免与不愿意交往的人处于这种近距离的低头不见抬头见的尴尬位置。

2. 公共场合中的座位尊卑

古今中外人际交往中，个人的相对位置还常常与其权力和地位相对应。我国古代十分重视座次，因为座次是分别尊卑的重要标志。例如中国封建社会的朝廷上，天子总是高高在上坐北朝南，百官中文官位东、武官位西分列两侧。中国人室内座位也有尊卑之分，宴会时上坐总是留给贵宾和长者。通常，宾主对面而坐，以面门为上；宾主并列而坐，以右为上。据说希特勒喜欢在会议室采用特别长的长条形会议桌，他自己总是占据前方的端头位置以显示元首的权威。

3. 正式会议上的座位排列

在国际会议上，位置不仅代表个人地位，还象征着国家的权力和尊严。1807 年，拿破仑与沙皇亚历山大一世会晤时，为了确保双方坐在一起时都不失面子，这位法国皇帝安排了一条精心制造的驳船，抛锚在作为两国边界的普鲁士的涅曼河正中。驳船上造了两间一样的房间，各自的门都朝着各自国家的河岸。按照约定，双方君主在相同时间到达自己一方的河岸，并在同时被渡上驳船，从而确保双方都不失面子。每次联合国会议开始之前，将所有成员国的国家名称写在卡片上，所有卡片都装入一个盒子里，然后从里面摸出一张，这一张上所写的国家代表便坐在第一排第一号座位，其他国家代表则在第一号座位之后按英文字母顺序依次入座。

【复习思考题】

1. 什么是环境？

2. 环境与组织有什么样的关系？

3. 在工作环境设计中，如何利用色彩因素？

4. 什么是组织领域性？组织领域性的影响因素有哪些？

5. 举例说明个人空间定位的应用。

6. 案例题：

案例 1：我国的永久、飞鸽自行车都是国内外久负盛名的优质产品，但在卢旺达却十分滞销，因为卢旺达是一个山地国家，骑自行车的人经常要扛车步行，我国的永久、飞鸽车重量大，令当地人感到十分不便。日本人瞅准这一空子，在做了详细的市场调查后，专门生产一种用铝合金材料作车身的轻型山地车，抢夺了市场。我国的企业由于只知己不知彼，错过了一个很好的占领市场的机会。

案例 2：20 世纪 80 年代初，我国向某阿拉伯国家出口塑料底鞋，由于忽视了研究当地人的宗教信仰和文字，设计的鞋底的花纹酷似当地文字中"真主"一词，结果被当地政府出动大批军警查禁销毁，造成了很大的经济损失和政治损失。

针对两个案例，请回答以下问题：

(1) 说明管理与环境之间的关系。

(2) 组织环境在管理中的作用。

(3) 组织的文化环境对组织的影响。

第十一章　管理心理学研究方法

研究是通过系统地收集信息帮助我们探索真理的过程。在管理心理学的研究中，为了确定有关变量与相应行为之间的关系，需要选择适当的标准测量工具测定这些变量。通常需要测定三种类型的变量：自变量、因变量和额外变量。管理心理学的研究程序包括确定研究课题、设计研究方案、实施研究过程、整理分析研究结果、撰写研究报告。在进行管理心理学研究时要遵循客观性原则、系统性原则和发展性原则。管理心理学的具体研究方法主要有：观察法、调查法（问卷调查法和访谈法）、心理测验法、实验法和个案法。每种研究方法都有其自身的特点，也适用于不同的研究要求，研究者要根据研究目的和实际情况来合理选用这些研究方法。对于研究结果的统计分析常用相关分析、方差分析和回归分析等，这些统计分析的实现可采用SPSS、SAS软件包。

第一节　研究的设计

一、研究的几种变量

变量是指在数量上或质量上可变的事物的属性。例如，生产绩效可以从低到高，工作态度可以从不满意到满意，任职时间可以从短到长等，这些都属于量的变量。又如，人的性别可以有男有女，领导作风可以是民主作风、独裁作风或放任自流作风等，这些都是质的变量。有时为了便于统计分析，质的变量也可以用数字代替类别。变量的有效选择和操纵是好研究和差研究的区别。在管理心理学的研究中，为了确定有关变量与相应行为之间的关系，需要选择适当的标准测量工具测定这些变量。

（一）自变量

自变量指被研究者操纵、能对被试者的反应产生影响的变量。例如要研究照明强度对生产率的影响，研究者所控制的照明强度就是自变量。又如要研究领导风格对生产率的影响，研究者所选择的不同领导人物的领导风格也是自变量。当自变量水平的变化导致了行为的改变时，我们就说行为是在自变量的操纵之下。管理心理学研究中常用的自变量多种多样，比如个体的特征、领导风格、奖励制度、组织承诺、组织设计等。

（二）因变量

因变量指由操纵自变量而引起的被试者的某种特定行为反应。例如要研究照明强度或领导作风对生产率的影响，生产率会因为自变量改变（照明强度的变化或领导风格的不同）而发生变化，这里的生产率就是因变量。因此，自变量和因变量是相互依存的，没有自变量就没有

NOTE

因变量，没有因变量也就没有自变量。管理心理学研究中常用的因变量也是各种各样，比如工作绩效、缺勤率、离职率、工作满意度等。

当然自变量和因变量的设置要根据具体的研究目的而定。比如工作满意度在管理心理学研究中既可以是自变量也可以是因变量。如在"工作满意度的提高导致缺勤率的下降"中，工作满意度是一个自变量；而在"民主化的领导有助于工作满意度的提升"中，工作满意度是一个因变量。

（三）中介变量与调节变量

中介变量（mediator）和调节变量（moderator）是两个重要的统计概念，它们都与回归分析有关，相对于自变量和因变量而言，它们都是第三者。中介变量的定义是指当考虑自变量 X 对因变量 Y 的影响时，如果 X 是通过影响变量 M 来影响 Y，则称 M 为中介变量（Judd & Kenny，1981；Baron & Kenny，1986）。比如学者研究发现，变革型领导通过影响领导－成员交换影响下属绩效。

如果变量 Y 与变量 X 的关系是变量 M 的函数，称 M 为调节变量。就是说，Y 与 X 的关系受到第三个变量 M 的影响，这种有调节变量的模型一般可以用图 11－1 示意。比如组织创新气氛对员工创新能力与创新绩效关系的调节作用。

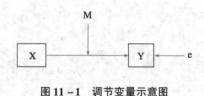

图 11－1　调节变量示意图

（四）额外变量

额外变量也称干扰变量，指除自变量之外，影响因变量变化的各种因素。例如照明强度对生产率影响的研究中，人们会因为知道自己参与研究和受人重视而更有效地工作，导致生产率提高。这里人们认为自己受人重视就是一个额外变量。又如领导作风对生产率影响的研究，不同的领导作风会因为员工自身的成熟度而产生不同的效果。那么员工的成熟度也是额外变量。在研究中，额外变量是必须加以控制的。如果不加以控制，就弄不清楚因变量的变化是否由自变量的影响而引起，就不能得出明确的结论。评价一项研究设计好坏的重要标准之一就是看研究者能否成功控制额外变量。

管理心理学对额外变量的常用控制方法包括排除法、保持恒定、随机化、匹配和统计控制等。

1. 排除法（elimination method）

排除法是把额外变量从实验中排除出去。例如，如果外界的噪音和光线影响实验，最好的办法就是进入隔音室或暗室，这样可以把它们排除掉。在有效消除源自实验者效应和被试效应的额外变量的干扰方面，双盲实验（double－blind experiment）就是一个很好的排除法。

2. 保持恒定（constant method）

保持恒定指在研究中使一个变量保持相同。例如工人年龄和工作满意感的研究中，可以选择年龄相同的工人。

3. 随机化 (randomization)

随机化指被试选择或分配的过程中采用随机化的操作，从而实现研究条件的一致性。比如研究不同型号机器的效率问题，如果考虑到机器颜色的影响，就可以采用随机化的处理方式，随机的选择不同颜色的机器进行对比。

4. 匹配 (matching method)

匹配指将被试者按某一个或几个特征上水平的相同或相似加以配对，然后再把每一对中的每个被试者随机分配到各个组别。这样可以保证各组被试者在这个或这几个特征上是同质的，因为各组中每个被试都是来自在这个或这几个特征上相同或相似的被试对。例如，我们要研究两种不同的培训方案对提高工人技术水平的影响，但其中要控制性别因素，这样就可以通过使两个培训方案的男女学员的人数比例相同，这就是匹配。这个过程并不要求每个培训方案的男女比例相同，而是要求不同培训方案的性别比例相同。

5. 统计控制 (statistical control)

在实验完成后通过一定的统计技术来事后避免实验中额外变量的干扰。统计控制主要用于实验前控制难以完全控制额外变量影响的情况下，比如：在研究几种不同教学方法对儿童阅读能力的帮助时，研究者通过匹配平衡，控制了儿童年龄、教师、基线阅读能力等额外变量，却发现无法就儿童的智商做到完全的匹配。这时统计控制法就提供了补救办法，实验者可以通过协方差分析 (analysis of covariance)，在数据统计过程中排除智商对阅读能力提高的效应，以达到控制的目的。

二、研究的程序

管理心理学研究遵循比较周密的计划，通过严格的步骤来达到预期的研究目的。主要包括如下一些基本程序：

(一) 确定研究课题

确定研究课题是管理心理学研究的第一步。研究课题的来源很多，可以从管理实践中提出，解决工作中的实际问题；也可以是验证某种理论，或者为已经建立的理论中未曾回答的问题寻找实际依据；也可以是澄清某些相互矛盾的研究结果。研究者根据研究课题的目的，在广泛查阅前人已有研究文献的基础上提出研究假设。假设是对某种行为、现象或事件做出的一种合理的、尝试性的并有待检验的解释。假设应建立在可靠的理论基础上，尽可能清晰、具体地表达变量之间的关系；假设应通过可操作性的研究进行验证。

(二) 设计研究方案

研究者根据确定的研究课题，寻找证实或证伪假说的途径和方法，从而形成研究方案。通常研究方案的设计应在明确研究目的的基础上，做出主要变量相互关系的图解，确定研究总体及取样方法，说明收集数据和统计分析的方法。研究方案中需要对各种变量做出明确规定，特别是自变量、因变量和额外变量。自变量控制的操作应当严密；因变量应当客观有效，能够量化、便于记录；额外变量能够被有效控制；尽量使系统变异最大化、误差变异最小化。研究对象需要根据研究目的来选取，所选对象必须有代表性，将研究结果应用于总体时有较高可靠性。所选研究对象的多少，可依据所研究问题的总体、人力物力条件、实验对象所提供选择的可能性、处理实验结果所使用的统计方法、实验推论的可靠性程度

NOTE

等来选取。

（三）实施研究过程

研究过程的实施是一个比较复杂、十分关键的问题，要严格按照研究方案的程序和要求进行，系统地记录各种资料及测量指标的数据，为检验假说提供依据。研究过程中可应用的具体研究方法有很多，将在第二节中进行专门讨论。此外，在条件允许的情况下，应尽可能在实施正式研究之前进行预研究。在小范围内测试指标和检验研究设计，进而及时改进研究方案。实施研究过程也包括数据收集过程。数据的收集是对事物的某些属性进行测量，而心理测量往往是间接的测量，容易受到各种误差因素的影响。因此，在数据收集时要对测量程序给予明确的规定，以便得到可靠和有效的数据。

（四）整理分析研究结果

通过研究所获得的大量数据要进行系统的整理和分析，使之条理化和概括化。研究结果的分析要根据研究目的，做出适当的定性或定量分析。结合研究的理论构思和统计分析来确定各种变量之间的关系，进而得出研究的结论。管理心理学研究中常用的统计方法有：相关分析、方差分析、回归分析、因素分析等。这些统计分析都可以借助计算机上的统计软件（SPSS、SAS等）来实现。

（五）撰写研究报告

管理心理学研究完成之后，就必须写好研究报告。研究报告是对过去工作的总结，更重要的是能为进一步的研究提供线索。写研究报告一方面要完整详细地阐述研究进行的情况，另一方面又要写得准确简洁。一个完整的研究报告一般包括下列几项内容：题目、摘要、引言、方法、结果、结论及参考文献。具体请参见期刊的学术论文。

第二节　研究的原则与方法

一、研究的原则

管理心理学的研究应遵循科学研究的基本原则。具体说来，管理心理学在研究过程中应该遵循如下原则：

（一）客观性原则

客观性原则就是实事求是的原则。它要求研究者不用主观的愿望或猜测来分析人的心理活动，无论结果如何都应该尊重事实。客观性原则，还要求对心理现象的研究不能只停留在现象的描述上，还必须揭示其客观存在的规律性，并将所得出的规律性知识回到实践中去检验其正确与否。

（二）系统性原则

管理心理学的研究对象是人。人生活在一个复杂的自然环境和社会环境中，环境中各种因素的变化都会影响和制约人的心理状况。人的心理现象不是一个内部封闭的系统，它与外部环境刺激、主体状况和反应活动紧密地联系着，因此研究者要考虑到引起和制约心理现象和各种因素之间的相互关系，来探讨管理心理的规律。

（三）发展性原则

人的心理现象同客观事物一样是不断发展变化的，因此管理心理学的研究要用发展变化的眼光看待组织中个体、群体、领导、组织心理和行为活动，不能用孤立、静止的观点看问题。

此外，管理心理学研究还应遵循伦理学原则和有效性原则。

二、研究方法

（一）观察法

观察法就是根据研究目的，有计划地观察研究对象在一定条件下的言语、行为、表情等反应，并详细记录、认真分析的一种方法。观察可以以感官为工具，也可以利用照相机、摄像机、录音机等现代辅助技术设备。

观察法作为研究中收集资料的一种方法，它与日常生活中的观察存在着很大的差异。在实施观察前，必须根据研究目的制定详细的观察计划，其中最主要的是确定观察提纲。观察提纲要说明观察是在什么地方、什么时间进行的，研究对象是在什么条件和什么状况下被观察的，明确要观察的具体项目和项目之间的相互关系，建立各种变量或现象之间的关系以及具体的观察方式。

观察法在实施的过程中所包括的主要步骤如下：

第一步，明确研究的目的，确定观察的对象，提出具体的观察任务。

第二步，选择观察方式，并根据具体情况制定观察程序。

第三步，为进入观察现场，进行对外联系工作。

第四步，制定或准备各种观察工具，如制定观察卡片，观察提纲等。

第五步，进入观察现场，通过具体观察收集资料。

观察法具有一些独特的优点：

第一，对于某些类型信息的收集，观察是惟一可行的方法，比如对难于言语的研究对象的研究。第二，观察法所获得的资料相对客观。它让我们在原始数据产生的时候就收集这些数据，不需要依赖他人的报告。不管他人的意图如何，每个报告者都可能会过滤信息或遗忘信息，以及其他可能的原因而使报告不够全面和公正，而观察可以克服这方面的缺点。第三，观察法让我们获得相关的额外信息。在观察正在发生的现象或行为的同时，可以获知其发生时的特殊环境和气氛。第四，当整个事件是在自然环境下发生时，观察可以单独地捕捉到整个事件。由于实验的环境看上去可能对主体来说是不自然的，而且问题的数量和类型也限制了研究对象回答的范围，观察相对多数研究方法都要自由。最后，观察法对于研究对象的要求比其他研究方法要少，对研究对象的行为产生更小的偏差，尤其是当观察是以隐匿或不引人注目的方式进行。

观察法也存在一些局限性：

第一，当事件发生时观察者通常必须在现场，但预测事件在什么时候和什么地方发生经常是不可能的。一种有效防止遗漏事件的方法是延长观察的时间，直到事件发生。但是，这种方法导致了观察法的第二个缺点：观察是一个缓慢和昂贵的过程，要么需要人类观察者，要么需要昂贵的监视设备。第三，观察法获得的结果都局限于那些可以通过明显的行为或者表面指标获得的信息。为了深入内部进行研究，观察者必须进行推断。两个观察者可能会就不同的表面事件的本质达成一致意见，但是他们从这些数据做出的推断则可能非常多样化。第四，观察法会受到观察者个体特征的影响：一方面它对观察者有较高的要求，要求他们有敏锐的观察能力、准确的判断能力以及良好的记忆能力；另一方面，观察者个人信仰、价值取向等使得观察者不能保持一种客观的立场，导致观察发生偏误，以致影响到观察的准确性。

（二）调查法

调查法是指通过书面或口头回答问题的方式，了解被调查者对问题的评价。主要包括问卷调查法和访谈法。

1. 问卷调查法

问卷调查法是以问卷为工具来收集资料的调查方法，是当前最常用的社会调查方法之一。在问卷调查的过程中，问卷是问卷调查法的核心，调查者是问卷调查法的关键，被调查者是问卷调查法的重点。三者之间相互作用，影响了问卷调查的结果。

（1）问卷是问卷调查法的核心　问卷设计至关重要，问卷设计的水平和质量直接影响到整个调查研究工作的最终成果，决定其质量的高低。任何一种形式和规模的问卷调查，都离不开明确的理论框架或理性分析的指引。正是理论及其理论导出的各种假设，引导着问卷调查走向特定的事实。如果脱离了理论框架的指导，问卷设计工作往往是漫无边际、没有中心地提问题。其结果既可能缺少某些必要的资料，也可能收集到太多与研究目的无关的资料。一旦缺少必要的资料，则分析工作就难以进行，正确、全面的结论就难以得到。而当与研究目的无关的资料太多，则又会浪费大量的人力、物力和时间，并且给资料的整理和分析工作带来许多不必要的麻烦，有时甚至会使研究者陷于资料的海洋难以自拔。

此外，问卷设计过程中要注意几个方面的问题。①提出的问题不要超出被调查者的知识背景和认知范围，对于不同的被调查者要采用不同的提问和用语。问题中的概念和专业术语不要过于抽象，不要太多，以免影响被调查者的理解。②要尽量避免有关个人隐私或敏感性的问题，往往这方面的问题不容易得到有价值的信息。敏感性问题，如涉及个人自我评价的指标，可采用间接提问，即不直接让被调查者评价自己的行为，而改问对他人行为的了解和评价。③不要提诱导性、模棱两可或一题多问的问题，以及被调查者难以回答或要靠追忆才能回答的问题。例如，"每年您为了提高自我而参加的各类培训的花费是多少？"这样的问题既比较模糊，也难以回答，因为每年的情况是有所差异的，至于一年中这类花费的总和也很难得到一个确切的数字，还不如询问被调查者最近三个月的情况。④问题的语言要尽量简短、清楚、准确，避免带有价值取向的用语。例如，"您认为您现在从事的工作今后还有没有升职的可能性？"还不如改为："最近三年中您会升职吗？"下面以"XX 公司岗位分析调查问卷"为例说明问卷法的使用（表 11 – 1）。

（2）调查者是问卷调查法的关键　在通过问卷获取信息的过程中，调查者是至关重要的行动者，他们往往既是问卷的设计者、信息的获取者，也是资料的分析者。因此，他们也在很大程度上决定和影响着问卷调查的成败优劣。

作为问卷设计者，调查者要从被调查对象是特定社会背景中的人这一现实出发，充分发挥自己作为调查者的主观能动作用，通过深入体验、主观洞察以及"投入理解"等方式，去贴近调查对象所生活的人文背景，去熟悉和了解他们的心理状况、思维方式、生活习惯和社会意识，以便更好地通过设计问卷去测量他们的行为和态度，去收集相关的资料和信息。作为信息获取者，调查者在问卷调查中要从实证性、客观性的要求出发，保持"价值中立"，尽可能地减少人为因素的干扰，减少研究过程中的主观成分和影响，以达到如实反映社会现象本来面目的目的。作为资料分析者，调查者应深入理解问卷调查的研究假设以及相应的统计方法，以获得清晰的问卷调查结果和有效的结论。

表 11 −1　XX 公司岗位分析调查问卷

填写人：　　　　填写日期：

填写前请认真阅读填写说明。

问卷填写说明：

1. 为了提高员工的工作积极性，完善公司的人力资源管理制度，并达到有的放矢的目的，希望大家从公司及自身的利益出发，积极配合，认真、详实地填写该调查表。

2. 该问卷内容将作为岗位设计、培训开发、薪酬设计等工作的重要依据，填写人应该在站在岗位本身客观地进行评价。

3. 在填写前，请大家认真阅读上述专业术语的含义。

4. 填写人应保证以下填写的内容真实、全面、准确，并且没有故意的隐瞒。

5. 同时为耽误您的工作时间表示歉意！

一、岗位基本信息

姓名：　　　　　　岗位名称：

主管职位：　　　　岗位所在部门：

二、岗位任务

1. 请准确、简洁地列举你的主要工作内容，岗位任务的性质、内容、形式，执行任务的步骤、方法，使用的设备，器具，以及加工影响的对象。

(1) _____　　(2) _____

(3) _____　　(4) _____

(5) _____　　(6) _____

三、岗位职责（非管理岗位可以不填这一项）

(1) _____　　(2) _____

(3) _____　　(4) _____

(5) _____　　(6) _____

四、决策权（没有的不填）

详尽地列出你有决策权的工作项目（人事、资金、设备、项目、事务等）。

五、岗位关系的分析

1. 内部关系（和哪些部门发生联系，频繁程度如何）。

2. 外部关系（如客户、行政机关、同行业等）。

六、岗位劳动强度和工作环境

注：下面是常见的反映劳动强度环境的指标

（一）劳动强度和工作压力

1. 您每天工作中是否经常要迅速作出决定？

7. 您的工作是否需要创造性？

A. 不需要　B. 很少　C. 有时　D. 较多　E. 很多

8. 岗位脑力消耗和体力消耗的时间比例大概是：

9. 本岗位需要一个人_____集中力。

A. 高度　　B. 较高　　C. 一般　　D. 较低

10. 若按一天工作 8 小时计算，您每天完成任务的有效工作时间需要_____小时。

11. 本岗位需要的工作班制是：

A. 常白班　B. 两班倒　C. 三班倒　D. 夜班

12. 本岗位对身体姿势的要求是：

A. 站立　　B. 弯腰　　C. 半蹲　　D. 跪下

E. 旋转

（二）工作环境

1. 您工作的环境有无下列因素？（噪声、温度、湿度、空气含尘量、光度、震动等）

如果有，请详细说明。

2. 您工作的环境危险性：

A. 大　　　B. 小　　　C. 无

3. 对工作所在地的社会环境熟悉吗？适应程度、孤独程度如何？

七、劳动资料和劳动对象分析

1. 请列举工作中需要用到的主要办公设备和用品（如电脑、打印机、显微镜、图尺、车床等）

_____。

八、任职资格条件

1. 本岗位需要哪些主要专业知识和补充专业知识？

2. 您认为什么样的知识范围能够更好地胜任该岗位？

3. 学历要求：

A. 高中　　B. 大专　　C. 本科　　D. 硕士

E. 博士

4. 本岗位需要哪些级别的专业资格证书？

5. 本岗位对计算机和外语的要求是？

6. 一个刚刚开始履行本岗位工作的人，需要多长时间才能基本胜任？

7. 您所从事的工作对体力方面的要求？

A. 轻　　B. 较轻　　C. 一般　　D. 较重

E. 重

NOTE

A. 没有　B. 很少　C. 偶然　D. 许多

E. 非常频繁

2. 您的工作中是否要求高度的精力集中，如果是，约占工作总时间的比重是多少？

A. 20%　B. 40%　C. 60%　D. 80%

E. 80%以上

3. 若您的工作出现失误，将会给您的公司带来哪些损失？

（1）经济损失　　　　　（2）公司形象损失

（3）经营管理损失

选项　　A　　B　　C　　D　　E

　　　　轻　较轻　一般　较重　重

（4）其他损失：_____。

4. 您手头的工作是否经常被打断？

A. 没有　B. 很少　C. 偶然　D. 许多

E. 非常频繁

5. 您的工作中是否需要运用不同方面的专业知识和技能？

A. 否　B. 很少　C. 有一些　D. 很多

E. 非常多

6. 在工作中是否需要灵活地处理问题？

A. 不需要　B. 很少　C. 有时　D. 教多　E. 很多

8. 下表是常见的几种能力，请尽可能详细列出您所在的岗位对这些能力的要求。

表 3-1　功率自行车负荷选择表

项目	等级	项目	等级
领导能力		公关能力	
创新能力		写作能力	
决策能力		表达能力	
计划能力		分析能力	
组织能力		判断能力	
协调能力		反应能力	
沟通能力		人际关系	

表格分别按下面五种等级要求填写

0不需要　1较低　2一般　3较高　4高

表格没有列出来，但您所在岗位还需要具备的其他能力请详细描述。

9. 什么样的性格、素质的人能更好地胜任该岗位？

10. 您认为什么样的心理素质的人员能更好地胜任该岗位？

11. 您对该岗位的评价是。

12. 请将该表没有列出，但您认为有必要的内容写在下面。

资料引自：贾如静. 问卷调查法在岗位分析中的规范应用. 人力资源，2004（9）：46-47.

（3）被调查者是问卷调查法的重点　问卷调查资料主要来源于调查对象，问卷的内容设计、调查者的调查访问都是为了获取调查对象的信息资料。调查对象的选择是否恰当，将直接影响到调查结果。调查对象的选择应视调查课题的内容和调查目的而定，调查过程中我们要明确认识到调查对象在年龄、性别、职业、文化程度等方面的特征，以及他们对问卷调查的态度和认识，这些都制约和影响着问卷调查的适用性和可靠性。

调查对象自身的各种特征，会使得一项问卷调查的难易程度、完整程度很不一样。比如在青年人中做一项问卷调查，比起在老年人中做同样的调查，在客观上往往要容易一些，这是因为青年人在总体上比老年人具有高一些的文化程度，对问卷调查这样的新兴事物的了解往往更多一些，但在主观上却往往不如老年人那么认真、负责。两种情况下所遇到的困难会不同，问卷设计的要求、最合适的调查方式等也会不同。

调查对象因为自身的社会背景、生活方式、价值观念和社会阅历的不同，对于同一种事物会产生不同的态度和认识。而调查对象对于问卷调查这一事物的认识和态度，可以说是决定问卷调查能否成功的关键因素。任何一项问卷调查都离不开调查对象的合作与支持。因此，如果被调查者顾虑重重、过分担心，或者是漫不经心、过分忽视，都意味着问卷调查的失败。

2. 访谈法

访谈法是在一定的研究目的的指导下，依据调查提纲或问卷，通过研究者与被研究者口头谈话的方式从被研究者那里收集第一手资料的一种研究方法。

访谈法的有效实施需要访谈者有很高的访谈艺术，能够提出既适合访谈对象又紧扣访谈主题的问题；倾听访谈对象的心声，了解他们对研究主题的理解和看法；同时对于访谈对象的反应做出适当的回应。此外，访谈前的准备工作对保障访谈的顺利进行以及提高访谈的质量有重要意义。访谈前的准备工作包括原始资料的收集、访谈计划的制定和访谈场所的选择和布置等方面。原始资料包括企业外部的各种相关信息。通过收集各类资料可进一步确定访谈的要点和主题。据实际情况选择恰当的访谈方法，以提高访谈效率。

下面以"中小企业竞争力的测量"为例（资料引自：贺小刚．社会调查法在战略管理中的应用．科学学研究，2007，25（2）：274 – 280）说明访谈法的实施。

（1）界定访谈样本范围与访谈对象　选择何种产业与组织作为研究对象直接影响到实证研究结论的科学性，本文认为这一环节应考虑到以下几个因素：①广泛的代表性，具有现实研究意义；②激烈的市场竞争性，应能够反映出企业各种经营能力；③研究资料的易获得性，在有限的研究时间和费用内完成研究。基于此，本文选择了以加工贸易型企业为主的传统企业以及一些高科技型企业作为访谈对象，通过跨行业的多案例对比分析，有助于在了解企业的管理、财务、人事等各个职能部门的运作，以及产、供、销、研发等各个环节的差异性的基础上，深入地探讨同一产业背景之内或不同产业背景下的不同企业之间的竞争力差异性程度。为了有效地收集资料，本文将企业家作为主要的访谈对象，因为他们介于企业组织与市场之间，是信息的集中者；另外为了克服访谈过程中的片面性，其他一些高层管理者所提供的信息业具有一定的参考价值，所以还应将他们也作为访谈对象。

（2）收集一手资料

①设计访谈提纲：本文以企业的关键性行为和活动为主要内容，设计了一份社会调查的访谈提纲，并在采纳企业家和该领域有关学者的建议的基础上，最终确定了与本研究问题有关的20 个大的议题，其中有关企业竞争力总体看法的有 3 个，关于企业家行为和能力的有 8 个，涉及组织行为和能力的有 9 个，并且为了深度收集资料，还设计了相关子问题（表 11 – 2）。

表 11 – 2　访谈提纲

关键性问题	主要目标
总体层面： 1. 在您看来，企业的竞争力是指什么？ 2. 与同行相比，您认为贵公司有竞争力吗？有核心竞争力吗？（提醒）： ● 为什么有或没有？ ● 是什么因素导致了贵公司具有核心竞争力呢？ ● 与其他企业相比，贵公司的竞争优势体现在什么方面？ ● 与周边同行相比，贵公司是如何做到与众不同的呢？ 3. 您以为中国企业如何才能获取一种持续的竞争优势？	中国企业家对竞争力的理解
具体层面（企业家能力）： 4. 在您负责经营后，曾经历过某种特殊的（关键的、不可忘却的）事件吗？ 5. 在经营过程中，您经常是如何解决问题的？ 6. 与管理相关的问题，您是如何管理您的员工的？等等，共计 8 个子问题 7. 与财务相关的问题，您是如何筹集和使用资金的？共计 3 个子问题 8. 与市场相关的问题，如您是如何推销产品或服务的？共计 3 个子问题 9. 与外界交往相关的问题，共计 4 个子问题 10. 与创新相关的问题，共计 2 个子问题 11. 以往的经营业绩以及企业未来的计划，共计 7 个子问题	综合能力 综合能力 管理能力 管理能力 关系能力 关系能力 创新能力 战略能力

NOTE

续表

关键性问题	主要目标
具体层面（组织能力）：	客户价值导向
12. 贵公司如何看待产品质量、营运成本、技术的重要性以及它们之间的关系？	技术及其支持系统
13. 贵公司的技术创新情况与同行相比如何？	制度支持机制
14. 贵公司在管理员工方面有哪些特点呢？	组织结构支持系统
15. 面对市场的变化，贵公司是如何及时地做出反应的？	更新的动力
16. 贵公司经常鼓励员工相互沟通、交流和学习吗？	更新的动力
17. 贵公司一般采取何种方式提高员工的学习能力？	更新的动力
18. 贵公司如何做到向其他企业学习的？经常模仿别人吗？	战略隔绝机制
19. 贵公司是如何抵制别的企业来模仿？	战略隔绝机制
20. 模仿与创新相比，您觉得在中国背景下哪一个更好？	

②现场调查与资料收集：在正式访谈之前，向65家贸易加工型、生产制造型企业和11家高科技企业进行电话和书面联系，说明这次调查的目的和意义，以及访谈的对象。结果有23家传统企业6家制造型高科技企业愿意接受访谈，他们对本课题的研究表现出极大的兴趣。这些企业在区域上主要集中于华南地区（23家），华东地区（6家）。

在进入企业后访谈者首先申明了调查的目的，解释所收集的资料将如何被使用，并做出承诺，对该公司的所有资料绝对保密，同时恳请对方允许录音。每一次访谈都是以访谈提纲为指导，通过一系列开放式问题进行引导，并且集中关注企业运作过程中企业家的关键行为，以及企业在市场竞争过程中的战略性反应及绩效表现。在进行录音的同时，我们还尽可能地作好笔录，这一方面可以弥补由于录音质量而可能导致的内容损失，避免遗漏有关重大问题；另一方面可以向受访者表示访谈者很注重此项研究，很在乎他的言词。每一次访谈的时间控制在1.5~3个小时之间。访谈后，还参观了受访公司的工厂、办公室，并要求它们尽可能地提供有关该公司的详细资料，包括内部资料、新闻报道资料、其他学者的研究报告、行业背景资料等，以便更加全面地了解该公司的经营背景等信息，它们是构成定性研究范式中强有力的证据。

调查法具有的优点：

首先，调查法用途广泛，所有类型的抽象信息都可以通过调查来得到，也包括意图和期望等。有关过去事件的信息只有通过调查记得那些事件的人才能获得。第二，调查法相对观察法更节约成本。一些精心选择的问题所获得的信息，若使用观察法收集则会花费更多的时间和精力。使用电话、邮件和互联网作为沟通媒介的调查既可以扩大地理覆盖范围，也比观察法更节约所需的成本。第三，调查法能够在对大量样本调查或总体全体成员调查的基础上，反映社会的一般状况；能够客观地、精确地分析社会现象；资料相对精确、可靠。

调查法也有其局限性：

首先，通过调查法所获得信息的数量和质量在很大程度上取决于调查对象的能力和合作意愿，人们经常会因为各种各样的原因而拒绝调查。有时候是因为他们不能够看到参与的价值；有时候是出于个人原因害怕参与调查；或者有时候他们觉得调查的话题太敏感，参与其中可能会令人感到尴尬和不方便。

其次，调查法的精度受到调查对象主观性的影响。参与调查的研究对象可能从与研究人员不同的角度理解问题；参与调查的研究对象，往往自觉或不自觉地探视调查者询问问题的原因以及探视调查者可能希望得到的答案，从而在回答时夸大或者缩小实际情况；参与调查的研究对象在做出回答时容易受到公众期望的影响，忽视自己内心真正的感受，而将公众期望的答案变成自己对这个问题的理解和认识。此外由于管理问题的日益复杂，问卷题量越来越大，很容易造成调查对象的敷衍和厌倦。

最后，调查对象的取样也容易出现偏差，若通过邮寄发放问卷，则回收率普遍较低；若通过网络填写问卷，则只能包括有上网行为的个体，代表性值得商榷；若委托企业发放，则参与调查的研究对象很可能是被挑选过的，很容易导致偏态分布。最后，调查的主题也存在一定的限制。当调查涉及个人隐私、秘密和情感，并且通常是被自尊、害羞、戒备、自卑、疑虑等多种敏感的心理因素所包围和掩饰的领域中，调查常常难以有很大的作为。

（三）心理测验法

心理测验法是用标准化的实验工具（测验量表），作为引发个体反应的刺激，将引发的反应结果通过统计处理，并进行分析、解释、得出结论的方法。如智力测验、个性测验、能力倾向测验、态度测验在管理心理学研究中的应用。这种方法最大的优点是简便易行，测量内容广泛，并且能对研究的心理现象进行定量分析。缺点是测验的实施需要训练有素的主持人，测验过程相对复杂。

心理测验比其他测评的要求高，要求具备以下四个基本条件，我们既可用它作为评定各种心理测验的标准，也可以作为测验的原则。

1. 常模

为了解释一个心理测验的结果，必须有一个标准样本的参照系，参照标准样本的平均分数与各分数的分配情形，才能决定个人在分配中的地位是高于平均数，还是低于平均数。这个标准化样本的平均数，即参照系，就是测验的常模。

2. 信度

信度就是测验的稳定性或可靠性，是指对同一群体或对象进行重复测量时，所得数据的一致性程度。大部分的信度指标都是用相关系数表示的，称为信度系数。信度系数为1时，表示测量完全可靠；当信度系数为0时，表示测量完全不可靠。常用的信度类型有重测信度、折半信度、内部一致信度等。

3. 效度

效度就是测验的有效性，即测量到的是不是所要测量的行为特征。效度是对所要测量的某种行为特征的真实性或正确性的反映。越是正确地把握了目标，这种测量的效度也就越高。效度是有关测量与外部标准之间关系的评价，因此效度的指标比较复杂。按评估目的和用途的不同，效度可以分为内容效度、预测效度、构思效度。

4. 标准化

标准化是指编制、实施、记分和测验解释必须遵循严格的统一的科学程序，保证对所有被测者来说，施测的内容、条件、记分过程、解释都相同。给所有被测者实施有代表性的相同的一组题，为他们的作业取得直接比较的基础；对实施测验的环境及过程要有详细的规定，以保证每一位被测者有相同的测验条件；对记分方法要有详细的规定，对主持测验者进行培训，使评分误差降低。

（四）实验法

实验法是指根据研究目的，通过有计划操纵和严格控制一些特定的变量，观察其他变量是否随之发生变化，以确定社会变量之间的相互关系。一般而言，实验法具有以下两个特点：一是操纵。研究者通过操纵和调节自变量的不同水平（大小、强弱、属性等），观察和测量自变量对因变量产生的影响。二是控制。研究者通过控制可能对因变量产生影响的其他变量，更精密地观察自变量对因变量产生的影响。

实验法具有的优点：

首先，实验法使研究者可以积极地干预被研究者的活动，而不是被动地等待某种现象的出现。第二，实验法能够比较准确地说明变量之间的因果关系，能够创设特殊的环境减少外来变量对研究对象的影响。

实验法也存在其缺点：

首先，实验法的研究对象是有限的，只能在一个小群体内实施，研究的环境不同于真实的生活工作环境，因此实验结论并不具有普遍意义。第二，实验法的研究往往会引起伦理上的争论，因而实验法研究的问题和范围是有限的。第三，实验法还存在研究人员因为对某种实验结果怀有期望而对研究对象产生了有意无意地"暗示"，从而改变研究对象的正常行为，最终影响实验的结果。

实验法根据不同的标准有不同的分类。按照受试者是否随机化，可以将实验设计分为真实验和准实验两类。前者使用随机化的方法安排受试者接受不同的实验处理，而后者则非随机化。比如，在 A 部门实施团队式薪酬，在 B 部门实施计件式薪酬，由于部门的人员都是已经存在的，而非重新组织的，所以这种研究设计就是准实验设计。同理，按照研究所在的场所不同，可以将实验设计分为实验室实验和现场实验两类。比如，实验室实验可通过计算机模拟程序的呈现，采用人机交互的方式，采集人们在特定情境下的认知加工活动信息，据此分析人们的认知规律、行为反应和判断倾向。现场实验，也被称为现场研究或实地研究，是针对实际的组织环境进行的实验设计。因为现实环境中，受试者在研究之前就已经形成了特定类型的组群（比如部门、车间、公司、行业），研究者无法重新进行随机化的分配，所以绝大部分的现场研究都是准实验设计。

管理心理学的很多实验研究都是基于准实验设计的现场研究。以下举一实例加以说明。例如为了证明团队薪酬比计件薪酬更能提高员工的工作绩效，有研究者选择 ZJ 省 JX 市的某两家制衣公司的生产车间作为实验组（78 人，有 5 个生产班组）和对照组（63 人，有 4 个生产班组）。两个车间过去一直采用的是计件薪酬制度，即员工根据个人的产量来决定个人所得。为了证明团队薪酬的合理性，即根据某个班组的产量作为支付薪酬的依据，研究者对实验组的薪酬方式改成为团队薪酬方案。每个员工的底薪不变，所在班组的产量超过同期 120 % 的月产量的话，每超过一个百分点，所在班组将会获得 1000 元奖励，奖励将以平均分配的方式发给组员。需要说明的是，在团队薪酬政策推出以前，研究者对实验组和对照组进行了事先测量。事先测量的数据是 2001 年员工的个人产量，结果表明实验组的人均绩效略高于对照组，方差分析表明差异不显著。在团队薪酬政策推出一年后，以 2002 年的个人产量作为事后测量的数据。方差分析表明，实验组的人均绩效显著地高于对照组，且显著地高于事先测量（图 11 - 2），研究的结论是团队薪酬有助于提升生产部门的员工绩效。

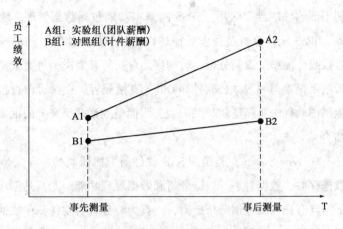

图 11 - 2 薪酬政策与员工绩效的关系

资料引自：苗青. 管理学研究方法的新思路：基于准实验设计的现场研究. 浙江大学学报（人文社会科学版），2007，37（6）：73 - 79

（五）个案法

对某一个体、某一群体或某一组织在较长的时间里（几个月、几年甚至更长时间里）连续进行调查、了解，从而研究其心理发展变化的全过程，这种研究方法称为个案法。比如，研究者参与某企业的研发团体，通过长时间的体验生活，掌握了整队成员的心理与行为特点、团队绩效的状况，在此基础上进行深入分析，整理出能反映该团队特点的详细材料。

个案法的优点是呈现的内容丰富，有助于人们发现新问题，为研究者发现和提出新的理论假设奠定了良好的基础。其缺点在于，这种研究一般都是描述性的，不容易在较短时间内做出因果关系的推论。此外，个案研究一般取样比较小，这就大大限制了研究结果的可应用性和普遍意义，而且得出的研究结论很难进行重复验证。

总之，上述几种研究方法，都有其各自的应用价值，但也都存在一定的局限性。在具体研究过程中，究竟采用哪种方法较好，应视研究任务的要求和具体情境而定。通常情况下，管理心理学研究往往以某种方法为主，辅之以其他方法，使之取长补短、相得益彰，这样可以更准确，更客观地反映人的行为和心理活动的规律与特点。

第三节 研究结果的数据处理

一、常用的统计学软件

（一）SPSS 简介

SPSS 原名为 Statistical Package for the Social Science，即社会科学统计软件包，随着产品服务领域的扩大和服务深度的增加，2000 年 SPSS 公司将其改名为 Statistical Product and Service Solution，即：统计产品与服务解决方案。SPSS 是一种集成化的计算机数据处理应用软件，是目前世界上流行的统计软件之一。SPSS 集数据录入、资料编辑、数据管理、统计分析、报表制作、图形绘制为一体。用户可以根据实际需要和计算机的功能选择模块，以降低对系统硬盘容量的要求，有利于该软件的推广应用。SPSS 的基本功能包括数据管理、统计分析、图表分析、输出管理等等。SPSS 统计分析过程包括描述性统计、均值比较、一般线性模型、相关分析、回归分析、对数线性模型、聚类分析、时间序列分析等几大类，每类中又分好几个统计过程。然而，其分析结果很难与一般办公软件如 Office 直接兼容，在撰写调查报告时往往要用电子表格软件及专业制图软件来重新绘制相关图表，因而遭到诸多研究者的批评。

（二）SAS 简介

SAS（Statistical Analysis System）是美国 SAS 软件研究所研制的一套大型集成应用软件系统，具有完备的数据存取、数据管理、数据分析和数据展现功能。尤其是创业产品——统计分析系统部分，由于其具有强大的数据分析能力，一直为业界著名软件，在数据处理和统计分析领域，被誉为国际上的标准软件和最权威的优秀统计软件包。SAS 系统中提供的主要分析功能包括统计分析、经济计量分析、时间序列分析、决策分析、财务分析和全面质量管理工具等等。SAS 提供多个统计过程，每个过程均含有极丰富的任选项。用户还可以通过对数据集的一连串加工，实现更为复杂的统计分析。然而，由于 SAS 系统是从大型机上的系统发展而来，其操作至今仍以编程为主，人机对话界面不太友好，系统地学习和掌握 SAS，需要花费一定的时间和精力。

二、常用统计分析

（一）描述统计

描述统计是对复杂数据进行清晰而直观的显示，展示研究对象的特征和性质以便于进一步分析包括集中趋势和离散趋势的度量。管理心理学研究中，集中趋势的常用统计指标是算术平均数、中位数和众数。离散趋势的常用指标是标准差、方差、全距和平均差。

（二）相关分析

相关分析（correlation analysis），旨在考察各种变量之间的相互关系。例如，领导的能力与工作绩效有何关系，管理培训投入与组织绩效之间的关系等问题，都可以通过相关分析做出解释。一般用相关系数作为度量的具体指标。相关系数的范围是 $+1 \sim -1$。相关系数绝对值的大小表示相关程度的大小，绝对值越大，说明变量之间的关系越密切；相关系数的符号表示相关的方向。

在恒定其他变量影响的条件下，考察某两个变量之间的关系时，可采用偏相关。例如，在恒定受教育程度因素影响的条件下，分析工龄与工作绩效之间的偏相关关系。在综合运用多个变量，检验其与工作绩效或其他因变量的关系时，可采用复相关。例如，根据人员测评多方面指标（能力、个性等），考察他们在工作中可能取得的实际成效或发展潜力。

（三）方差分析

方差分析（Analysis of Variance，简称 ANOVA），也称为变异量分析。它是一种十分有效地统计分析工具。在管理心理学的研究中，经常遇到两类方差（变异）：一是不可控的随机因素引起的差异，出现在组内，叫作"组内变异"；另一是研究中施加的对结果形成影响的可控因素，一般出现在组间，叫作"组间变异"。方差分析的目的是通过数据分析找出对因变量有显著影响的因素，各因素之间的交互作用，以及显著影响因素的最佳水平等。

在许多具体研究中，需要比较的小组之间具有不等同性，例如，在性别、能力、经历等方面不可比，这时需要采用协方差分析。将性别、能力、经历等作为"协变量"加以校正，从而比较准确的进行组间比较。

（四）回归分析

回归分析（Regression Analysis）是社会科学研究最基础、最经典的分析方法，最基础是因为很多最新的研究方法都是以回归为基础发展起来的，最经典是因为回归分析集中体现了社会科学定量分析方法的出发点，通过统计控制来实现或部分实现组间的可比性（谢宇，2010）。比如考查员工离职率的很多研究就是以回归分析为基础进行的，在控制人口学变量（性别、年龄、教育程度等）基础上，研究工作压力、组织公平、领导员工关系，工作家庭冲突等自变量对离职率的影响。

（五）因素分析

因素分析（Factor analysis），也称因子分析，包括探索性和验证性两类，是一种重要的多变量处理技术，其作用主要包括两个方面，一个是降低维度，另外一个是探索数据结构，通常用于探索、验证量表的结构效度、鉴别效度和聚合效度，是管理心理学研究中的重要数据处理方法。比如管理心理学，很多量表的开发都在使用因素分析技术，比如工作倦怠量表，工作满意度量表等。

三、统计分析进展

近二三十年，现代统计技术有了很大的发展，很多新的研究方法大量涌现，为管理心理学的研究提供了新的数据分析手段，有志于从事管理心理学研究的学者需要了解和掌握研究方法的发展。

1. 多水平分析技术的发展

管理心理学的研究通常是定位于不同的组织、群体之中，个体嵌套于组织和群体之中，在研究员工的工作满意度、离职率、组织氛围等变量时，同一组织内的个体不再独立，违背了回归分析中要求不同个体间的独立假设，得出的结论是有偏的，多水平分析技术将不同的分析水平纳入考虑，解决了这个问题，在教育和管理学的很多研究中得到大量的应用。

2. 多质多法模型的应用

为减少管理心理学研究中的共同方法偏差（common method bias），在研究中，尽可能采用多种方法，搜集不同来源的数据进行统计分析。比如综合采用实验法、调查法和访谈法等多种方法从普通员工和各级管理者收集不同来源的数据能减少由于相同方法对研究结论的影响。

3. 纵向研究的发展

组织和群体处于不断发展变化的过程中，同一问题，对处于不同阶段的组织其影响可能存在差异，因此，在进行管理心理学研究中，要考虑时间因素对这些变量的影响，纵向研究为分析这一趋势提供了一个分析框架。

【复习思考题】

1. 管理心理学研究中包括哪些重要的变量？

2. 一个典型的管理心理学研究应包括那些基本过程？

3. 在进行管理心理学研究时要遵循哪些基本原则？

NOTE

4. 管理心理学的研究方法有哪些？各自的特点是什么？

5. 管理心理学中常见的统计分析有哪些？

6. 案例题：

运营管理指对运营过程的计划、组织、实施和控制，是与产品生产和服务创造密切相关的各项管理工作的总称。医院是一个复杂的人财物、医教研、护药技的综合体系，如何提高医院的运营效率是所有医院都要面临的问题。医院的运营要同时解决自身发展，提高医疗技术水平，完成承担的社会责任等方面的任务，从传统的医院管理到现代的医院运营管理的转变是一个复杂的过程。

四川某著名三甲医院，现在正在进行医院运营改革，他们面临的问题包括，提高医院工作人员的医疗、科研水平，提高医院员工的满意度；优化医院诊疗流程，提供更好的医疗卫生服务，提高患者的满意水平；促进医院自身的发展，提高管理水平，使医院管理更加准确、规范、便捷。为了完成这一改革目标，医院管理层决定向管理咨询公司寻求帮助，制定改革实施方案。

针对该案例，请回答以下问题：

（1）假如你来制定方案，你会选择什么样的方法来研究制定方案？为什么，请给出具体的研究方案。

（2）方案实施后，如何确定实施的方案与要达成的三个目标之间的关系？

第十二章　人才测评与选拔

人才测评主要应用于组织中的人才选拔和职业发展管理。在传统的人员评价中强调被评价者知识的掌握程度，现代人才测评主要考察内容是个人稳定的素质特点。人才测评不仅重视员工知识水平的评价，更重视工作能力的考察，不仅运用静态的测验测评，更强调动态的追踪性评价。

第一节　人才测评概述

一、人才测评的含义

人才测评是指通过一系列科学的手段和方法对人的基本素质及其绩效进行测量和评定的活动。

在西方，人才测评技术的发展已经超过半个世纪，成为组织选人用人的法宝之一。在美国，目前就有 2/3 的大组织和 1/3 的小组织采用人才测评技术进行人才的招聘与选拔，每年仅人才测评服务的直接收入已达十多亿美元，不论是升学、就业，还是晋升、考核，几乎都要经历各种的测试。

在我国，人才测评技术已经逐渐为我国的大中组织所接受，有调查显示，在我国近七成组织在人才招聘时已经或准备采用人才测评软件，主要用于招聘工作、绩效考核、员工培训和晋升选拔、职业发展与团队建设（图 12 - 1）。

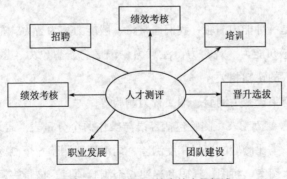

图 12 - 1　人才测评技术的应用领域

1. 招聘工作

招聘是指组织为了发展的需要，根据人力资源规划和工作分析的要求，寻找、吸引和选拔适宜人员予以录用的过程。在招聘过程中，管理者使用人才测评相关技术对应聘者的岗位胜任力的评价，提出对被聘人员的发展预测和使用建议。

2. 绩效考核

绩效考核是指管理者使用人才测评技术对员工的工作成绩进行测评的过程。通过绩效考核可以进一步考察员工是否具有岗位胜任力。

3. 员工培训

员工培训是指组织有计划地实施有助于员工学习与工作相关能力的活动。对谁培训？培训什么？如何培训等培训需求的分析是保证培训效果的前提，而培训分析的基础是人才测评。

4. 晋升选拔

晋升选拔是根据组织的需要和一定的评价标准对员工进行评价，提高职务或岗位的级别。管理者需要根据晋升标准对员工进行评价，以确定谁可以晋升，谁不具备晋升的资格。

5. 职业管理

职业管理是指管理者根据组织目标，帮助员工实现其事业发展目标的行为过程。员工职业发展的基础是员工的能力与组织需要的高度契合，这就需要对员工进行测评，了解员工的职业兴趣或职业倾向、职业能力或岗位胜任能力，据此为员工提出职业发展建议和工作安排。

6. 团队建设

团队建设基于组织文化。我们将一个组织的核心价值观称为组织文化，如果员工的价值观与组织文化相悖，就难以融入组织，团队也不可能有凝聚力。因此，在录用员工之前，对员工的价值观进行测量是非常必要的，这就需要人才测评技术的介入。

二、人才测评的方法

在管理工作中，人才测评常用的方法包括心理测验、面试和评价中心技术。

（一）心理测验

心理测验（mental test）是根据一定的法则和心理学原理，使用一定的操作程序对个体的认知、行为、情感的心理活动予以量化的过程。在心理测验中使用的量表，称为心理量表，也是心理测验的工具。

在管理工作中，常用的心理测验包括智力测验、职业倾向性测验和人格测验。

1. 智力测验

智力测验的实质是一种能力测验。我们通常将一般能力称为智力，是人从事任何活动所必需的基本能力，例如感知能力、观察力、注意力、记忆力、想象力、思维能力和言语表达能力，这些能力通常与人的认知相关。

常见的智力测验有韦氏智力测验、瑞文智力测验等。

（1）韦克斯勒成人智力量表　测验包括言语与操作两个分量表。言语量表包括常识测验、理解测验、算术测验、类比测验、记忆广度测验、词汇解释测验6个测验项目；操作量表包括填图、图片排列、积木图案、拼图、译码和迷津6个测验项目。该量表测量成本较高，适用于高级管理者的筛选。测验较为复杂，施测者一定要经过专业培训。量表适用于个别测验。

（2）瑞文推理测验　《高级瑞文推理测验》是广泛使用的非文字性能力测验。通过非言语抽象图形的推理任务，测查智能发展水平优秀者的个体心智能力。可以用于个别和团体测试。

实践证明智力测验存在着缺陷。长期以来，智力测验一直应用于人事选择过程中，主要的原因是一般人认为智力与工作绩效应相关，其推理是如果一个员工比其他人更聪明，则他的工作效率也就会更高。有研究表明，智力测验与工作绩效只具有中等程度的相关。事实上，一个员工的工作绩效不仅与智力有关，非智力因素也有着极其重要的影响。例如对于工作的认知、态度、毅力等等都在绩效中起着举足轻重的作用。

2. 职业倾向性测验

在一个组织中，要求员工不仅有一般的智力，还需要有一定的专业能力，我们称之为岗位胜任力，或职业倾向性能力。在一个组织中，每个岗位的能力要求不同；对于员工，每个人的能力结构存在差异，适合胜任的工作岗位也不同。例如，有些人适合当医生，有些人适合做医药代表。为了给岗位找到最合适的员工，为员工找到最合适的岗位，我们有必要对人员的职业倾向性进行测评。

霍兰德六边形职业倾向性测验是一种常见的职业倾向性测验。美国心理学家、职业指导专家霍兰德以职业兴趣理论（Holland Vocational Interest Theory）为基础，提出了《职业倾向测试》。霍兰德的职业理论根据个体的人格特点将职业倾向分为六大类，即实用型、研究型、社会型、传统型、企业型、艺术型。霍兰德认为，职业种类也可以分成相应的同样名称的六大类，并指明了各个人格类型的特点及较为适宜的职业（参见第四章第三节）。霍兰德强调，人格与职业环境的匹配是形成职业满意度、成就感的基础。

霍兰德所划分的六大类型，并非是绝对并列的、有着明晰的边界。他以六边形标示出六大类型的关系（图12-2）。

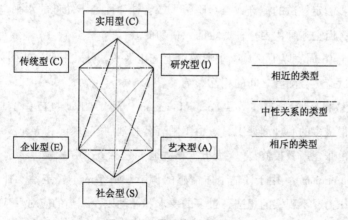

图12-2 霍兰德六边形理论

3. 人格测验

人格测验，也称个性测验，主要用于测量个体在一定条件下经常表现出来的、相对稳定的心理特征和心理倾向。人格测验可用来反映个体的行为方式和思维特点，对个体的工作绩效有一定的预测力。在人才测评过程中，常用的人格测验有：

（1）卡特尔16种人格因素测验（Cattell's Sixteen Personality Factor，简称16PF）《卡特尔十六种人格因素量表》由美国心理学家卡特尔编制，是一种比较常用而简便的量表，主要针对个体的十六种独立个性因素进行评估。这十六种个性因素包括：乐群性（A）、聪慧性（B）、稳定性（C）、恃强性（E）、兴奋性（F）、有恒性（G）、敢为性（H）、敏感性（I）、怀疑性（L）、幻想性（M）、世故性（N）、忧虑性（O）、实验性（Q1）、独立性（Q2）、自律性（Q3）和紧张性（Q4）。16PF被广泛应用于个性测评、人才选拔、职业咨询等领域，具有较高的信度和效度。根据不同因素的组合全面评价人的个性，能够预测被测者的稳定性、承受压力能力、成熟度等，并可以了解被试者在心理健康、适应新环境、专业成就、创新能力等方面的表现。

（2）艾森克人格测验（Eysenck Personality Questionnaire，简称EPQ）　由英国心理学家艾森克编制，陈仲庚等人在20世纪80年代修订。该量表搜集了大量有关的非认知方面的特征，通过因素分析归纳出三个互相成正交的维度，从而提出决定人格的三个基本因素：内外向性、神经质（又称情绪性）和精神质（又称倔强性），人们在这三方面有不同倾向和不同表现程度。为了确保问卷的客观性与准确性，在问卷中涉及了L量表，测量掩饰性。各量表的具体含义如下：

内外向（E）：分数高表示人格外向，好交际、渴望刺激和冒险，情感易于冲动。分数低表示人格内向，可能是好静，富于内省，除了亲密的朋友之外，对一般人缄默冷淡，不喜欢刺激，喜欢有秩序的生活方式，情绪比较稳定。

神经质（N）：反映的是正常行为，与病症无关。分数高代表焦虑、担心、常常郁郁不乐、忧心忡忡，有强烈的情绪反应，以至于出现不够理智的行为。

精神质（P）：并非暗指精神病，它在所有人身上都存在，只是程度不同。但如果在这一项分数过高，则容易发展成行为异常。分数高可能是孤独、不关心他人，难以适应外部环境，不近人情，感觉迟钝，与别人不友好，喜欢寻衅搅扰，喜欢干奇特的事情，并且不顾危险。

掩饰性（L）：测定被试的掩饰或自身隐蔽，或者社会性处于幼稚的水平。L量表与其他量表的功能有联系，但它本身代表一种稳定的人格功能。

该测验适用于16周岁以上，具有小学及以上文化水平。可采用个人或团体两种测试方式，团体施测时要尽量避免被测者之间的相互影响。

（3）大五人格测验（NEO – Five – Factor Inventory，简称NEO – FFI）　是目前组织招聘、晋升等工作中用得最多的心理测评工具。由美国著名心理学家Costa和McCrae在1992年编制，该测验的中文版由张建新教授修订。《大五人格测验》包括五个分量表：

神经质（Neuroticism）：用于评估个体情感的调节和情绪的不稳定性。神经质得高分的个体倾向于有心理压力、不现实的想法、过多的要求和冲动以及不当的应对反应。虽然这个方面的高分并不预示个体存在临床上的障碍，但患有临床综合征的个体往往会在这个量表上得高分。

外向性（Extraversion）：用于评估人际互动的数量和密度、对刺激的需要以及获得愉悦的能力。这个维度将社会性的、主动的、具有个人定向的个体和沉默的、严肃的、腼腆的、安静的人作对比。这个方面可由两个品质加以衡量，即人际的卷入水平和活力水平。前者评估个体喜欢他人陪伴的程度，后者反映了个体个人的节奏和活力水平。

开放性（Openness）：用于评估个体经验的开放性，是评鉴对经验本身的积极寻求和欣赏以及对不熟悉情景的容忍和探索。这个维度将那些好奇的、新颖的、非传统的以及有创造性的个体与那些传统的、无艺术兴趣的、无分析能力的个体做比较。在五大因素中，这一维度是最充满争论的，对它的探索也是最少的，就其在语言上的描述而言，对它的解释也是最少量的。

宜人性（Agreeableness）：用于评估个体对其他人所持的态度，这些态度既包括亲近人的、有同情心的、信任他人的、宽大的、心软的，也包括敌对的、愤世嫉俗的、爱摆布人的、复仇心重的、无情的。

尽责性（Conscientiousness）：评估个体在目标导向行为上的组织、坚持和动机。这个维度把可信赖的、讲究的个体同懒散的、马虎的个体作比较。同时反映个体自我控制的程度以及延迟需求满足的能力。

（二）面试

在人才测评技术中，最简单、有效、经济、容易操作的是面试技术。面试是一种经过精心设计的、在特定时间地点进行的，通过面对面的交谈与观察，由表及里考查应聘者的性格特点、专业知识、工作能力等方面素质的测评方法。在面试中，测试的内容必须与被试应聘的岗位高度相关。

根据面试实施的方式，可分为单独面试与小组面试。单独面试是指考官与被试单独交谈，面试完一位被试者，再开始对下一位被试者的面试，因此也叫序列化面试。小组面试是指多位被试同时面对考官的情况。

根据面试的标准化程度，可以将面试分为结构化面试、半结构化面试和自由面试。

结构化面试是指面试的内容、实施程序和评分方法在面试前已经过相当完整的设计并被确定下来的面试。通常，结构化面试包含三个方面的含义：面试程序的结构化；面试题目的结构化；面试结果评定的结构化。结构化面试因其操作严格按照事先确定好的标准进行，也被称作"标准化面试"。

目前，许多人力资源测评机构都在应用结构化面试，因此这里主要讲述结构化面试。

1. 结构化面试的特点

结构化面试的测评要素、面试试题、运作程序、测评标准、时间控制和结果计分等都是在正式面试之前设计的；结构化面试要求对报考同一职位的考生，使用相同的试题，按同样的程序进行提问；对考生的行为表现，也要遵照同样一致的评价标准和评分模式给予评价和计分；面试考官是依据用人岗位需要，按专业、职务、年龄以及性别等比例进行科学化配置的；从性质上看，结构化面试不仅仅只是单纯检验应试者的知识层次或某一方面的水平，更重要的是能够比较准确地测评应试者的能力素质及其知识水平，能够最大程度地发挥考试测评的功能。结构化面试具有非结构化面试所不具有的许多优点，弥补了主观化面试考试的一些不足。

2. 结构化面试的测评要素

一般把测评要素分为两部分：第一部分测评应试者的基本素质能力；第二部分测评应试者的专业知识和技能。具体如下：

（1）基本素质能力　①仪表行为（身体外貌条件、穿着举止及精神状态）。②语言表达能力（语言表达的流利性、明确性和逻辑性）。③预测能力（能清楚预计完成工作所需步骤，能对工作的实施过程进行合理安排，并预测工作的结果）。④人际关系协调能力（在人际交往方面的倾向、个性特征，能够处理复杂人际关系，协调各种利益冲突）。⑤求职动机与岗位适应性（对职位选择自己是否愿意，是否有未来的发展目标）。⑥分析判断能力（能否对问题的本质能明确、全面、透彻而有条理地加以分析和判断）。⑦反应能力（处理突发性事件的应变能力，以及快速解决棘手问题的能力）。⑧情绪稳定性程度（包括情绪的自我控制、耐性、韧性以及对压力、挫折和批评的承受能力）。

（2）专业知识和技能　①专业知识（包括专业教育程度和学历水平）。②工作经验（曾参加过的工作以及在工作中获得的有关该职位的工作经验）。③专业能力素质（对选拔职位所需要的专业知识与技术水平）。④专业工作所需要的其他能力素质（如外语、计算机水平等）。

3. 结构化面试的组织实施

（1）选定考官小组成员　结构化面试一般由 7~9 名考官组成考官组，其中 1 名为主考官。考官组成员在性别、年龄、专业结构、职务等方面要有适当的搭配，一般为用人单位的领导、面试专家、组织人事部门的干部和业务专家等。

（2）具体实施步骤　①对进入面试的考生讲解本次面试的整体计划安排、注意事项和考场纪律等。②以抽签的方式确定考生面试顺序，并依次登记考号、姓名。③面试考官应提前30分钟或 15 分钟入场，了解情况，事先研究与熟悉试题。面试开始，由监考人员依次带领考生进入考场，并通知下一名报考人员做准备。④每次面试 1 人，每位考生一般在 30 分钟左右。原则上由主考官依据试题向考生提问，根据考生答题情况，其他考官可追问、插问并在评分表上按不同的要素打分。⑤向每个考生提出的问题一般以 5~7 个问题为宜。⑥面试考试结束，主考官宣布考生退席。由考务人员收集每位考官手中的面试评分表，计分员在监督员的监督下统计面试得分，并填写考生结构化面试成绩汇总表。⑦计分员、监督员、主考官依次在面试成绩汇总表上签字，至此结构化面试结束。

（二）评价中心技术

评价中心技术（the assessment center method，简称 ACM）是指在特定环境下，对受测者的能力和职位胜任特征等进行测评的活动。现代人才测评理论认为，人的行为和工作绩效都是在一定的环境中产生和形成的。对人的行为、能力、绩效等特征的观察与评价，不能脱离一定的环境。所以，要想准确地测评一个人的素质，应将其纳入一定的环境系统中，观察、分析、评定被试人的行为表现以及工作绩效，从而考察其全面素质。基于这种理论，人们逐步形成和发展了评价中心技术这种现代人才测评的新方法。严格地说评价中心技术，不是一种独立的测评技术，它是一种综合评价技术，是多种测评方法的组合形式，组合中使用哪些技术根据测评需要而确定。评价中心技术，最突出的特点是使用情境性的测验方式对被试者的某一特定行为进行观察和评价，所以很多学者也称其为情景模拟技术。评价中心技术虽然很昂贵、费时，但它是人员选拔和发展的有效工具，尤其是鉴别管理潜能的有价值技术。研究发现，评价中心技术和各种工作表现间的相关最高达到 0.64（Byham，1970）。评价中心技术于 20 世纪 80 年代后期进入我国，近几年在我国一些政府部门和企事业单位人员选拔和评价中得到了应用。

评价中心技术适用于管理人员的评价、选拔和培训等。目前，组织在测评高级管理者时往往使用评价中心技术，其中公文筐测验、无领导小组讨论、角色扮演、案例分析、管理游戏等常常被选用。

1. 公文筐测验

公文筐测验，又称文件筐测验，将被试置于某一特定的职位或管理的模拟情境中，由考官提供一些该岗位经常需要处理的文件（文件是随机排列的），包括电话记录、下级的请示报告、上级主管的指示、待审批的文件、各种函件等形式。通常，这些文件分别来自组织内部与外部，包括日常事务和重要事务，要求被试者在规定的时间内和规定的条件下处理完毕，以口头或书面的形式解释说明进行处理的原因。考官待被试者处理完毕后，应对其所处理的公文逐一进行检查，并根据事先拟订的标准进行评价。考官可根据被试处理的质量、效率、轻重缓急的判断，以及处理公文中被试表现出来的分析判断能力、组织与统筹能力、决策能力、心理承受能力和自控能力等对其进行评价（表12-1）。

表12-1　公文筐处理的类型和评价标准

公文筐处理的类型	考察评价标准
公文已经处理完毕、已有正确结论	有效、恰当、合乎规范的处理
处理条件几经具备	综合分析、做出相应的判断
公文缺少某些条件或信息	发现问题、提出进一步获得信息的要求

公文筐测验的测验方式简便，易于操作。测验情境与实际的工作情境几乎一致，因而测验的效度也很高。对同一个被试者的处理方式的评价，可以由几名考官在评分标准的基础上共同决定。但是，该测验也有一些不足之处，如文件编制的成本较高，需要由测评专家、管理专家和行业专家共同完成。另外，评分比较困难，标准比较难确定，难以量化。

2. 无领导小组讨论

无领导小组讨论又称群龙无首讨论，是情景模拟法中常用的一种无角色群体自由讨论的测评形式。所谓"无领导"就是事前并不确定讨论会的主持人，只是将被试者按一定的人数（一般为7~12人）编为一个小组，在既定的背景之下或围绕给定的问题展开讨论，参加讨论的一组被测者地位是平等的。考官观察被试的行为表现并做出相应评价。

无领导小组讨论既不指定重点发言，也不布置会议议程，更不提出具体要求。小组成员只是根据考官提供的真实或假设的材料，如有关文件、资料、会议记录、统计报表等，就某一个指定题目进行自由讨论。不管在哪种情况下，一般都要求小组能形成一致意见，并以书面形式汇报。讨论的题目内容往往是大众化的热门话题，内容避免过于小众或专业化，以使每个被试者都有开口的机会，如教育问题、财务问题、社会热点问题等，讨论主题呈中性，即没有绝对的对或错，这样就容易形成辩论的形式，给每位被试提供展示自己才华的机会。讨论的内容也可以是与拟聘岗位有关的工作内容，如可以把某组织经营管理中出现的问题作为案例提出来由大家讨论。这时，被试不但要迅速了解掌握工作的背景、资料，熟悉工作本身的内容，还要尽快地发现需要解决的问题，准确地提出可行性的解决方案，并且分析、讨论、综合他人意见，引导小组成员形成统一认识。所以这种测评形式能够比较全面和深入地考查被试的素质。

在无领导小组讨论中，考官可以从以下几个方面评价被试的表现：

①发言次数的多少，发言质量的高低：是否抓住问题的关键，是否能提出合理的见解和建议。②是否倾听别人的意见，尊重他人的不同看法；是否注意语言表达技巧，特别是批驳的技巧。③是否敢于坚持正确意见；是否敢于发表不同见解；是否支持或肯定别人的合理建议。④是否能控制全局，消除紧张气氛；是否善于调解争议，并说服他人；是否能创造积极融洽的气氛，使每个小组成员都能积极思考，畅所欲言。⑤是否具有良好的语言表达能力、分析判断能力、反应能力、自控能力等才能以及宽容、真诚等良好品质。

无领导小组讨论对于领导技能的评价非常有效，尤其适用于对分析问题、解决问题以及决策能力的测评。无领导小组讨论测评方式也有一些不足之处。比如，外向开朗、善于交际与口头表达能力强的被试者比较容易得到较好的评价，相对而言，内向的、不善言辞的被试处于相对劣势。该测评只能用于同一小组内进行比较，在不同小组中被试者的可比性差，测评中也存在偶然因素的影响。

3. 角色扮演

在一系列设计好的尖锐人际矛盾与人际冲突模拟情境中，要求被试随机或轮流扮演某一角色，模拟解决该角色遇到的问题，从而评价被试的组织管理或领导能力。角色扮演通常主要用以测评人际关系处理能力。其评价内容一般分为四个部分：

①角色把握能力：被评价者能否迅速地判断形势并进入角色情景，按照角色规范的要求去采取相应的对策行为。②角色的行为表现：包括被评价者在角色扮演中所表现出的行为风格、价值观、人际倾向、口头表达能力、思维敏捷性和应变能力等。③角色的仪表要求：角色的仪表与言谈举止是否符合角色及当时的情景要求。④其他方面：包括缓和气氛化解矛盾的技巧、达到目标的程度、行为策略的正确性、行为优化的程度、情绪的控制能力等。

作为情景模拟的一种形式，角色扮演广泛应用于人才测评中。相比其他形式，角色扮演具有一定的优势，如可以充分调动被试参与的积极性；角色扮演的形式和内容可以丰富多样，为了达到测评的目的，考官可以根据需要设计测试主题、场景；另外，角色扮演是在模拟状态下进行的，因此被试者在做决策时，可以尽可能地按照自己的意愿完成，没必要为自己的行为担心。

角色扮演法也有一些不足之处。首先，如果相关人员没有良好的设计能力，在设计上可能会出现简单化、表面化和虚假化等现象；其次，由于自身的性格特点，被试者在扮演过程中不能够充分地表现出自己的能力，或者表现出刻板、模式化行为，不能反映出他们自身的真实素质，这样测评就失去其意义。

4. 案例分析

案例分析是指给被试者提供一些实际工作中经常出现问题的书面案例材料，要求他们就案例中的问题提出解决方案，可以要求他们进一步写出分析报告，或者在小组讨论会上做口头发言，展开讨论。当书面分析报告提交之后，考官可以从报告的形式与内容两个方面，对被试者某一方面的素质进行分析和评价。

案例分析的优点是操作简便易行，不但可以测评被试者分析问题的能力，而且也可以用于测评被试者某一方面的特殊才能，例如处理一些财务问题等。其缺点是评分的主观性比较强，很难制定一个客观化的评分标准。

5. 管理游戏

管理游戏是将被评价者置身于一个模拟的环境之中，面临一些管理中经常遇到的现实问题，要求他们想方设法去解决。例如以总经理的身份去处理经营中的难题，进行人事安排，或是作为谈判代表与别人进行商业谈判的模拟练习。管理游戏是一种以完成某项"实际工作任务"为基础的模拟活动。通过模拟运作来观察与测评被评价者的实际管理能力等。它能够突破实际工作情景的时间和空间限制，将许多重要的工作集中到一起进行能力考察和素质测评，使测评变得简便易行，同时由于它的模拟内容更接近于实际的工作，任务也更有挑战性和趣味性，所以也更能引起被评价者的浓厚兴趣，有助于被评价者充分发挥其管理才能，使测评的结果也更真实有效。

除了以上测评方法，评价中心技术还可以选择口头演讲等形式考察被试的决策、分析、概括能力。

做一次评价中心测试，通常要使用2~3项测评技术，至少要用一天的时间。以下是一个评价中心技术实例（表12-2）。

表12-2 评价中心技术实施方案实例

日期	时间	活动
1月25日	18:00~19:00	晚餐
	19:15~19:30	开会、致辞
	19:30~19:50	介绍活动的日程安排
	19:50~20:30	个人进行自我介绍
	20:30	自由活动
1月26日	7:30~8:00	早餐
	8:00~8:15	休息
	8:15~11:30	面谈模拟/纸笔测验
	11:30~13:15	午餐/休息
	13:15~13:30	介绍无领导小组讨论
	13:30~14:30	无领导小组讨论
	14:30~14:45	休息
	14:45~15:00	解释"文件框"
	15:00~17:00	文件框测验
	17:00~17:30	休息/评委进行讨论
	17:30~18:30	晚餐/休息
	18:30	候选人各自在自己的房间里阅读：一份关于一个公司的资料，为第二天的一个讨论做准备，并写出书面的建议
1月27日	7:30~8:00	早餐
	8:00~8:15	休息
	8:15~8:30	介绍角色游戏
	8:30~10:00	角色游戏
	10:00~10:15	休息
	10:15~11:15	就前一天晚上准备的材料进行讨论，达成一致性的建议
	11:15~11:30	派一个人将讨论的结果向考官汇报
	11:30~13:15	午餐/休息
	13:15~13:30	进行演讲的准备
	13:30~15:00	演讲（每个人在演讲之前的15分钟会拿到关于演讲的主题和要求，其余时间在另外的一个房间里填写一张表格.是关于对小组中其他人的评价）
	15:00~15:30	回顾总结
	15:30	候选人离开，评委留下来对候选人进行评价

评价中心技术具有较高的信度和效度，测评针对性强，测评结果更可信，但与其他测评方法比较，评价中心技术需投入很大的人力、物力，且时间较长，操作难度大，对测试者的要求很高。测试效果的好坏在一定程度上依赖于测评师的技术水平，测评师要从专业人士中挑选，具有丰富的测评实践经验，且测试前要接受有针对性的培训。

第二节　人　才　选　拔

一、人才选拔的含义

人才选拔是组织对人才进行挑选、识别并任用的过程。无论是在招聘还是职务晋升环节都需要选拔人才，因此，人才选拔工作贯穿于人力资源管理的全过程。

二、人才选拔过程

人才选拔过程包括确定选拔指标、选择选拔方法、设计选拔方案、实施选拔过程、撰写选拔报告、反馈选拔结果等。

（一）确定选拔指标

选拔指标或称选拔维度是指根据岗位的具体要求，确定考察申请者的具体内容。通常，这些内容是根据这个岗位的岗位说明书确定的，因为岗位说明书就是对岗位的要求、责任以及权力的描述。

确定指标的工作需要分三步：首先，明确拟定的岗位有哪些需要考察的指标；其次，确定这些指标的含义；最后，根据这些指标作行为描述。

例如，我们要招募一名急诊科的护士，通过分析我们可以确定这一岗位需要考察的指标是：沟通能力；急诊、ICU、心内科、呼吸科的护理经验；协作精神；良好的医德。接下来，就可以把这些指标转化为相应的行为，以沟通能力为例（表 12 - 3）。

表 12 - 3　急诊科护士沟通的选拔指标

指标名称		沟通能力			
行为等级	3	总是先与患者交流。	全神贯注地倾听患者观点。	及时对患者的观点积极回应。	完整表达自我观点，语言清晰流畅。	善于提问、点头、目光交流。
	2	经常等待患者主动交流。	认真倾听患者意见，有时插话打断别人。	有时回应患者的观点。	表达基本完整，语言缺乏组织。	表情、动作根据发言内容发生变化。
	1	有时会先与患者交流。	不等别人完整表达观点就会打断别人。	对患者的表述不做任何反应。	语言累赘，观点表达不直接患者费解。	表情呆板，动作僵硬。

我们把沟通能力，分解为主动性、倾听、反馈、表达、技巧等几个关键行为，对这些行为进行描述，例如，主动性的描述有三个等级，等级一，有时会先与患者交流；等级二，经常等待患者主动交流；等级三，总是先与患者交流。我们在评价时，就可以对应聘者的沟通行为根据等级分别给1、2、3分。把所有的行为得分都加起来就得到了这个应聘者的总分了。其他的选拔指标，也可以仿照沟通能力来进行评价。

（二）确定选拔方法

1. 选拔方法

选拔方法是指具体的测评技术。前面我们曾经提及任何选拔方法都有其优势和局限性，不同的选拔方法适用于不同的选拔指标，一个选拔指标可能同时适用两种以上的选拔方法。具体选用哪一种测评技术的依据是岗位的需求。如果选拔管理者，可以使用心理测验、评价中心技术（其中包含无领导小组讨论、公文筐测验、案例分析、管理游戏等）等方法，以确保选拔出来的管理者的素质。但是对于一个普通的保安就没必要采用以上的各种技术。

假设我们确定了沟通能力；急诊、ICU、心内科、呼吸科的护理经验；协作精神；良好的医德等维度作为急诊科护士的选拔指标。我们要逐一分析这些指标分别用哪些测评方法比较合适，例如，评价沟通能力可以使用评价中心的角色扮演，处理医案能力可以使用文件筐技术，其他素质要求使用面试技术。

2. 设计、选择选拔题目

这个环节是设计、选择各种选拔方法所采用具体题目的过程。管理者必须注意各种测评技术之间的联接性和递进性。国外一些组织开始尝试在案例分析、无领导小组讨论或者管理游戏中采用同一案例背景信息，以增强其仿真的特点。如果需要利用心理测验的话，管理者还需要选择合适的测验量表。

（三）设计选拔方案

选拔方案设计，即根据选拔方法的特点及实际情况来决定选拔技术的先后顺序。设计选拔方案要根据"成本最低、时间最短、用人最少"的原则，精确计算选拔成本、准确规划选拔时间、合理安排选拔场地、详细安排人员分工。做好考官分组、人员分工、计算题目数量、计划选拔时间等工作。如在公文筐测验结束后，考官要对申请者进行追问，因此在选拔方案设计的过程中，可以将公文筐测验在前，面试在后。

急诊室护士选拔方案设计实例：

1. 确定选拔指标

沟通能力；急诊、ICU、心内科、呼吸科的护理经验；协作精神；良好的医德。

2. 确定选拔方法与题目

（1）**文件筐** 给应聘者一份带有问题的医嘱，情境是需要护士在值夜班时处理，当时医生已经下班，考察应聘者解决问题的能力。

（2）**面试** 通过面试考察应聘者的人格特征、专业知识、医患关系与同事关系以及职业认知度。问题可以从以下几个方面展开：

①人格：以人格为中心的评价包括自我认知类的问题、人格形成的过程、承受压力的能力等等。这类问题往往从自我介绍开始，然后让应聘者评价自己的优缺点、家庭背景、压力性问题等等。具体问题举例：

a. 请你描述一下你的个性。

b. 你是由父母带大的吗？

c. 追问：他们对你有何影响？

②专业知识与能力：这类问题主要考察应聘者的专业技术能力，问题包括思维性问题、经验性问题、专业知识和技能、情境性问题等等。

NOTE

a. 给病人导尿，应该注意些什么？

b. 刚做完手术的病人多长时间可以进食？

③人际关系：对于人际关系的评价的目的主要是考察应聘者社会知觉能力、人际亲和能力、沟通能力与人际交往能力等，问题往往包括自我评价、对他人的评价、对社会角色的评价、人际关系的评价等等。

a. 一个病人的伤口感染了，家属要你负责，你怎么办？

b. 不到探视时间，患者家属要探望病人，你怎么处理？

④职业认知评价：职业发展是员工就业的动机之一，也是人力资源管理的一项内容，常见的问题有职业发展、求职动机、知识性问题、压力性问题等。

a. 你如何看待护士在医院中的地位？

b. 护士常常上夜班，你如何处理工作与家庭的关系？

（3）**角色扮演** 测评目的：评价应聘者与患者的沟通能力与专业素质。由主试扮演一位年老的心脏病患者，伴有偏执、认知障碍，总是怀疑医生给自己开的药不管用，询问护士输液中的药的药效问题，埋怨护士的照顾不尽心，如果护士给她解释，她就认为护士有意顶撞她，结果真的犯了心脏病。评价内容：护士在沟通中是否能应用专业知识回答患者的问题，是不是能用心理学的知识缓解患者的焦虑情绪，对一个处于危险之中的心脏病患者的护理能力。

3. 测评者（主试）的选择

人力资源部长、护士长、医生各一名

4. 实施选拔

（1）文件筐测试：30 分钟

（2）面试：30 分钟

（3）角色扮演：15 分钟

5. 评价者核对分数，统计，交换意见，确定选择的应聘者，撰写报告

6. 反馈与总结

（四）实施选拔过程

选拔的实施过程是按照选拔方案规定的计划、顺序、时间完成选拔任务的过程。此环节需要提醒的是"考官培训问题"，实施评估之前必须对来自组织内部或外部的考官进行深入、细致的培训。依赖经验对申请者进行评价，而不是依据客观的岗位素质标准进行评估，是选拔结果缺乏说服力的直接原因，因此在实施选拔之前必须要对考官进行选拔维度、题目、评价标准的培训。

（五）撰写选拔报告

选拔结束以后，考官要统计测验结果，在定量与定性分析的基础上撰写选拔报告。考官需要计算不同测评工具的分数，例如人格测验、工作态度测验等，根据测评工具赋予的权重，求出被试者的总分，将测评的分析结果撰写总结，给出测评报告和人员使用建议。目前，不少测验可以直接在计算机上完成，或者是在被试者笔试后由录入人员将被试者的答案数据录入计算机系统，由计算机系统直接进行结果统计与选拔报告输出。

（六）反馈选拔结果

管理者需要将测评结果告知申请者，我们称为测评结果的反馈。如果申请者没有被选中，一般由用人部门或者人力资源管理部门为申请者提出素质发展建议，发展建议必须具有可实施性的特点。

选拔过程结束后，一般要对选拔效果进行总结性的评估或检查。目的在于检查选拔技术的使用是否合理有效，选拔方案是否可行，检查通过以上选拔程序所选拔的人员是否符合组织岗位需要，是否能胜任工作。对于一个组织，如果选错了人，工作绩效自然不高，无论是培训还是转岗，组织都要承担较高的人力资源成本。

三、人才选拔中的常见问题

在人才选拔过程中，管理者会由于各种各样的原因会有一些失误。例如，常见的问题包括测评质量与测评成本的矛盾、测评广度与针对性的矛盾、测评工具的信度与效度问题。管理者在选拔过程中需要注意以下几个方面：

第一，在实施人才测评时，测评质量是首先要考虑的问题。然而对测评质量的过高要求势必会导致测评成本的上升，因此，在选择测评方法的时候，必须根据测评对象的具体情况选择针对性强的方法实施测评。例如，我们只招一个医院的护工，就没有必要给他实施韦氏智力量表，也没有必要给他做文件筐测验，或让他参加无领导小组讨论。

第二，在实施测评时，必须注意测评的针对性，若测评的目的是测量其岗位胜任力，就没有必要测与岗位无关的能力。例如，作为护工，需要测评其是否严格地按照操作制度做事，不需要测量他的创造性和领导能力。

第三，在测评时，我们还要考虑到测评的信度与效度问题，否则，测评就没有真实性与可靠性。

第三节　职业管理

对于人才的管理，管理者除了选拔工作以外，还承担着培养人才、开发人才的重任，职业管理是其中的一项重要内容。

一、职业管理的含义

职业管理是指组织开展和提供的用于帮助和促进组织内正从事某类职业活动的员工实现其事业发展目标的行为过程。

职业管理是个人和组织共同努力或相互作用的结果，员工个人和组织都不能在不顾及对方的情况下制定计划。组织的职业管理工作和员工的职业生涯发展是一个互惠互利的过程，组织相当于一个孵化器，员工是组织发展的生力军，在双方共同的努力下，员工不断成长，组织不断发展（图12-3）。

二、员工在职业管理中的角色

组织中的多数员工对自己未来的发展有一定的愿望、设想、预计与准备，并为实现个人抱负设置了目标，为实现此目标而努力创造条件。只有那些有清晰的职业规划和明确职业目标的

NOTE

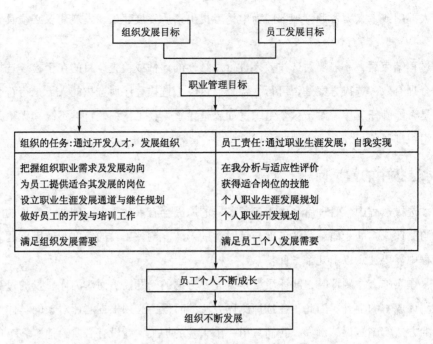

图 12-3　职业生涯管理中员工与组织的角色

人，才最有可能谋求到满意的职业并取得职业上的成功。在职业管理中员工主要承担以下义务：

1. 学习和掌握职业设计和规划。

2. 接受新知识、新技能的能力，适应环境。

3. 针对决策目标进行有效的沟通和反馈，分析职业生涯目标的可行性，不断地改进。

4. 根据组织的目标对职业生涯的目标、规划等做出调整。根据职业生涯的不同发展阶段，适当地调整自己的职业目标和发展规划。

5. 最终选择一个自己最适合的职业领域，并努力在这个领域取得成功。

三、组织在职业管理中的角色

职业管理通常是由员工和组织共同实现的，员工根据个人的能力、职业兴趣和倾向制定个人的职业规划，管理者根据组织的整体目标给予有针对性的引导、鼓励和支持。组织在职业生涯管理中的职责如下：

1. 鼓励和指导员工进行职业生涯的设计和规划，结合组织的需要，为员工提供便利条件，如提供职业信息、向员工指出组织内部职业发展的途径等。

2. 监督员工职业决策计划的执行，并及时向员工反馈消息。

3. 在招聘和选拔过程中，既要考虑到员工的职业规划，也要考虑到组织的要求，保证员工个人职业规划与组织目标的最佳结合。

四、职业生涯发展与管理中常见的问题及其对策

1. 员工在职业发展过程中常见问题及其解决对策

（1）不能进行客观的自我评估并选择适合自己的岗位　自我评估的目的是认识自己、了

解自己，只有这样才能够选择适合自己的职业生涯。对于绝大多数人来说，真正能认清自己，选择合适的职业是非常困难的，尤其是资历尚浅的年轻人，拥有较多的知识，但缺乏社会经验，不善于根据自己的价值观、个性和能力与职业的匹配性进行判断。据统计，在选错职业的人当中有80%是失败者。显然，职业选择对个人人生的发展至关重要，所以一定要做好自我评估，为自己选择一份"正确的工作"。

（2）过于理想化 年轻的员工，尤其是名牌大学毕业的学生，认为毕业于名牌大学就理所当然该得到一份好工作。一部分人产生怀才不遇的失落感和挫败感，有些人甚至会因此一蹶不振，变得消极颓废。管理者在新员工的培训中，对于这些过高估计自己能力和对现实的残酷性缺乏足够认识的人群，安排一些专题讲座，让他们认清理想和现实的差距，客观地看到自己现状、能力和职业目标。

（3）急于求成，急功近利 有些年轻员工希望马上就达到自己事业的终极目标。对于这部分人，管理者应该让他们了解职业发展是个循序渐进的过程，需要按照短期、中期和长期的顺序，制定不同的努力方向。比如，"2年内我要当上主任，5年内当上部门副经理，10年内当上部门经理"。这样既有长远目标，又有具体目标，一目了然。

（4）认为职业生涯规划是一成不变的 在现实工作生活中，随着个体经验的获得与人格的成熟，价值观、需要和能力是会随着时间的推移而改变的，职业生涯规划也应该适当地调整。例如，一开始选择做技术人员，可是随着自己兴趣的改变和阅历的增加，也许更加向往管理工作；或者一开始觉得当个科长就已经足够了，可是随着自己资历的增长，可能会想要坐上处长的位置。总之，由于各种各样的原因，最初制定的职业生涯规划可能比较抽象，如果不及时根据实际情况对自己的职业生涯进行修正，为自己重新找到一个前进的方向，可能导致职业发展的困惑。因此，要根据个人职业发展阶段的不同，制定不同时期或阶段的目标、要求和实现途径，并随时根据个人和组织变化的实际情况对规划进行调整、修订和完善。

（5）盲目跳槽，对职业生涯没有很好地规划 现实社会，跳槽现象非常普遍，有工作几年以上的老员工，也有刚参加工作的新员工，有研究表明，有7成以上的大学生在一年之内调换工作。盲目跳槽的原因主要有薪金至上的追求、热门行业的诱惑、不了解新公司环境是否利于发展，结果往往后悔自己的选择，影响职业生涯发展的方向和成效。

不管由于什么原因跳槽，跳槽者在跳槽之前应充分认识自己的个性、能力、职业兴趣，认识到个体与环境之间的互动关系，考虑跳槽后原先的工作经验是否得到延续和增加，是否有利于整体职业生涯的发展。

2. 组织进行员工职业管理的常见问题及对策

（1）认为职业生涯发展是员工自己的事情 一些用人单位认为，职业生涯管理是员工自己的事情，与组织无关。实际上，员工的职业生涯发展与组织绩效、人力资源成本关系密切。如果员工的职业生涯发展不顺利，员工就会有挫折感，工作积极性会受影响，组织绩效也会受到影响。因此，组织中的人力资源管理部门应该重视员工的职业生涯发展工作，要认真做好。

（2）简单地认为职业生涯规划就是晋升的规划 有些管理者认为职业生涯规划与管理的目标就是升职称和涨工资。实际上，员工职业生涯发展是一个自我激励、自我价值实现的过程。员工不仅需要晋升职称和涨工资，还需要不断成长，满足精神需要，完成自我价值的实现。

事实上，职业生涯并不仅仅局限于传统的直线式发展，可以通过水平或者向内的方式来帮助员工发展他们的职业道路，工作扩展和工作轮换是常用的方法。通过赋予员工新的责任或者安排其到不同部门进行工作，员工同样会获得一种心灵上的满足。

【复习思考题】

1. 什么是人才测评，常用的人才测评方法有哪些？

2. 什么是评价中心技术，它有什么特点？

3. 举例说明如何确定人才选拔指标？

4. 在职业管理中员工和组织分别承担着怎样的作用？

5. 阅读案例，并回答案例后的思考题：

欣欣和克勤是两名实习生，在长虹医院儿科实习。欣欣善良、有爱心，在给小患者看病时总是面带微笑，如果小患者不配合检查，欣欣就会耐心地说服。为了和小患者搞好关系，欣欣还用自己的钱买一些小孩子喜欢的玩具或书籍放在诊室，以便在小患者不开心时拿出来用；下班之后，欣欣也不着急回家，总是留下来看望住院的患者，喂他们吃东西，无论是患儿还是患儿的家长都特别喜欢她。克勤是一个男实习生，他不苟言笑，有一种专家派头，他下班以后从不在医院做过多地逗留，除了看病，也不和患儿的家长做更多的交流。

这样过了半年，医院就要公榜宣布能够留在医院工作的医生名单，儿科只有一个名额。不少医生力挺欣欣，认为她胜券在握，患儿的家长们也认为长虹医院的儿科大夫非欣欣莫属。然而，医院最后的决定是留克勤做医生。儿科的同事们都不能理解，患儿家属们的反应也很大，有的人直接找人事部门去提意见，但得到的答复是：我们需要一名儿科医生，逗孩子笑或者喂孩子吃东西可以由其他人去做；作为实习医生，应该把全部精力都放在钻研医疗技术方面，特别是下班以后更应该总结出诊经验，好好休息，以便第二天更好的工作。

针对该案例，请回答以下问题：

1. 你认为医院最后的选择正确吗？为什么？

2. 你认为评价医生的标准是什么？

3. 请根据第二节的内容，试着写一个儿科医生岗位的评价方案。

主要参考书目

1. 刘永芳. 归因理论与人力资源管理［M］. 上海：上海教育出版社，2007.

2. 乐国安. 社会心理学［M］. 北京：中国人民大学出版社，2013.

3. 刘永芳. 管理心理学［M］. 第2版. 北京：清华大学出版社，2016.

4. 左斌. 社会心理学［M］. 北京：高等教育出版社，2009.

5. 苏东水. 管理心理学［M］. 第5版. 上海：复旦大学出版社，2016.

6. 刘鲁蓉. 管理心理学［M］. 北京：中国中医药出版社，2010.

7. 李志刚. 知识管理原理、技术与应用［M］. 北京：电子工业出版社，2010.

8. 李汝良. 一分钟读懂心理学［M］. 北京：北京工业大学出版社，2011.

9. 俞文钊. 管理心理学［M］. 大连：东北财经大学出版社，2015.

10. 朱永新. 管理心理学［M］. 第3版. 北京：高等教育出版社，2014.

11. 卢胜忠. 管理心理学［M］. 第4版. 杭州：浙江教育出版社，2008.

12. 刘小平. 中国情境下的员工组织承诺研究［M］. 北京：社会科学文献出版社，2012.

13. 刘玉梅. 管理心理学理论与实践［M］. 上海：复旦大学出版社，2009.

14. 刘毅. 管理心理学［M］. 第2版. 成都：四川大学出版社，2008.

15. 周菲. 管理心理学［M］. 第2版. 北京：清华大学出版社，北京交通大学出版社，2013.

16. 韩瑞. 管理学原理［M］. 北京：中国市场出版社，2013.

17. 段万春. 组织行为学［M］. 北京：高等教育出版社，2014.

18. 李靖. 管理心理学［M］. 北京：科学出版社，2016.

19. 车丽萍. 管理心理学［M］. 武汉：武汉大学出版社，2016.

20. 颜世富. 管理心理学［M］. 北京：北京大学出版社，2016.

21. 聂文赋. 一本书读懂管理心理学［M］. 北京：北京理工大学出版社，2015.

22. 蒋爱先，杨元利. 管理心理学［M］. 北京：北京大学出版社，2013.

23. 孙健敏，李原. 组织行为学［M］. 上海：复旦大学出版社，2005.

24. 程正方. 现代管理心理学［M］. 北京：北京师范大学出版社，2010.

25. 管延军. 个人–文化匹配、群体态度与组织行为［M］. 北京：社会科学文献出版社，2013.

26. 关培兰. 组织行为学［M］. 第4版. 北京：中国人民大学出版社，2015.

27. 邹华玉，战继发，艾景学. 中国古代领导思想史［M］. 北京：中共中央学党校出版社，1993.

28. 张媛. 环境心理学［M］. 西安：陕西师范大学出版社，2015.

NOTE

29. 胡正凡，林玉莲．环境心理学——环境 – 行为研究及其设计应用［M］．第 3 版．北京：中国建筑工业出版社，2012.

30. 苏彦捷．环境心理学［M］．北京：高等教育出版社，2016.

31. 吴建平，訾非，李明．环境与人类心理［M］．北京：中央编译出版社，2011.

32. 谌凤莲．环境设计心理学［M］．成都：西南交通大学出版社，2016.

33. 余蓉，黄琳妍．设计心理学［M］．北京：中国青年出版社，2015.

34. 戴维·迈尔斯著．侯玉波，乐国安等译．社会心理学［M］．第 8 版．北京：人民邮电出版社，2006.

35. 斯蒂芬·P·罗宾斯著．毛蕴诗译．管理学［M］．北京：机械工业出版社，2013.

36. 斯蒂芬·罗宾斯．组织行为学［M］．第 16 版．北京：中国人民大学出版社，2016.

37. 达恩·海瑞格尔．组织行为学［M］．第 11 版．北京：北京大学出版社，2010.

38. 史蒂文·奥特．组织行为学经典文献［M］．第 3 版．上海：上海财经大学出版社，2009.

39. 弗雷德·鲁森斯．组织行为学［M］．第 12 版．北京：人民邮电出版社，2016.

40. 贾森·A·科尔基特．组织行为学：提高执行力和承诺的要素［M］．大连：东北财经大学出版社，2010.

41. 阿玛尔著．奥蓝格，石京华译．管理心理学［M］．北京：中国电力出版社，2014.

42. 麦克沙恩．格里诺．组织行为学［M］．北京：机械工业出版社，2014.

43. Schultz, D. P., Schultz, S. E. 著．时勘等．工业与组织心理学：心理学与现代社会的工作［M］．第 8 版．北京：中国轻工业出版社，2004.

44. 保罗著．姚翔译．心理学与工作：工业与组织心理学导论［M］．第 10 版．北京：机械工业出版社，2014.

45. 格林伯格著，王蔷译．组织行为学［M］．北京：格致出版社，2011.

46. 穆林著．李丽译．管理与组织行为［M］．北京：经济管理出版社，2011.